中 国 医 学 科 学 院
北 京 协 和 医 学 院

年　鉴

# YEARBOOK
Chinese Academy of Medical Sciences
Peking Union Medical College

—2014—

中国协和医科大学出版社

**图书在版编目（CIP）数据**

中国医学科学院、北京协和医学院年鉴 . 2014 ／《中国医学科学院、北京协和医学院年鉴》编委会编 . —北京：中国协和医科大学出版社，2016.1

ISBN 978-7-5679-0435-4

Ⅰ．①中…　Ⅱ．①中…　Ⅲ．①中国医学科学院-2014-年鉴②北京协和医学院-2014-年鉴
Ⅳ．①R-40

中国版本图书馆 CIP 数据核字（2015）第 252220 号

中 国 医 学 科 学 院
北 京 协 和 医 学 院　　　年　鉴（2014）

编　　　者：中国医学科学院北京协和医学院年鉴编委会
责任编辑：韩　鹏
助理编辑：杨小杰

出版发行：中国协和医科大学出版社
　　　　　（北京东单三条九号　邮编 100730　电话 65260378）
网　　址：www.pumcp.com
经　　销：新华书店总店北京发行所
印　　刷：北京佳艺恒彩印刷有限公司

开　　本：787×1092　　1/16
印　　张：20.25
彩　　页：8
字　　数：420 千字
版　　次：2015 年 12 月第 1 版　　2015 年 12 月第 1 次印刷
印　　数：1—1000
定　　价：100.00 元

ISBN 978-7-5679-0435-4

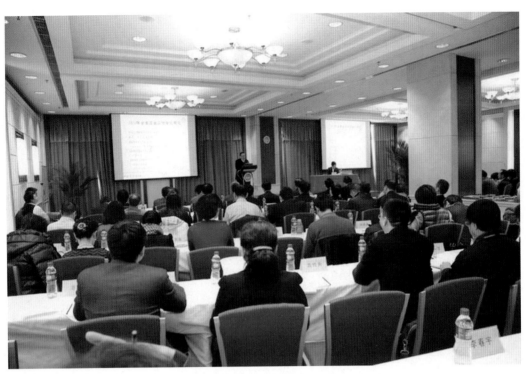

2013 年 1 月 21 日院校工作会

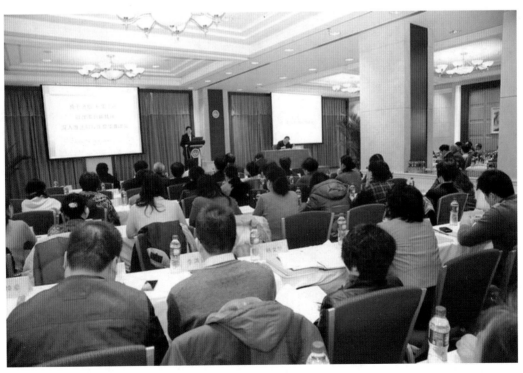

2013 年 1 月 23 日院校党建和反腐倡廉工作会

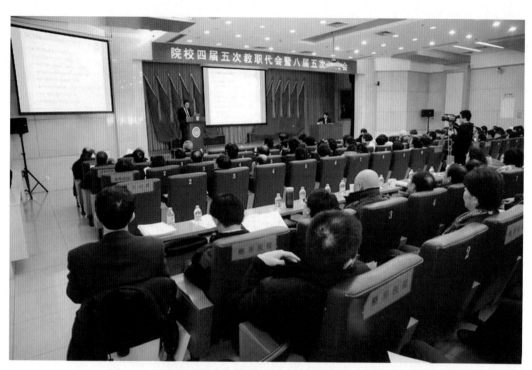

2013 年 3 月 1 日四届五次教职代会

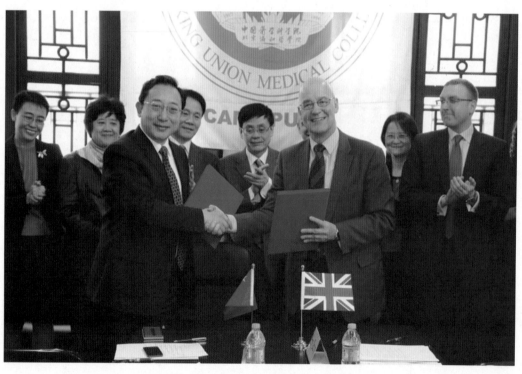

2013 年 4 月 2 日与牛津大学签署合作备忘录

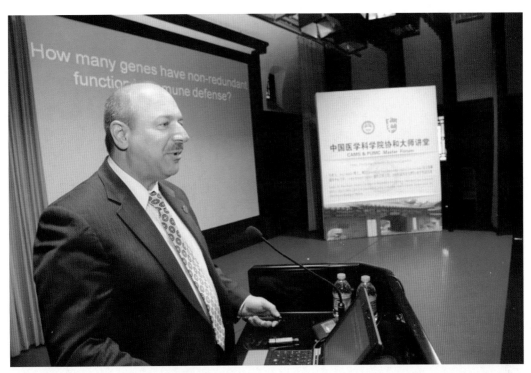

2013 年 4 月 9 日诺贝尔奖获得者美国 University of Texas Southwestern Medical Center in Dallas 宿主防御遗传中心主任 Bruce Butler 博士一行访问院校

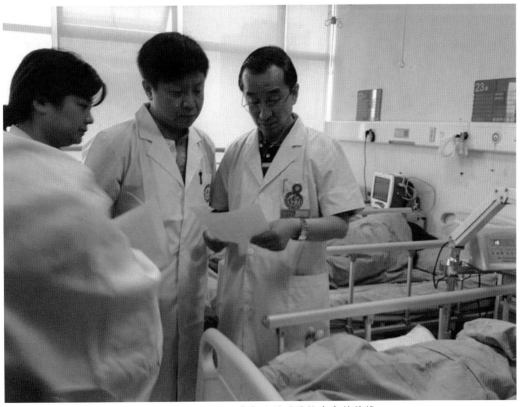

2013 年 4 月 21 日雅安地震后院校专家赴前线

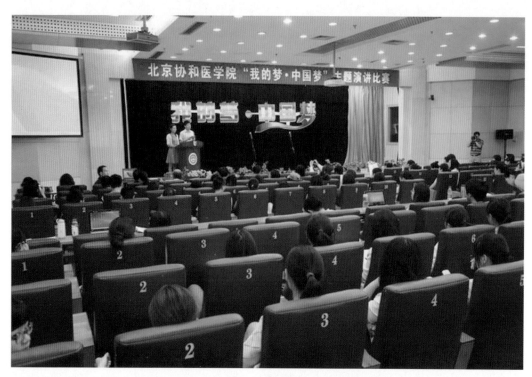

2013 年 5 月 14 日 "我的梦 中国梦" 演讲比赛

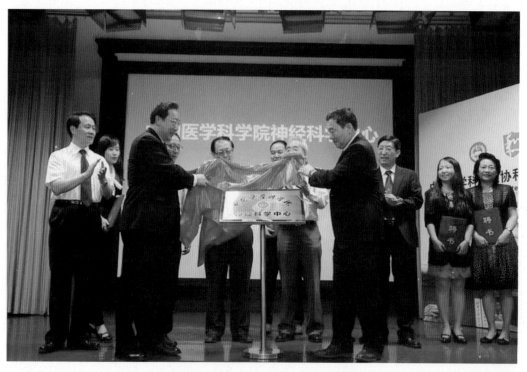

2013 年 5 月 15 日神经科学中心揭牌

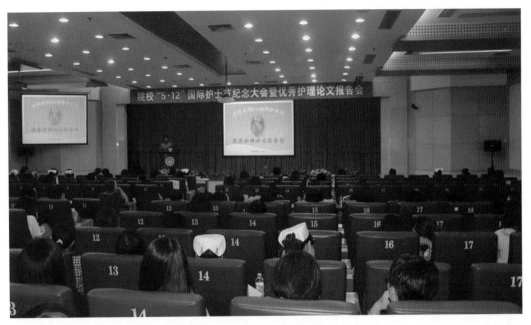

2013 年 5 月 17 日院校 512 国际护士节

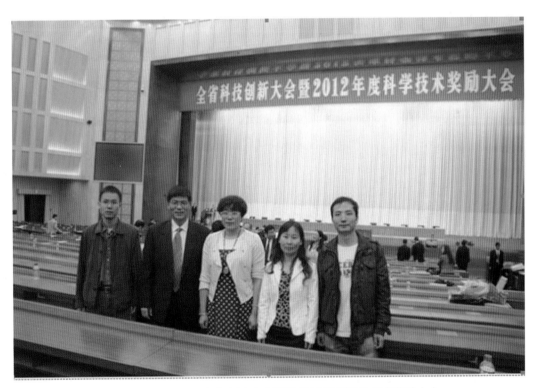

2013 年 5 月 23 日云南省人民政府召开 2012 年度科学技术奖励大会

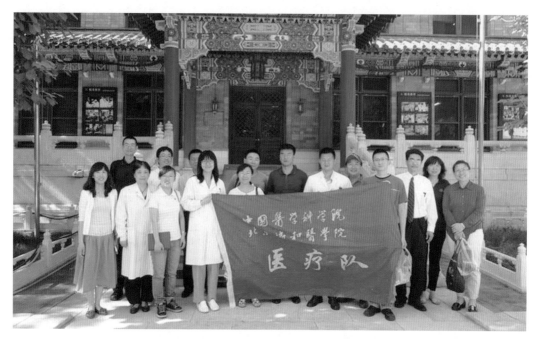

2013 年 5 月 29 日院校援藏医疗队座谈暨欢送会

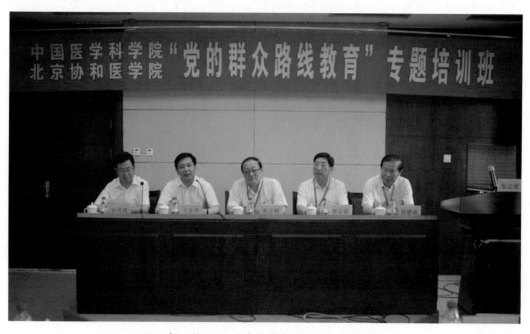

2013 年 6 月 14 日 "党的群众路线" 专题研讨班

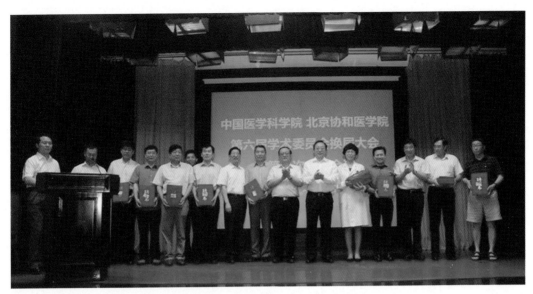

2013 年 6 月 27 日院校第六届学术委员会换届大会暨第一次全体会议

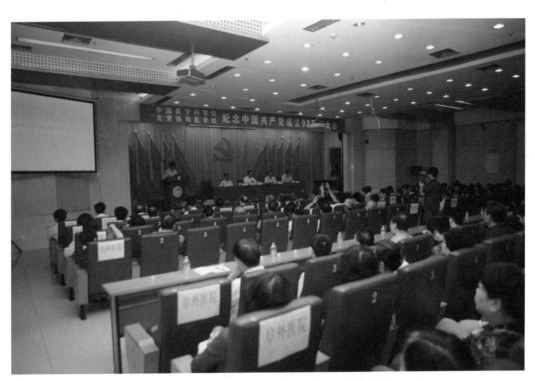

2013 年 7 月 1 日纪念中国共产党成立 92 周年大会

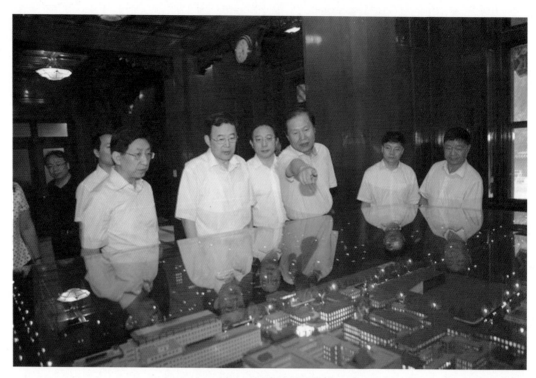

2013 年 7 月 1 日卫计委孙志刚到院校调研

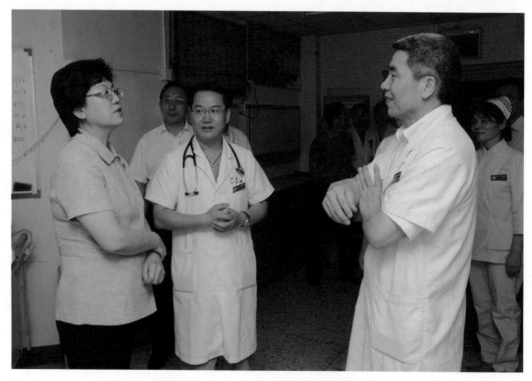

2013 年 7 月 17 日李斌主任到阜外医院调研

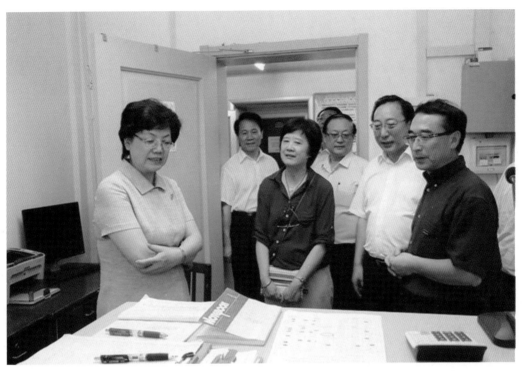

2013 年 7 月 17 日李斌主任到基础所调研

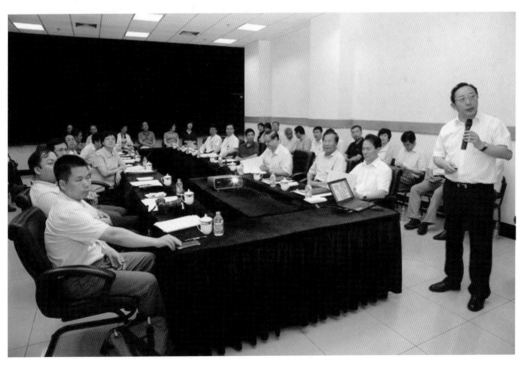

2013 年 7 月 17 日李斌主任来院校调研

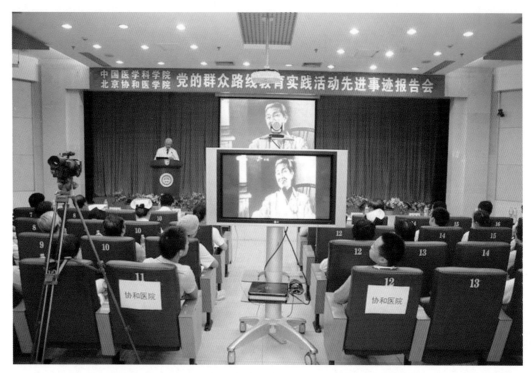

2013 年 9 月 4 日院校党的群众路线教育实践活动先进事迹报告会

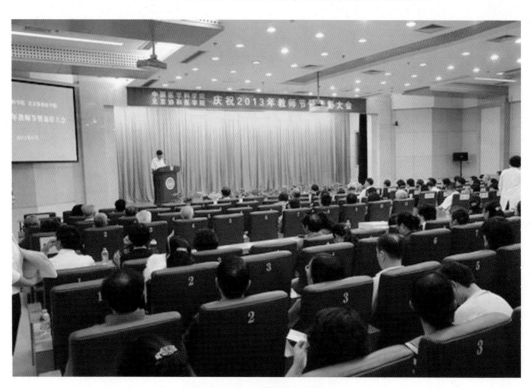

2013 年 9 月 9 日教师节表彰大会

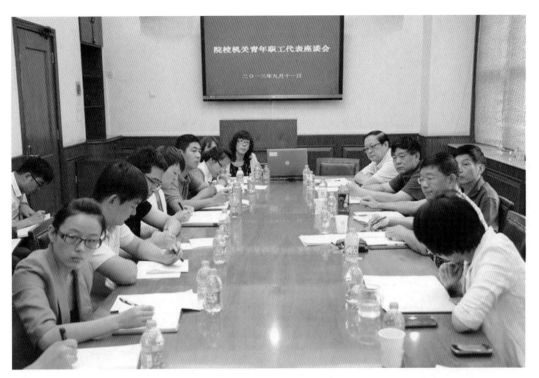

2013 年 9 月 11 日青年职工座谈会

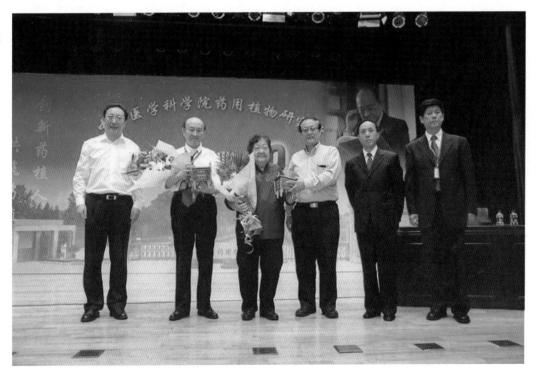

2013 年 9 月 22 日肖培根院士从业 60 周年暨建所 30 周年药植论坛在京举行

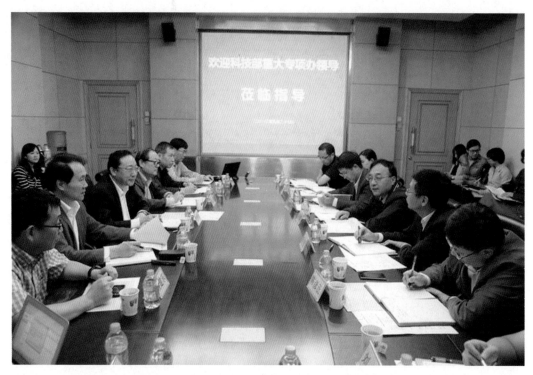

2013 年 9 月 27 日科技部重大专项办公室来院校调研

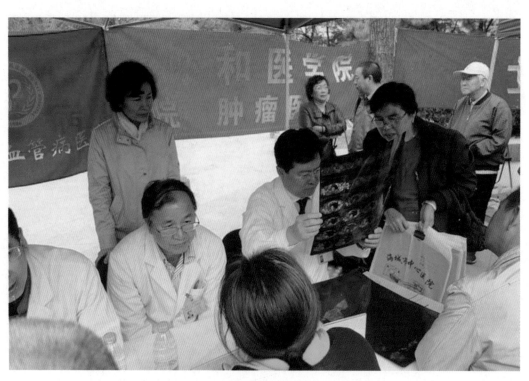

2013 年 10 月 13 日服务百姓健康行动大型义诊周

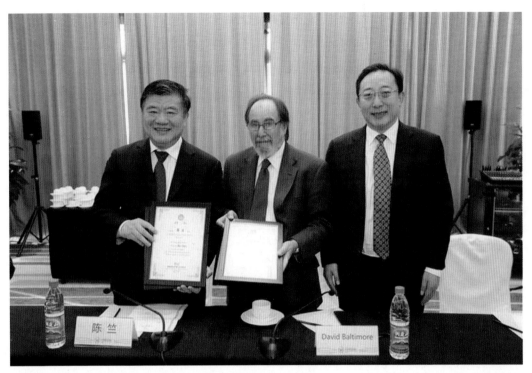

2013 年 10 月 29 日美国加州理工学院前院长戴维·巴尔的摩（David Baltimore）教授应邀访问院校

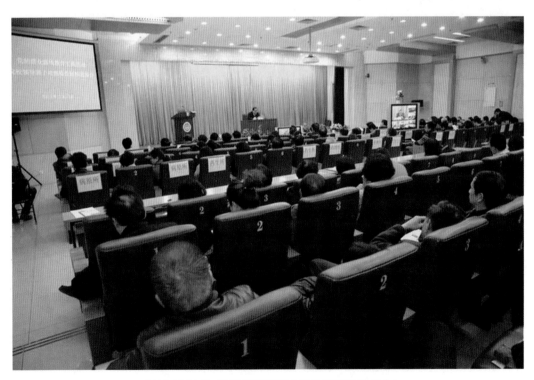

2013 年 11 月 13 日领导班子对照检查材料通报会

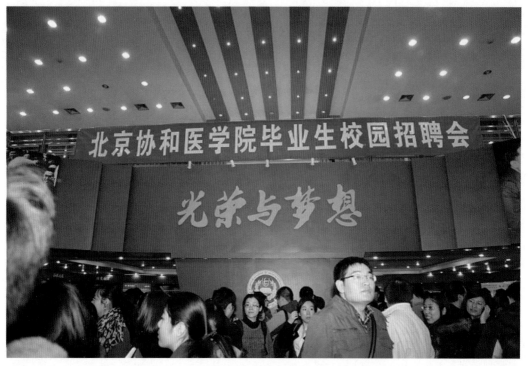

2013 年 11 月 22 日北京协和医学院首场 2014 年毕业生招聘会

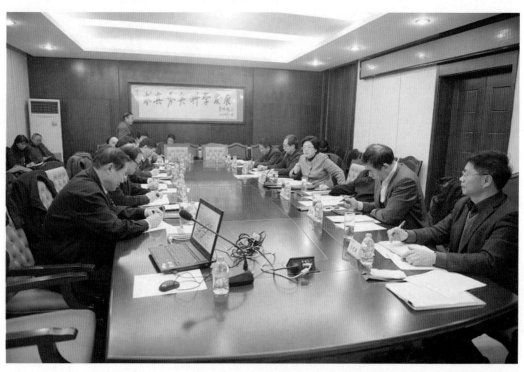

2013 年 12 月 19 日李斌主任、刘谦副主任一行到中国医学科学院北区建设工程进行现场调研

# 中国医学科学院　北京协和医学院
# 年鉴编委会名单


**主　编**　曹雪涛　李立明　曾益新

**副主编**　林长胜　徐德成　詹启敏　赵玉沛　袁　钟

**编　委**　(以姓氏笔划为序)

马春雨　孔　群　王　安　王　恒　王言平

王宝玺　王建国　王海涛　付凤环　再帕尔·阿不力孜

刘　辉　孙晓波　孙集宽　池　慧　何　仲

张　学　张　勤　张丽艳　李迎新　邵荣光

陈勇军　罗明普　范晓明　金　奇　侯　健

修瑞娟　姚龙山　姜艳玲　胡志民　胡盛寿

赵立勋　徐秀珍　秦　川　贾淑英　游　丹

舒　燕　蒋建东　管远志　樊飞跃

# 京外所、院分布示意图

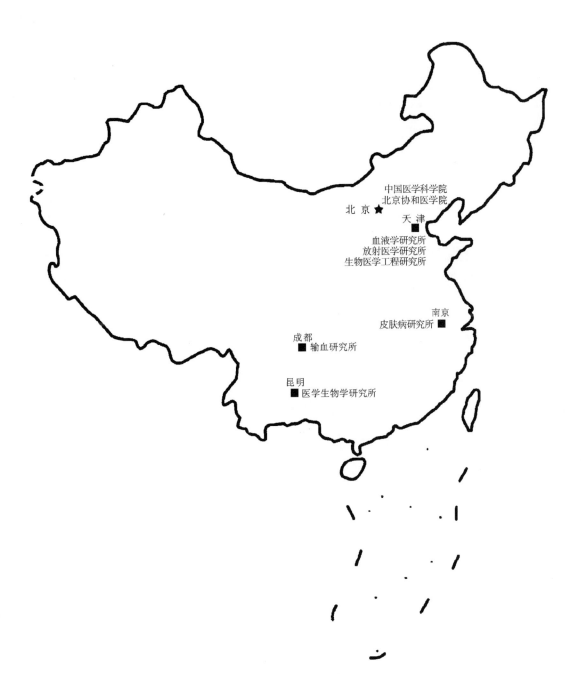

中国医学科学院
北京协和医学院

北京 ★

天 津 ■

血液学研究所
放射医学研究所
生物医学工程研究所

南京 ■
皮肤病研究所

成都 ■ 输血研究所

昆明 ■ 医学生物学研究所

# 在京所、院分布示意图

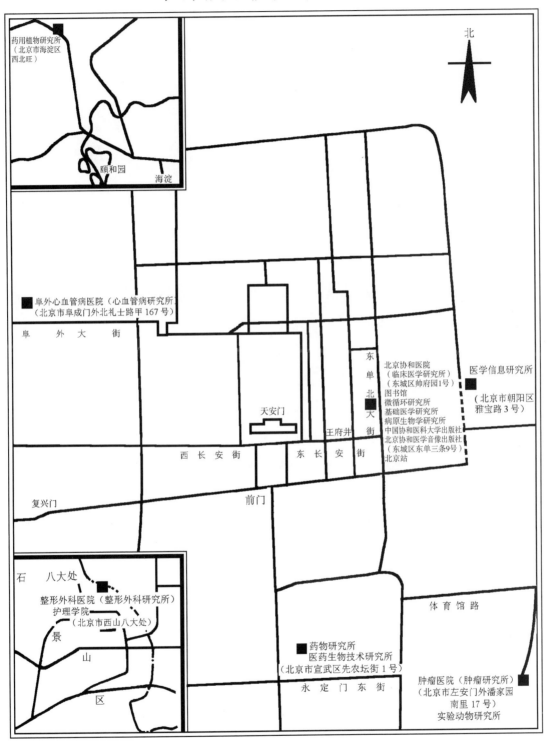

# 目　　录

## 院校重要活动纪事

## 科研工作

## 教学工作

# 医疗卫生工作

# 产业工作

# 人才建设与培养

# 国际交流与合作

# 学术交流

# 规划发展工作

# 各所、院工作概况

# 大事记

# 院校重要活动纪事

# 中国医学科学院　北京协和医学院
# 2013 年度工作概况

2013 年是院校"十二五"规划顺利实施承上启下的关键之年。一年来院校坚定不移地高举中国特色社会主义伟大旗帜，以邓小平理论和"三个代表"重要思想为指导，深入贯彻落实科学发展观，认真学习党的十八大和十八届三中全会精神，深入开展党的群众路线教育实践活动，狠抓作风建设；全面落实 2013 年全国卫生工作会议部署，加强院校发展内涵建设，重点突破院校发展的瓶颈问题，积极推动院校事业科学发展。

**一、加强人才队伍建设**

**（一）2013 年院校的人才队伍建设在"十二五"前期工作的基础上，取得了比较显著的成绩**

2013 年院校共有 3 人入选院士，其中工程院院士 2 人、中科院院士 1 人；1 名国家杰出青年基金获得者；1 人入选"千人计划"长期项目；5 人入选"青年千人计划"；1 人当选高层次留学人才回国资助人选；4 人获得优秀青年科学基金；2 人获得中国青年科技奖；6 人入选"国家百千万人才工程"；15 人当选享受国务院政府特殊津贴专家。药生所微生物药物研究团队当选国家自然科学基金委优秀创新群体。

**（二）继续深入推进院校十二五规划中"五个层次"人才队伍建设，为院校人才队伍建设可持续发展奠定基础**

2013 年，院校 12 人受聘协和学者特聘教授，5 人受聘协和学者讲座教授，10 人当选协和新星，5 个团队当选 2013 年协和创新团队。利用基本科研业务费开展的院校青年人才资助计划取得了良好的效果，作为"种子基金"在青年人才的成长中发挥重要的作用。

**（三）探索建立人才考核与激励相结合机制**

院校组织对 2010～2012 年当选的协和学者特聘教授和协和新星进行考核评估，将考核结果在院校范围内进行了公布，并对考核优秀者进行了追加资助。

**二、全面加强党委、党务工作**

**（一）围绕中心，服务大局，推进党委的各项工作**

2013 年院校党委以十八大、十八届三中全会和党的群众路线教育为契机，积极开展党委各项工作。认真学习中央文件和习近平总书记一系列重要讲话，党的十八大和十八届二中、三中全会精神，中央经济工作会议精神及教育实践活动相关必读材料，同时把卫生计生、科技、教育的重大政策、法律法规、业务知识等融入学习之中。举办了院校系统先进典型事迹报告会和先进典型人物宣传报道系列活动。加强保卫和安全稳定工作，为中心工作保驾护航。加强统一战线工作，围绕中心，服务大局，以党的群众路线教育实践活动为契机，召开统战对象座谈会，听取统战对象对院校领导班子和班子成员在"四风"方面存在的突出问题及贯彻落实中央八项规定方面的意见建议。加强离退休干部工作，认真落实两项待遇，倡和谐、乐晚年，以党的群众路线教育实践活动为契机，解决了京外单位退休职工的津补贴缺口这个多年的老大难问题。加强对工会和共青团的指导，发挥群团组织的纽带和桥梁作用，构建和谐院校；加强反腐倡廉建设，加强廉政风险防控，建立健全权力运行监控机制，做好权力运行网上监控工作，加强医德医风建设，积极推进民主评议行风活动。

**（二）加强管理干部队伍建设**

院校今年新提拔所院领导、中层干部9人，为4个所院补充副书记兼纪委书记，为5个所院补充副所长，5名干部进行机关与所院间轮岗，6名干部进行了机关内轮岗。针对各级各类领导干部举办不同的培训班，造就一支高效、精干、富有活力的管理干部队伍。

**三、改进工作作风、密切联系群众**

按照国家卫生计生委统一部署，院校于2013年7月18日正式启动党的群众路线教育实践活动。院校党委对这次教育实践活动始终高度重视，严格按照中央和国家卫生计生委党组要求的"学习教育、听取意见-查摆问题、开展批评-整改落实、建章立制"三个环节精心组织，有序推进，做到了规定动作扎实到位，自选动作富有特色。

**（一）抓好学习教育，提高思想认识和行动自觉**

尤其是在活动开始前院校党委在延安组织了2期党的群众路线教育专题培训班，达到了先学习、先实践的目的。

**（二）抓好意见征求，认真梳理突出问题**

院校领导深入到14家二级单位和院校机关调研，召开各类座谈会14场，走访座谈310人；发放209份调查问卷，广泛征求群众意见；开展征求意见"回头看"，召开"两代表一委员"和党外人士代表、专家代表、纪检监察干部、院校机关处级干部及青年职工等5个座谈会，听取对院校领导班子和班子成员在"四风"方面的意见建议；听取国家卫生计生委第3督导组反馈意见。经过认真梳理，共整理出141条意见和建议，为开展有针对性的对照检查和整改落实

奠定了坚实基础。

**（三）抓好对照检查，开好高质量专题民主生活会**

在谈心谈话基础上，11月19日，院校党委召开专题民主生活会，班子成员逐一进行了自我剖析和对照检查，开展深刻的批评和自我批评。相互之间提出的批评意见和改进建议共38条，达到了沟通思想、增进团结、促进工作的目的。

**（四）抓好整改落实，推动取得阶段性成果**

专题民主生活会后，针对在活动的各个环节、以不同形式征集到的各方面意见和建议，反复梳理群众反映突出的问题，制订了目标明确、措施具体、步骤清晰、时限明确、责任到人的群众路线教育实践活动整改方案，共16项内容。

**（五）抓好建章立制，推进制度机制创新**

院校党委注重顶层设计，结合院校实际对已有制度进行一次全面梳理，认真做好立、改、废工作。院校党委制定了《制度建设计划》，明确了具体任务、责任人、责任部门及时间表。拟新制订的规章制度有18个、拟完善修订现有规章制度42个。通过建立健全各项制度，规范权力运行，规范自身行为，改进工作作风，确保整改取得实效。

**（六）坚持边学、边查、边改，对"四风"方面存在的突出问题立行立改**

教育实践活动开展以来，院校党委从群众反映的问题改起，组织网络视频会议，减少外地所院的差旅经费开支；解决了长期困扰外地所院的离退休职工的津贴补贴问题。在解决文山会海等问题上实现重点突破。据统计，2013年院校会议较上年精简39个，文件较2012年精简146个，清理评比达标表彰项目3个，三公经费较上年压缩180余万元，积极推进开展电视电话会议，召开电

视电话会议 6 次，院校简报数量由 5 种精简为 2 种。

**四、积极推进医学科技创新体系建设**

**（一）完成院校学术委员会换届**

在长达近 10 年未进行换届的情况下，院校在 2013 年完成了第六届院校学术委员会换届和章程修订工作，召开了第六届学术委员会换届大会暨第一次全体会议，审议通过了《学术委员会章程》，选举产生了第六届学术委员会主席、副主席及执行委员会委员。新一届院校学委会执委会选举产生后，本年度共召开 3 次全体会议，就院校学术发展中的问题进行探讨、审议和决策，充分发挥学委会在院校重大决策中的作用。

**（二）稳步推进分院建设工作**

按照在已有研究所的省市优先建设医科院分院的原则，优先考虑与地方政府机构合作。2013 年 3 月，院校分别与天津市政府和江苏省政府签署了《关于合作建设中国医学科学院创新园区暨天津分院的项目合作战略框架协议书》《中国医学科学院　江苏省卫生厅　江苏省科技厅关于共建共管中国医学科学院江苏分院的框架协议》；10 月，院校与苏州市人民政府、苏州工业园区管委会签订了《中国医学科学院 苏州市人民政府 苏州工业园区管委会共建中国医学科学院系统医学研究所协议书》，并实质性地推进了苏州系统医学研究所的建设工作。在积极推动分院建设的同时，院校启动了对原有分院的理顺工作，经院长办公会讨论，原则同意了对二十世纪八九十年代成立的中国医学科学院分院逐步进行清理、整顿工作，向国家卫生计生委领导做专题汇报后，将开展相关工作。

**（三）加强院校内设科研中心建设，探索加强所院间学术交流和学科交叉融合的机制、体制**

2013 年，成立了院校神经科学中心和院校系统医学研究中心 2 个内设科研中心，同时对院校已有的 13 个中心进行了考核，强化内设中心的能力建设，加强院校优势科研力量整合和集成攻关。

**（四）加强院校中青年科技工作者培养，开拓国际视野**

2013 年院校继续举办协和学术沙龙，影响效应不断增大，2013 年成功举办 26 期，为院校学术创新培育土壤。举办院校协和大师讲堂，邀请诺贝尔奖获得者、美国科学院院士等大师级学者来院校讲座，2013 年成功举办 6 期；中国医学科学院青年科学家创新联盟及理事会 2013 年召开 3 次会议，为单位发展建言献策，充分发挥青年科学家的创造性。此外，院校还邀请著名国际学术期刊主编及编辑与院校中青年学者交流并开展培训，开拓创新思维和国际视野。

在以上工作基础上院校科研工作取得了比较好的成果。据已公布或掌握的数据显示，2013 年院校获得科研基金项目为：重大专项 25 项，863 计划项目 4 项，973 计划项目 5 项，科技支撑计划课题 8 项，卫生部行业科研专项 2 项，教育部项目 49 项，国家自然科学基金项目 288 项（资助金额 1.6 亿元，在国内医学科学领域排名第 7 位）。有 34 项科技成果获得奖励，其中肿瘤医院"食管癌规范化治疗关键技术的研究及应用推广"获得国家科技进步一等奖。阜外心血管病医院心血管疾病国家重点实验室和药物研究所天然药物活性物质与功能国家重点实验室顺利通过验收。2013 年院校共发表论文 4422 篇，其中 SCI 收录论文数为 1519 篇，影响因子在 3.0 以上 545 篇（包括影响因子在 5.0~9.9 的论文 132 篇及 10.0 以上论文 36 篇）。

**五、推进北京协和医学院教学实体化工作**

**（一）院校采取多种措施进一步推动北京协和医学院的教学实体化**

建立公共卫生学院，并为学院搭建领导

班子、解决办公场所；组建人文学院，强化人文学科建设，加强医学生人文社会知识的教育；加强教育研究和发展中心建设，为中心运作提供办公地点及设备保障。以基础学院、临床学院、护理学院、公卫学院和人文学院为主体，集中院校优势资源组建学系和教研室，实化教学单元。

**（二）在充分调研的基础上，完成对北京协和医学院章程的起草工作**

按照章程制定程序完成广泛征求意见、教职代会讨论通过、校长办公会、党委常委会讨论等程序，目前已上报国家卫生计生委，等待国家卫生计生委审定和教育部核准。

**（三）积极推进教学改革，提高本专科学生和研究生的培养质量**

编写和修订了有关出国交换学习安排的有关规定，设立北京协和医学院研究生出席国际会议基金，使学生出国短期交流学习常规化、制度化；研究制订了新的《北京协和医学院研究生奖助学金实施方案》和《北京协和医学院研究生奖助学金管理办法》，完善研究生资助体系，扩大资助范围；制订了《关于修订博士学位论文"盲评"及同行评议的规定》，完善评议工作，提高博士学位论文质量；制订《关于引进高层次人才的博士生指导教师资格审批实施办法》，为院校引进的高层次人才申请博士生导师资格提供绿色通道；修订《北京协和医学院研究生培养方案总则》，制订《北京协和医学院研究生教育改革实施方案》，全面提高研究生培养质量。

**（四）深入推进"学生职业素养培育工程"**

设计并研讨八年制医学生职业素养培育的整体架构、总目标、分阶段目标和每个阶段的具体工作，探讨建立我校"八年制医学生职业素养培育"科学评价的标准问题。

在以上工作的基础上，2013 年，院校 2

门课程入选国家级精品资源共享课立项项目，38 个学生项目获教育部"大学生创新创业训练计划"项目支持。6 名教师获"全国高校微课教学比赛北京赛区优秀奖"，1名教师获第三届医学院校优秀青年教师教学基本功比赛二等奖。3 项教学成果获第七届北京市高等教育教学成果奖，2 个项目获得北京市教委"2013~2015 年北京高等学校教育教学改革立项"。13 个学生项目获北京市"大学生科研训练计划"项目支持。研究生生源不断改善，硕士推免比例及博士优秀生源比例在全国居于领先位置；研究生培养机制改革平稳推进，10 篇论文被评为校优秀博士论文，2 篇论文获北京市优秀博士论文。完成北京市重点学科验收工作，我校涉及一级学科 1 个、二级学科 5 个。

**六、整体推进院校空间与基地建设**

**（一）成立中国医学科学院北区工程办公室，积极推进北区项目进展**

2013 年 12 月中国医学科学院北区项目获得国家发改委批复立项。目前该项目已经启动项目可行性研究和设计工作，抓紧与北京市规划和建设管理部门沟通交流，加快办理开工前相关文件的审批进度。

**（二）积极推进大兴医药产业园区建设**

在与药物研究院及相关所院积极协调的基础上，争取尽快制订项目建议书，寻求上级支持，力争早日立项。

**七、强化医疗工作内涵建设**

2013 年院校 6 家医院共有床位数 5328张，6 家医院门急诊人次 546.3 万人，6 家医院出院人数 20.9 万人。

**（一）保障医疗质量，积极参与推进公立医院改革**

在医疗服务量持续增加的同时，各医院保障医疗服务质量，积极参与推进公立医院改革，在各级卫生行政部门组织的各种检查中均获得良好评价；进一步完善规章制度，加强质量监督，切实保障医疗安全；继续深入开展抗菌药物临床应用专项整治工作，取得较好成效；加大临床路径管理力度；通过技术准入制度、实施手术分级分类管理，规范新技术、新业务的开展；不断加强信息系统建设，提高工作效率；加强院感控制及手卫生工作；通过增加各种预约挂号途径、建立院内急诊"绿色通道"、增设午间门诊、使用就医"一卡通"、优化就诊流程等方式方便群众就医。

### （二）加强临床重点专科建设

2013年院校新增重点专科11个，目前共有在建项目39个，其中协和医院29个，阜外医院4个，肿瘤医院3个，整形医院、血液病医院、皮肤病医院各1个。

### （三）对口支援、救灾、义诊，院校医院体现国家队的责任

4.20雅安地震发生后，院校当日即组建了16人国家医疗专家组随时待命，专家组第一批由4人组成飞赴灾区，开展医疗救援和指导工作。受国家卫生计生委委派，组织专家以"国家医疗队"名义赴新疆、青海、内蒙古的6个贫困县开展为期一个月的医疗援助工作；院校派出了8人医疗队赴藏开展对口医疗、培训等援助活动，同时院校也接收了西藏自治区人民医院的14名进修生；选派10名援疆干部赴新疆支援当地建设；积极推动在西藏成立中国医学科学院高原医学研究中心（功能性）的相关工作，经多方协调，在西藏自治区人民医院设立高原医学硕士点，2位导师将于2014年开始招生。推荐1人为第十四批博士服务团成员，赴阿坝州人民医院任副院长职务。组织院校医护和管理人员参加由国家卫生计生委、中医药管理局、总后卫生部在全国范围内联合开展的"服务百姓健康行动"大型义诊周活动。

### （四）国家心血管病中心和国家癌症中心正式运营

在国家卫生计生委的支持与帮助下，

2013年10月，国家心血管病中心和国家癌症中心分别任命了2名副主任（其中1名主持工作副主任、1名副主任），标志着两个中心的正式运营。

## 八、推进院校国际化发展

### （一）成立中国医学科学院国际科学咨询委员会和北京协和医学院国际教育顾问委员会

为加强院校在国家医学创新体系中的核心地位和作用，2013年院校成立了中国医学科学院国际科学咨询委员会，邀请诺贝尔奖获得者、美国科学院院士等一流科学家和国家医学机构负责人、国际知名大学专家学者担任委员会委员，借助世界的视野和建议，加快自身发展。为促进北京协和医学院教育国际化，引领国内医学教育发展，成立北京协和医学院国际教育顾问委员会，邀请国内外知名医学院校专家、学者和管理人员担任委员会委员。

### （二）拓展、加强院校与国际一流医学机构的交流与合作

2013年，院校通过多种途径加强与国际医疗、教育、研究机构的合作与交流：与牛津大学纳菲尔德医学部、墨尔本大学医学院签署合作备忘录，加强相互之间的交流合作；与全球慢病联盟、英国医学科学院、法国梅里埃基金会、美国杜克大学、美国芝加哥大学、加拿大卡尔加里大学、《Science》杂志、《Nature》杂志、《Lancet》杂志等国际组织、机构开展交流，促进相互间合作。同时，院校通过搭建所属各所院与国际知名组织、机构的联系，积极推进各所院的国际化发展。

## 九、加快科技成果转化，推进科技开发和产业发展

制订《中国医学科学院 北京协和医学院关于促进科技成果转化的管理办法》，积极创建多种形式的、与院校学科优势和特色紧密结合的战略性新兴产业领域产学研相结

合的研发型高新技术企业和国家生物医药研发中心，优化科技产业结构，加快科技成果的转化。

2013年纳入院校国有资产基础管理范围的国有全资、国有控股和国有出资比例在10%以上的国有参股企业共57户，资产总额为32.9亿元，同比增长13.67%；国有资产总额14.8亿元，同比增长15.96%；国有资本保值增值率为120.76%，比去年增加1.36%，实现了国有资产保值增值；实现利润总额3.8亿万元，与上年基本持平，其中利润总额在1000万元以上的企业5户，占全部企业的8.7%。

### 十、院校文化建设

#### （一）积极开展宣传活动，传扬协和精神

以贯彻落实党的十八大精神和深入开展党的群众路线教育实践活动为契机，院校积极组织多种形式的宣传教育活动，弘扬和传承协和精神。

#### （二）加强校友工作，促进母校发展

经多方协调联系，北京协和医学院校友会的筹备工作取得重大进展，目前已经完成了民政部验资程序，等待国务院最后批准成立。

#### （三）充实校史研究室力量，梳理院校文化

充实校史研究室的力量，推动校史的整理修撰工作，为北京协和医学院百年校庆梳理准备相应的历史资料。

2014年将是院校发展的重要战略机遇期，院校将全面贯彻党的十八大、十八届三中全会以及全国卫生计生工作会议精神，高举中国特色社会主义伟大旗帜，以邓小平理论、"三个代表"重要思想、科学发展观为指导，巩固党的群众路线教育实践活动成果，转变工作作风、求真务实、开拓进取，做好"十二五"期间院校改革发展的各项工作和院校"党的群众路线教育实践活动"各项整改任务的落实，为院校各项事业发展，为国家医药卫生事业进步、医学科技创新、医学人才培养，为"健康梦"的实现做出新的贡献。

（院校党政办公室　编）

联系电话：（010）65105518

E-mail：elviahe@163.com

# 重点突破 攻坚克难
# 开创院校发展新局面

—— 曹雪涛院长在中国医学科学院北京协和医学院
第四届五次教职工代表大会上的工作报告
（2013 年 3 月 1 日）

各位代表，同志们：

2012 年是深化医改承上启下的关键之年，也是院校"十二五"规划顺利实施的关键之年。一年来院校在卫计委等上级部门的领导、支持与帮助下，坚定不移地高举中国特色社会主义伟大旗帜，以邓小平理论和"三个代表"重要思想为指导，深入贯彻落实科学发展观，认真学习党的十八大精神，全面落实全国卫生工作会议部署，重点突破院校发展的瓶颈问题，积极推动院校事业科学发展。现在，我向各位代表和同志们报告院校 2012 年的主要工作，部署 2013 年院校的主要任务。

首先，2012 年职代会承诺，在 2013 年职代会上汇报 2012 年工作重点完成情况。下面我要向与会的各位代表和同志们报告去年教职工代表大会上确定的 10 项工作重点的完成情况。

## 一、2012 年重点工作回顾

### （一）加强人才队伍建设

2012 年院校按照"十二五"规划确定的人才培养与支持体系建设思路积极开展工作，着力狠抓人才队伍建设，全年投入人才培养经费 5880 万元，投入总额创院校历史新高，取得明显成效。

1. 高层次人才建设。2012 年度，程根宏当选"国家千人计划"；葛东亮、冯晓明 2 人当选"青年千人计划"；王建伟、黄波 2 人获得国家杰出青年基金；吕志明当选长江

学者讲座教授；院校共有 7 人获"新世纪优秀人才支持计划"资助；5 人获得北京市优秀人才培养资助。

2. 创新团队建设。2012 年度教育部创新团队评审中，基础所蒋澄宇教授牵头的"急性肺损伤的转化医学研究"、血研所程涛教授牵头的"造血干细胞生物学"被评为教育部"创新团队"。

3. 协和学者特聘教授、协和创新团队和协和新星建设。2012 年，院校继续开展协和学者特聘教授、协和创新团队与协和新星的评审。朱兰等 14 名教授受聘协和学者特聘教授，寿伟年等 4 名教授受聘协和学者讲座教授，"女性盆底障碍性疾病及生殖道畸形"等 5 个团队当选 2012 年协和创新团队，龙笑等 11 人当选协和新星。截至 2012 年 11 月 29 日，共资助平台经费 2730 万元，人员经费 200 万元。

4. 博士后工作。2012 年院校办理博士后进站 67 人，出站 41 人，截至 2012 年底，在站 155 人。积极实施院校"十二五"人力资源规划，开展协和博士后科学基金评审工作，赵静勇等 10 位博士后研究人员获得协和博士后科学基金资助，资助平台经费 50 万元。组织中国博士后科学基金第五批特别资助申报工作，院校申报 4 人，3 人当选。组织中国博士后科学基金第五十一批和五十二批面上资助申报工作，院校 1 人获得一等资助，15 人获得二等资助。

5. 人才队伍制度建设。出台并印发了《"长江学者奖励计划"长江学者实施细则》《"协和学者与创新团队发展计划"协和学者实施办法》《"协和学者与创新团队发展计划"创新团队实施办法》《"协和新星人才支持计划"实施办法》《博士后工作管理规定》和《博士后工作管理办法细则》等院校人才工作管理办法（试行），起草完成《院校人才引进计划实施方案（征求意见稿）》并征求意见，为院校人才队伍建设提供制度保障。

**（二）全面加强党委、党务工作**

1. 积极迎接北京市委教育工委北京市普通高校《基本标准》入校检查。院校党委高度重视检查工作，深刻认识到《基本标准》是高校党建和思想政治工作的基本评价体系，是推进高校党建和思想政治工作规范化、制度化建设的有效手段。确定了"以评促建、以评促改、评建结合、重在建设"的工作原则，以及"以党建评估为契机，全面总结本单位近年来党建和思想政治工作；注重党建评估与推进院校基层党建工作创新相结合，与加强党建和思想政治工作规范化、制度化建设相结合，与加强党员干部的思想教育，推进院校跨越式发展进程相结合"的工作方针。成立了专门领导机构和工作组，专题进行规划和部署；组织协调各阶段动员会协调会 20 余次，统一认识，部署工作；指导二级所院按照《基本标准》进行党建和思想政治工作规范化、科学化建设。邀请有关领导和专家到院校进行预评估，针对存在问题，及时调整工作思路。2012 年 10 月 31 日北京市委教育工委第六检查组对院校进行了实地、集中检查。检查组意见已反馈院校，对院校的党建和思想政治工作给予了充分肯定。认为：北京协和医学院党委坚持立足学校实际、以改革创新精神推进党的建设和思想政治工作，形成了一些有特色的做法和经验。学校坚持将传承协和精神与弘扬中国先进文化相融合，内化在思想里、外现在行动上，在党建和思想政治工作中收到了很好的效果。

2. 以北京协和医学院建校 95 周年、中国医学科学院建院 56 周年为契机，弘扬协和文化。院校的协和精神和文化建设一直是受到上级党委和社会高度肯定的思想政治工作特色之一。2012 年适逢北京协和医学院建校 95 周年、中国医学科学院建院 56 周年，院校党委以此为契机，开展了一系列系统整理、弘扬协和精神的活动。分别举办了《光荣与梦想》大型图片展、《协和往事》影像回顾展，与中央电视台纪录片频道合作制作了大型宣传片《协和济世》，召开了"协和精神座谈会"，举办了"北京协和医学院校友代表大会暨校友会筹备会议"和"协手和声"学生文艺晚会，出版了《协和精英》，对校史陈列室的史料进行了修订和补充。深层次的基础工作是进行校友登记，与卫生部、教育部、民政部沟通，推进校友会的成立，编辑出版校友通讯录，为密切校友与院校的联系，深入挖掘、整理和传承协和精神奠定基础。

3. 积极迎接十八大，开展十八大精神的学习宣传活动。为迎接党的十八大召开，院校党委各部门深入、细致地开展了大量政治宣传环境布置和安保、政保工作。十八大闭幕后，院校党委各部门组织了一系列十八大精神学习、宣传活动，包括面向全院校广大党员干部的"学习贯彻十八大精神专题讲座"、面向中青年干部的"院校中青年干部培训班"、面向宣传干部的"学习十八大精神 推进院校文化建设宣传工作会"、面向纪检监察干部的十八大精神专题讲座、面向党外人士的学习贯彻党的十八大精神座谈会、面向离退休干部的离退休干部党支部书记培训班。院校党委积极组织院校广大师生员工参加了北京市教工委的"百万师生微党课"及院校微博建设。做到了深入、全面和有针对性地领会和学习十八大精神。

4. 深入开展创先争优并做好创先争优的总结活动。结合创先争优基层组织建设年活动，集中力量抓好基层党组织建设。2012年，院校242个基层党支部全部参加北京高校基层党支部分类定级测评，190个被评为好，49个被评为较好，3个被评为一般，无落后支部。组织创先争优表彰工作，2个基层党组织荣获北京高校创先争优先进基层党组织称号，2名同志荣获北京高校创先争优优秀共产党员称号；1个基层党组织荣获北京市创先争优先进基层党组织称号；1个基层党组织荣获全国创先争优先进基层党组织称号；6个基层党组织被评为全国医药卫生系统创先争优活动先进基层党组织、8名同志被评为全国医药卫生系统创先争优活动先进个人、3名同志被评为全国医药卫生系统创先争优活动指导工作先进个人。开展了创先争优总结活动，进行了创先争优群众满意度测评，群众满意度达98.78%。表彰了院校先进基层党组织25个，优秀共产党员157名。

**（三）积极推进院校管理体制、机制创新建设**

根据院校现行的管理体制，修订完成了《院校会议制度和议事规则》，将院校决策会议规定为党委常委（扩大）会议、院长办公会议和校长办公会议，并制订了每个会议的组织形式和议事规则。组织制订《北京协和医学院章程》，目前已形成初稿；完成对《中国医学科学院章程》制定的前期调研工作。

进一步修订《国家医学科技创新体系建设规划》，组织撰写《院校科技创新体系规划（2012~2020）》和《关于我国医学科技创新发展研究总报告》。其中，《院校科技创新体系规划（2012~2020）》经9月27日院长办公会讨论通过；《关于我国医学科技创新发展研究总报告》已通过多种途径送

达卫生部、财政部、科技部等国家部委的主要领导，为院校发展争取资源奠定基础。

2012年，在总结2006~2012年院校科研院所修购专项成效与执行经验的基础上，组织院校各所院编制2013~2015年院校科研院所修缮购置专项资金规划。院校将根据国家需求，继承临床、科研、教学、产业特色与综合优势，协调跨所院、跨学科优势研究，形成协同创新、协同发展的良好局面，在承担国家任务、研究解决实际问题的实践中，加强国际化，增强国际竞争力，推动院校持续发展。

**（四）积极参与国家医学科技创新体系建设**

1. 适时适地建设中国医学科学院分院。2012年，院校与天津市、江苏省、上海市等地方政府和卫生行政部门沟通联系，探讨中国医学科学院分院建设。其中，与天津市政府经过多次会谈，形成《关于合作建设中国医学科学院创新园区暨天津分院的项目合作战略框架协议书》。为支持天津分院建设，卫生部将与天津市签署《卫生部　天津市人民政府共建中国医学科学院天津分院合作协议》。目前2个协议文本已经准备完成，等待卫生部、天津市确定时间签约。2012年卫生部与江苏省签订部省共建框架协议。在此框架协议的指导下，院校经与江苏省卫生厅、南京市政府及有关部门多次会谈，初步形成《南京市人民政府　中国医学科学院关于合作共建中国医学科学院江苏分院南京国际医学中心的框架协议》。目前正在根据部务会的精神，与江苏省、南京市会谈，修改完善协议。同时，院校与泰州医药高新技术产业开发区探讨共建"疫苗产业化平台"的项目也在进行中。

2. 稳步推进国家中心建设。2012年，经过反复研讨论证，阜外医院和肿瘤医院分别制订了国家心血管病中心和国家癌症中心建设方案并提交卫生部。同年12月，两个

中心领导班子建议人选方案报送卫生部并经卫生部党组会讨论。以输血研究所为依托的国家血液安全中心的建设工作也在积极的推进中，国家血液安全中心建成后，将承担血液安全决策支持、信息服务及资源调配与整合、支撑技术研究与推广、质量管理与控制等工作，为我国的血液安全做出贡献。同时，院校积极推进以北京协和医院为依托的国家转化医学中心（北方中心）（筹）及妇幼中心（筹）的建设工作。

3. 院校内部对构建国家医学创新体系的前期筹备。设立中国医学科学院协和学术沙龙，成立学术沙龙学术委员会并拟定每期主题，每周三晚举办学术交流活动，为院校学术创新培育土壤，目前已成功举办 10 期；设立协和大师讲堂，邀请诺贝尔奖获得者、美国科学院院士等大师级学者来院校讲座，从 2013 年开始，每月一期，提升院校学术交流国际水平；成立中国医学科学院青年科学家创新联盟及理事会，拟定理事章程，定期召开会议，充分发挥青年科学家的创造性，为单位发展建言献策。

**（五）推进北京协和医学院教学实体化工作**

院校采取多种措施进一步推动北京协和医学院的教学实体化，主要包括：启动领导班子实化工作，目前已向社会公开招聘中国医学科学院副院长 3 名、北京协和医学院副校长 2 名；完善学系建制，印发了《北京协和医学院学系制度建设暂行办法》；推进师资队伍建设，出台了《北京协和医学院教师岗位专业技术职务聘任办法（试行）》《北京协和医学院临床医学专业学生导师制管理规定（试行）》等文件；与通州合作争取校园实化。

将小规模特色高校试点工作与国家教育体制改革试点工作相结合，做好八年制医学专业培养模式改革。印发《临床医学专业教学改革的指导原则》；扩大学生的对外交流，

八年制 2006 级出国交换学生占全班人数的 64%；派出学生到农村基层医疗社会实践，加强学生对公共卫生和我国医疗卫生现状的了解，八年制 2008 级派出 38 名学生；此外，学校还在八年制完成基础阶段学习的 2008 级学生中引入美国的执业医师资格考试 step 1 考试，以加强对教学过程的质量监控。

增加研究生培养投入，提高研究生生源质量和培养质量。硕士生拨款在原拨款数 1100 万元的基础上一次性补助 2014 万元；博士生在原拨款数 1480 万元的基础上一次性补助 1180 万元。设立研究生创新基金项目、研究生出国交流基金，2012 年共评选研究生创新基金 117 项，资助研究生出国交流基金 20 万元，为研究生的成长提供保障。

**（六）整体推进院校空间与基地建设**

1. 积极推进北区建设项目，争取早日立项。2012 年 6 月，国家发改委原则确定中国医学科学院北区项目建设规模为 15 万平方米，投资额为 9.5 亿元。11 月初，国家发改委委托北京中设泛华工程咨询有限公司组织北区项目评审工作，目前已完成评审，评估公司肯定了项目建设的必要性、可行性和紧迫性，使项目推进工作取得了重大进展。下一步院校将尽快成立北区建设班子。北区的建成将极大缓解院校空间紧张的局面，突破院校发展的瓶颈。

2. 积极推进大兴医药产业园区建设。在与相关所院协调的基础上，两次向卫生部规财司汇报，争取上级支持。

**（七）强化医疗工作内涵建设**

1. 积极推进公立医院改革。临床路径的编写、试点及推广，是卫生部贯彻落实医改政策的一项重要工作。院校组织临床和医疗管理专家共同承担了包括内分泌科、消化内科、心血管内科和心血管外科，共 34 个病种临床路径规范的编写工作并于 4 月 25 日举行了《临床路径释义》研讨暨新书发

布会。院校组织相关专家参与《三级综合医院评审标准实施细则》及《医院评审员手册》的编写工作，对全国三级医院的评审具有重要的指导意义。同时，院校各医院继续巩固"医院管理年"活动，继续深入开展"创先争优，为民服务"和"三好一满意活动"，认真落实"医疗质量万里行"方案，不断提高医疗质量和服务水平。

2. 加强创建教研型医院。医院的临床学科能力是一个医院持续发展的核心动力。院校非常重视所属医院临床学科方面的发展，2012 年院校有 8 个专业获得国家临床重点专科项目，使院校国家临床重点专科总数达到 28 项。

3. 不断改善就医环境。2012 年各医院不断努力改善就医环境，为服务医改做出贡献。北京协和医院的新门急诊楼于今年 9 月投入使用；阜外医院扩建结构工程已完工，转入内装修阶段；心血管病研究中心建设工程二期进入二次结构施工阶段；肿瘤医院启动住院综合楼工程立项工作，规划建设规模 6.9 万平方米；整形外科医院向发改委提交《医院改扩建工程可行性研究报告》；皮肤病医院新门诊楼于 6 月动工。

**（八）举办北京协和医学院 95 周年校庆　中国医学科学院 56 周年院庆**

为纪念北京协和医学院建校 95 周年、中国医学科学院建院 56 周年，9 月 21 日院校隆重举行了协和精神座谈会。中央政治局常委、国务院副总理、党组副书记李克强和中共中央政治局委员、国务委员刘延东及教育部等部委领导为院校庆发来贺信；全国人大常委会副委员长桑国卫，卫生部党组书记张茅，卫生部部长陈竺，教育部高教司副司长石鹏建，清华大学校长陈吉宁，北京大学常务副校长、医学部常务副主任柯杨，美国中华医学基金会代表，国外校长代表，美国国立卫生研究院代表等 500 余人参会。

同时，作为院校庆的重要组成部分，院校还组织开展了一系列的活动，主要包括：举办北京协和医学院校友代表大会暨校友会筹备会议，来自国内外的 200 余名校友代表参加了此次会议；举办学术报告会，邀请陈润生院士、张运院士、杨宝峰院士、哈佛 Ed Harlow 教授等做大会报告；举办以"国际医学教育改革过程中的机遇和挑战"为主题的第五届医学教育国际研讨会，美国哈佛医学院、杜克大学医学院等 300 余人参加；举办"协手和声"文艺晚会，晚会节目全部由医大学生完成，展示了院校学生的综合素质。

**（九）推进院校国际化发展**

2012 年，院校通过多种途径加强与国际医疗教育、研究机构和合作与交流：组建了医学教育国际顾问委员会，为院校教育发展建言献策；与加州大学洛杉矶分校（UCLA）、巴黎公立医院集团、哈佛医学院签署合作备忘录，加强相互之间的交流合作；接待朝鲜医科院代表团、伊朗卫生部代表团、泰国诗琳通公主访问团等，体现院校的国家任务；与克利夫兰医学中心、宾夕法尼亚大学、加拿大 Baycrest 老年医学中心、梅里埃基金会、国际医学组织联盟、美国癌症协会、求是基金会等国际机构开展交流，促进了相互间合作。

**（十）举办 2012 年度院校系列会议**

为了统一思想，凝聚人心，更好地开展下一阶段的各项工作，院校于 2012 年举办了系列会议：

1. 1 月 8 日举办国际合作与外事研讨会，会议传达了全国外事工作会的会议精神；邀请卫生部、外专局、基金委等领导讲解政策；邀请中科院、中疾控、北大医学部等兄弟单位介绍经验；各所院交流工作经验并就如何更好开展外事工作展开探讨，推进院校国际化发展。

2. 2 月 27 日举办教育工作会，探讨 2012 年教学工作的重点、"小规模特色办学"的落实、八年制医学课程改革、教学实体化建设、学系建设和吸引优秀人才等议题。

3. 4 月 1 日举办科技工作会，会议邀请巴德年院长、清华大学施一公教授、第四军医大学王茜副校长、葛兰素史克鲁白博士、浙江大学罗建红教授做大会报告，大会就如何强化科研管理、强化科研人才建设等议题展开探讨。

4. 4 月 7 日召开医疗工作会，邀请了中国工程院副院长樊代明院士、四川大学华西医院院长石应康教授、上海交通大学医学院附属瑞金医院院长朱正纲教授、中国人民解放军总医院任国荃副院长做报告，会议围绕国家公立医院改革及院校发挥的作用展开讨论。

5. 11 月 7 日召开信息工作座谈会，京津地区所院分管信息工作领导、信息部门负责人共约 40 余人参加了会议，会议主题为加强院校及所院信息化建设，推动院校整体信息工作全面、可持续发展，会议探讨了院校网站群建设和英文网站的建设。

6. 11 月 16 日举办人才工作会，邀请清华大学施一公院长、中科院生物物理研究所刘力副所长介绍各自单位的人才管理经验；会议总结了院校近年来人才状况并对今后如何做好人才工作、加强院校人才队伍建设等问题进行深入探讨。

7. 11 月 17 日召开科技产业工作研讨会，所院主管领导、科技产业部门负责人，产工委委员，重点企业负责人等近 100 人参加了会议，会议探讨了"院校产学研一体化创新基地"建设。

8. 12 月 13 日召开院校科技大会，表彰了长期以来为院校科技事业的发展做出卓越贡献的老一辈科学家，表彰了在 2010～2011 年期间为院校科技事业发展做出突出贡献的科技工作者和先进集体。

9. 12 月 14 日举办学习十八大精神推进院校文化建设宣传工作会，贯彻学习十八大精神，表彰了优秀撰稿人、优秀撰稿单位。

## 二、常规工作平稳推进

### （一）科研工作

根据已公布或掌握的数据显示，2012 年院校共新中标各类科研课题 1185 项，获得总经费 10.7 亿元（包括院校基本科研业务费），到位科研经费总数约为 8.6 亿元。其中国家自然科学基金项目获得资助 245 项，含重点项目及重大研究计划共 5 项，获资助经费 1.3 亿元。科技成果奖励 37 项，其中国家科技进步二等奖 1 项。申报专利 217 项，授权专利 89 项。根据 2012 年 12 月科技部信息所公布的结果，院校 2011 年度发表科技论文 4346 篇，其中 SCI 收录论文达 1079 篇，影响因子在 3.0 以上 332 篇，均比 2010 年度略有下降。

### （二）教学工作

2012 年我校共招生 1213 人，在校全日制学生为 4310 人，毕业生为 946 人。在岗博士生指导教师 530 人，硕士生指导教师 774 人。研究生生源不断改善，硕士推免比例及博士优秀生源比例在全国居于领先位置；研究生培养机制改革平稳推进，10 篇论文被评为校优秀博士论文，2 篇论文获北京市优秀博士论文。承办全国暑期学校——感染与肿瘤免疫研究进展博士研究生暑期学校，承办全国皮肤病与性病学和血液学及干细胞博士学术会议。自 2012 年 9 月 1 日起，院校实行博士生学位论文部分同行专家"双盲"评议，"双盲"评议实行一票否决制，以确实保证和提高我校博士学位论文质量。申请获得"北京市与中央高校共建项目"经费 484.4 万元。组织参加教育部第三轮学科评估工作，本次共涉及 13 个一级学科，目前评估工作还在进行中。

### （三）医疗工作

2012 年院校 6 家医院共有床位数 5186 张，6 家医院门急诊人次 497.8 万人，6 家医院入院人数 19.39 万人，较 2011 年分别上涨 0.89%、9.6%、9.7%。在床位数与上年基本不变的状况下，医院通过提高工作绩效如：缩短出院患者平均住院日、增加床位使用率、周转率，通过中、青年医师出门诊敞开挂号等措施，千方百计缓解大医院"看病难"问题。在"十二五"对口支援协议的基础上，西藏自治区人民医院结合自身的发展规划，提出了对 8 个重点科室进行"科对科""院对科"形式的不间断帮扶。针对重点科室，院校派出了由协和医院、阜外医院、肿瘤医院医护人员组成的 6 人医疗队赴藏，同时院校也接收了西藏自治区人民医院的 14 名进修生。

**（四）产业工作**

2012 年，院校制订促进科技产业创新与发展的指导意见，为今后院校科技产业发展提供纲领和指导；补充修订院校科技成果转化的相关政策，促进院校的科技成果转化；编写院校对外投资管理相关申报审批程序的指导文件，加强科技产业规范管理；在院校产业工作会并提出建设"院校产学研一体化创新基地"的倡议。截至 2012 年 12 月，院校及所属各单位投资设立和参股的企业共有 75 户，涉及生物制药、医药贸易、图书音像、科技开发、后勤服务等众多经营领域。2012 年度，纳入院校国有资产基础管理范围的 54 户企业的营业收入总额为 159 404.34 万元，比上年增长 13.6%；实现利润总额 37 850.46 万元，比上年增长 12.3%，其中利润总额在 1000 万元以上的企业 6 户，占全部企业的 11.3%；100 万元以上的企业 13 户，占全部企业的 24.1%。

**（五）围绕中心，服务大局，推进党委的各项工作**

以院校庆和党的十八大为契机，积极开展宣传活动，营造良好的院校文化；加强安全稳定工作，为中心工作保驾护航；加强统一战线工作，同心、同向、同行，围绕中心，服务大局；加强离退休干部工作，认真落实两项待遇，倡和谐、乐晚年；加强对工会和共青团的指导。

**三、2013 年工作重点**

**（一）加强人才队伍建设**

院校将在 2012 年征求意见的基础上，制订并发布人才引进管理规定，以千人计划、长江学者、杰出青年基金资助获得者为重点，积极做好高层次人才的引进工作。积极做好院士评审的推选工作。同时做好现有人才的培养工作，营造人尽其才，人人皆可成才的局面。

**（二）全面加强党委、党务工作**

院校党委将组织全院校师生员工深入学习、贯彻党的十八大精神，按照十八大部署，围绕保持党的先进性和纯洁性，深入开展以为民务实清廉为主要内容的党的群众路线教育实践活动。加强管理干部队伍建设，造就一支高效、精干、富有活力的管理干部队伍。围绕中心，服务大局，推进党委的各项工作。加强反腐倡廉建设。

**（三）改进工作作风、密切联系群众**

院校将根据北京市委、卫生部的有关文件精神，制订院校贯彻落实《十八届中央政治局关于改进工作作风、密切联系群众的八项规定》实施办法。精简会议活动，探索开展电视电话会议。精简文件简报，根据卫生部的要求和部署逐步推进机关办公自动化及与卫生部和下属所院的电子文件传输系统建设，减少纸质文件。杜绝各种奢侈浪费行为。

**（四）积极推进医学科技创新体系建设**

院校将完成第六届院校学术委员会章程修订和换届工作。在 2012 年工作的基础上，稳步推进条件成熟的医科院分院协议签署和建设。以药物研究院和跨所院组建协和创新团队为抓手，探索加强所院间学术交流和学科交叉融合的机制、体制。

**（五）推进北京协和医学院教学实体化工作**

深化教学实体化建设，在 2012 年出台文件的基础上，推进学系建设和师资队伍建设，落实师资队伍的准入、考核评价标准和激励机制。推进八年制医学专业培养模式和课程设置的改革，开展研究生课程和教学模式改革的探索。推进北京协和医学院教育研究和发展中心及公共卫生学院的实化建设工作。落实学生基层医疗机构社会实践基地建设工作。

**（六）整体推进院校空间与基地建设**

重视院校空间发展建设总体规划，加强院校空间发展的统一协调，组建院校空间发展规划领导小组。根据中国医学科学院北区项目立项进展，成立中国医学科学院北区工程办公室并开展工作。积极推进药物研究院及相关所院在大兴医药产业园区的建设。积极推进通州协和教育新园区的规划论证。

**（七）强化医疗工作内涵建设**

积极参与国家医改工作、探索公立医院管理机制改革与创新。探讨"强专科、综合性"的专科医院发展模式。

**（八）推进院校国际化发展**

建立中国医学科学院科学发展国际咨询委员会。拓展、加强院校与国际一流医学机构的交流与合作。积极推进各所院国际化发展。落实 8 年制学生国际学习合作学校（医院）签约工作。

**（九）加快科技成果转化，推进科技开发和产业发展**

优化科技产业结构，积极创建各种形式的、与院校学科优势和特色紧密结合的战略性新兴产业领域产学研相结合的研发型高新技术企业和国家生物医药研发中心，加快科技成果的转化。积极创建各种形式的、与院校学科优势和特色紧密结合的战略性新兴产业领域产学研相结合的研发型高新技术企业和国家生物医药研发中心，加快科技成果的转化。

**（十）院校文化建设**

加强校友会建设，增进校友与母校之间的感情。积极开展校史修撰工作。加强中国医学科学院中英文网站群建设，加强科技文化交流平台建设。

各位代表，同志们！2013 年是院校发展的重要战略机遇期，让我们全面贯彻党的十八大以及全国卫生工作会议精神，以邓小平理论、"三个代表"重要思想、科学发展观为指导，求真务实、开拓进取，做好"十二五"期间院校改革发展的各项工作，为院校事业发展和国家医药卫生事业进步、医学科技创新、医学人才培养做出新的贡献！

# 李立明书记在院校党的群众路线教育实践活动
# 动员大会上的讲话

## （2013 年 7 月 18 日）

同志们：

根据中央的统一部署，从今年下半年开始，全党自上而下分两批深入开展党的群众路线教育实践活动，明年 7 月基本完成。第一批为省部级领导机关和副省级城市机关及其直属单位，中管金融企业、中管企业、中管高等学校；第二批为省以下各级机关及其直属单位和基层组织。院校作为第一批开展教育实践活动单位，按照国家卫生计生委的部署，从现在开始，大体安排半年时间，集中教育时间为 3 个月。

党的群众路线教育实践活动，同志们从各种媒体上一定都有或多或少的了解，国家卫生计生委也于 6 月 20 日召开了党组会议和党组扩大会议，传达学习党的群众路线教育实践活动工作会议精神，7 月 2 日召开了教育实践活动动员大会，对教育活动作了具体部署。在此，我先和同志们一起系统回顾、整理一下活动的关键词。

第一，活动的主要内容。活动紧紧围绕保持和发展党的先进性和纯洁性，以为民务实清廉为主要内容，切实加强全体党员马克思主义群众观点和党的群众路线教育。

第二，活动的目标任务。这次活动为时一年，具体到一个单位约为 3 个月。中央经过反复研究，决定把这次教育实践活动的主要任务聚焦到作风建设上，集中解决形式主义、官僚主义、享乐主义和奢靡之风这“四风”问题。

第三，活动的总要求。这次活动借鉴延安整风经验，明确提出“照镜子、正衣冠、洗洗澡、治治病”的总体要求。这 4 句话，12 个字，概括起来就是要自我净化、自我完善、自我革新、自我提高。

第四，活动的方法步骤。这次活动，在方法步骤方面提出了三个环节：一是学习教育、听取意见，二是查摆问题、开展批评，三是整改落实、建章立制。不分阶段，不搞转段，三个环节贯通、衔接、贯穿于全过程。

第五，开好专题民主生活会，是教育实践活动的一个重要内容。

院校党委按照教育实践活动“坚持领导带头”的原则，已于 6 月 14～25 日在延安举办了两期“党的群众路线教育”专题培训班，院校领导班子成员、下属各所院领导班子成员和院校机关副处以上干部 110 余人参加了此次教育活动，目的就是把学习教育、思想理论武装摆在第一位，引导干部牢固树立宗旨意识、强化群众观点，力争认识高一层、学习深一步、实践先一着、剖析解决突出问题好一筹，为院校顺利开展群众路线教育活动打牢基础。

此外，按照“坚持开门搞活动，让群众来参与、来监督、来评判”的活动要求，院校机关组织开展了“关于院校机关作风评价的问卷调查”，了解广大干部职工对当前机关作风状况的评价和看法。

下面，结合党中央、国家卫生计生委的总体部署及院校党委在教育实践活动中的这两个“自选动作”，我就如何开展好此次活动谈几点意见。

## 一、用习近平总书记重要讲话统一思想，充分认识开展党的群众路线教育实践活动的重大意义

习近平总书记在党的群众路线教育实践活动工作会议上的讲话从战略和全局高度深刻论述了教育实践活动的重大意义，精辟阐述了教育实践活动的指导思想、目标要求和重点任务，对加强组织领导提出了明确要求。讲话贯穿着马克思主义的群众观，反映了我们党适应时代发展要求、保持先进性、纯洁性的高度自觉，体现了党要管党、从严治党的坚定决心，具有很强的政治性、指导性、针对性，对于深入开展教育实践活动，有力促进党的作风建设，对于增强党的创造力、凝聚力、战斗力，更好地带领人民贯彻落实党的十八大精神、全面建成小康社会、推进社会主义现代化，具有重大而深远的意义。我们一定要认真学习，深刻领会"三个必然要求"的重要论述（即开展党的群众路线教育实践活动，是实现党的十八大确定的奋斗目标的必然要求，是保持党的先进性和纯洁性、巩固党的执政基础和执政地位的必然要求，是解决群众反映强烈的突出问题的必然要求），准确把握教育实践活动的指导思想和目标要求，全面贯彻各项工作部署，把思想和行动统一到讲话精神上来，统一到中央决策部署上来。

用讲话统一思想，就要深刻认识实践教育活动的全局性、战略性意义。习近平总书记指出群众路线是我们党的生命线和根本工作路线。党的群众路线形成于延安时期，在延安形成抗日统一战线的过程中，明确了我们党"两个先锋队"的性质，即中国共产党不仅是中国工人阶级的先锋队，同时是中国人民和中华民族的先锋队。党除了工人阶级和最广大人民群众的利益，没有自己特殊的利益。这就是我们党"为了谁"的问题的答案。我想，我们在座的很多人，都还记

得在延安学习时听到的历史故事，1941年边区政府征收了20万担公粮，比上年多征了11万担，老百姓很不满意，有人就借机骂了毛泽东同志。从骂声中，毛泽东同志读出了"敬鬼神而远之"的党群关系现状，在党的七大讲话中两次以这件事情为例，由此也引出了毛泽东的另外一个话题：因为我们是为人民服务的，我们就要"为人民的利益坚持好的，为人民的利益改正错的"。如果我们有缺点，就不怕别人批评指正。1941年老百姓骂了毛泽东，他没有恼羞成怒，而是决定开展自己动手丰衣足食的大生产运动；采纳了党外人士、边区政府副主席李鼎铭先生提出的"精兵简政"建议。七大会场有这么两句话，一句是"坚持真理"，一句是"修正错误"。毛泽东解释说："共产党人随时准备坚持真理，因为任何真理都是符合于人民利益的；共产党人随时准备修正错误，因为任何错误都是不符合于人民利益的。"大生产运动和精兵简政这两件事情，对于减轻人民负担，密切党和人民群众关系具有决定性的意义，1946年元宵节，川口乡农民给毛泽东同志送来了"人民救星"的牌匾，从"敬而远之"到"人民救星"这是一个如此巨大的变化，也是延安时期党群血肉联系的生动写照。党的根基在人民、血脉在人民、力量在人民。失去了人民的拥护和支持，党的事业和工作就无从谈起。党的十八大确定了"两个一百年"的奋斗目标，习近平总书记提出了实现中华民族伟大复兴的中国梦。实现这样的奋斗目标，关键取决于我们的党、取决于我们党的力量。党的力量从哪里来，就是从根植群众、联系群众中来，从优良传统、优良作风中来。

用讲话统一思想就是要深刻认识到形式主义、官僚主义、享乐主义和奢靡之风这"四风"是党的群众路线的大敌、顽敌和死敌。习总书记在讲话里对"四风"的表现进行了详细的列举。如在形式主义方面，他

提到，有的人热衷于造声势、出风头，把安排领导出场讲话、组织发新闻、上电视作为头等大事，最后工作却不了了之。有的抓工作不讲实效，不下功夫解决存在的矛盾和问题，难以给领导留下印象的事不做，形不成多大影响的事不做，仪式一场接着一场，总结一份接着一份，评奖一个接着一个，最后都是"客里空"。在官僚主义方面的主要表现，习总书记提到，有的人不顾地方实际和群众意愿，喜欢拍脑袋决策、拍胸脯表态、盲目铺摊子、上项目，最后拍屁股走人，留下一堆后遗症。有的官气十足、独断专行，老子天下第一，一切都要自己说了算，拒绝批评帮助，容不下别人，听不得不同意见。在享乐主义方面的主要表现，他提到有的人"今朝有酒今朝醉""人生得意须尽欢"，追求物质享受，情趣低俗，玩物丧志，沉湎花天酒地，热衷灯红酒绿，纵情声色犬马。在奢靡之风方面的主要表现，习总书记提到，有的人热衷于个人享受，住房不厌其多大，车子不厌其豪华，菜肴不厌其精美，穿戴讲究名牌，对超出规定的生活待遇安之若素，还总嫌不够。同志们，习总书记提到的这些作风之弊，我们认真想想，在我们身边、甚至在我们身上，或多或少，是不是都有发生？更为严重的是，我们一些同志对这些问题见怪不怪，甚至觉得理所当然，"久入鲍肆而不闻其臭"，这就更加危险了。"四风"是党的群众路线的大敌、顽敌和死敌，其要害是一方面使党脱离群众、丧失密切联系群众的最大政治优势，另一方面使群众同党若即若离乃至离心离德。长此以往，必将从根本上破坏党同人民群众的血肉联系，从根本上摧毁党。习总书记强调，我们一定要牢记"奢靡之始，危亡之渐"的古训，对作风之弊、行为之垢来一次大排查、大检修、大扫除，切实解决人民群众反映强烈的突出问题。开展教育实践活动就是要坚持党要管党、从严治党，以思想作风建设促进党的各方面建设，净化党的肌体、净化党的队伍，始终保持党的先进性和纯洁性。

**二、精心组织，周密部署，扎实开展党的群众路线教育实践活动**

根据中央精神，院校党委制订了《院校关于深入开展党的群众路线教育活动的实施方案》，并请各所院党委广泛征求党员和群众意见，根据反馈意见，我们修改了《方案》，卫生计生委督导组也通过了我们的方案。制订的实施方案，明确了指导思想和工作目标。总的要求是：通过"学习教育、听取意见、查摆问题、开展批评、整改落实、建章立制"等环节，切实强化各级干部一切为了群众、一切依靠群众的意识，在实际工作中真正做到从群众中来到群众中去。在具体工作中要把握以下几点：

**（一）要认真贯彻落实群众路线教育活动目标任务**

一是把学习教育、思想理论武装摆在第一位，引导党员、干部牢固树立宗旨意识、强化群众观点。开展学习教育，要紧紧围绕树立宗旨意识、群众观点来进行，深入学习党的十八大精神，学习中国特色社会主义理论体系，学习党的光辉历史和优良传统，开展马克思主义唯物史观和党的群众路线专题学习讨论。有关方面组织编辑的《论群众路线——重要论述摘编》《党的群众路线教育实践活动学习文件选编》《厉行节约、反对浪费——重要论述摘编》三本学习材料，是开展教育实践活动的有力思想武器，要作为学习教育的主要内容，组织广大党员、干部认真学习研读。

二是把"照镜子、正衣冠、洗洗澡、治治病"的总要求贯穿始终，坚持以整风精神搞好教育实践活动。"照镜子、正衣冠、洗洗澡、治治病"就是要摆问题、找差距、明方向，就是要抛开面子、动真碰硬、触动灵魂，就是要自我净化、自我完善、自我革新、自我提升。以整风精神解决党内存在的突出问题，是贯彻好这个总要求的重要保障。要开好民主生活会，这次教育实践活动，一定要在批评和自我批评上好好下一番功夫。要敢于拿起批评和自我批评的武器，开展积极健康的思想斗争，敢于揭短亮丑，让党员干部出出汗、排排毒，实现"团结—批评—团结"。

三是坚持开门搞活动，让群众来参与、来监督、来评判。干部作风怎么样，存在哪些问题，群众看得最清楚，也最有发言权。要坚持开门搞活动，一开始就扎下去听取群众意见和建议，每个环节都组织群众有序参与，让群众监督和评议，切忌"自说自话、自弹自唱"，不搞闭门修炼、体内循环。院校机关组织开展了"关于院校机关作风评价的问卷调查"，从群众反映来看，约有1/3的调查对象是不满意的，认为机关工作人员工作责任心"一般"，机关各部门办事效率"一般"，学习风气"一般"和机关中层干部身先士卒、以身作则、发挥表率作用"一般"，甚至10.5%的一般干部认为中层干部在发挥表率作用方面做的是"差"的。中层干部和一般干部都能够清楚地认识到"缺乏团队精神和团队合作意识，缺少凝聚力和战斗力""办事拖拉、推诿扯皮、工作效率低""缺少奋发有为、健康向上的学习氛围"这些群众反映强烈的问题。机关职工认为当前院校机关工作人员在精神面貌和工作状态方面存在着"僵化保守、创新不够"及"缺乏热情、劲头不足"的现象。我们要从群众不满意的地方改起，确保教育实践活动取得让群众看得见、让群众真满意的效果。

**（二）要进一步推动院校科学发展**

开展教育实践活动，不能游离中心工作、脱离自身职责。要与推动院校的科学发展紧密结合。为此，一是要注重分类指导，防止"一刀切"。科研院所、医院和教学主体单位要根据不同领域的特点，提出不同的目标要求和办法措施。要在解决问题上分类指导。找准各自需要解决的突出问题，有什么问题就解决什么问题，什么问题突出就重点解决什么问题。要在环节方法上分类指导。规定动作要扎实到位，坚持中央的原则要求，对3个环节的工作，一项一项认真研究、一件一件落到实处。自选动作要突出特色，把中央要求和本单位职能结合起来、与党员干部思想工作实际结合起来，灵活掌握时间进度，探索务实管用的具体载体。二是要紧紧围绕党的十八大确定的经济社会发展目标，围绕院校"十二五"发展规划确定的发展目标，凝心聚力、攻坚克难、开拓前进，把活动成果转化为科学发展成果，推进医学科研和医学教育改革发展，提高医疗卫生服务和咨询水平，加强医德医风建设，多种途径改善患者就诊条件，缓解患者"看病难、住院难"。把关乎群众切身利益的事情办实办好。群众的事情办得越好，活动就越有成效。要充分发挥领导干部的骨干带头作用、党组织的战斗堡垒作用、党员的先锋模范作用，使活动和工作两手抓、两不误、两促进。

这次会议之后，院校教育实践活动就正式开始了，下午还要进行群众路线教育的专题学习培训，暑期期间我们还要深入各个所院进行调研，召开不同类型的座谈会，还要举办先进典型事迹报告会，学习肿瘤医院援青干部魏文强等同志的先进事迹，我们还要召开专题的组织民主生活会等一系列活动，认真对照查摆问题，落实整改。各所院党委是抓好本单位教育实践活动的责任主体，务必高度重视、认真负责，把活动摆上重要议事日程，精心组织，不折不扣落实中央部署和要求。要在深入调查研究的基础上，抓紧制订完善实施方案并上报院校。

要做好宣传工作。充分运用各种媒体，大力宣传中央关于教育实践活动的重要精神和决策部署，宣传教育实践活动的工作进展和实际成效，宣传活动中的好经验、好做法。要发挥典型的示范作用，发现、挖掘一批叫得响、立得住、群众公认的为民务实清廉的先进典型，加大报道力度，用身边事教育身边人。要丰富报道内容，创新宣传方式，正面引导舆论，实现传播效应的最大化，积极推动教育实践活动的正能量。

要把活动成效体现在作风转变上。着力形成实践成果、制度成果，确保改进作风、联系群众的常态化、长效化。要注意把中央要求、实际需要和新鲜经验结合起来，制订新的制度，完善已有的制度，废止不适用的

制度。要边实践、边总结，抓紧建立健全各种规章制度，针对薄弱环节，堵塞制度漏洞。

同志们，搞好党的群众路线教育实践活动，责任重大、任务艰巨。让我们紧密团结在以习近平同志为总书记的党中央周围，以高度的政治责任感、良好的精神状态和扎实的工作作风，把教育实践活动组织好、开展好，为全面贯彻党的十八大精神、推进经济社会发展贡献力量！

谢谢大家！

# 曹雪涛院长在 2013 届毕业典礼上的讲话

老师们、同学们：大家好！

今天，我们在这里欢聚一堂，共同见证2013届毕业生顺利完成学业的辉煌时刻。不久，同学们将要踏上新的人生征程，在此，我代表院校，向圆满完成学业的2013届全体毕业生表示热烈的祝贺！并借此机会，向专程前来与同学们共享学业成功喜悦的清华大学姜胜耀副校长致以热烈的欢迎！向为培养同学们付出辛勤劳动的各位老师表示衷心的感谢！向为同学们成长托付希望并提供坚强后盾的亲属们致以诚挚的问候！

同学们，此时此刻，我知道对于即将走出象牙塔的你们，心中一定有许多感慨与回忆！毕竟，大学这段时光承载着你们太多挥之不去的美好青春记忆，记录着太多你们为了理想努力拼搏的难忘精彩瞬间。身为师长，我为你们学有所成倍感欢欣，也为你们即将远离而依依不舍，更为你们要担负起的社会责任而感到骄傲和自豪。你们会从这里出发，以"协和"人的身份，担负起医者的使命与荣耀！

此时此刻，我也要衷心地跟大家说声——谢谢！感谢你们选择协和、信任协和、包容协和，用你们的3年、4年、5年或8年最美好时光伴随并见证着和共同推动着母校的成长：在院校庆时有同学们的辛勤付出；在雅安地震、举国悲痛时有同学们的爱心；母校的发展同样有你们的汗水、智慧和心血。

"百年之计，莫如树人"。为了不辜负同学们的信任，同时也为了完成协和"推动国际医学教育发展，引领中国医学教育进步，培养卓越医学专业人才"的使命，学校在不断努力和开拓进取：从成功申报小规模特色办学试点学校到连续8年的修购专项，我们不断申请更多的经费来改善办学条件；从引进高层次人才到实化学系建设、强化学系功能，我们不断吸引优秀人才来提高教学水平；从请名家大师到学校讲学到争取送更多的同学到国外实践，我们不断创造条件来开阔同学们的国际视野！母校在积极发展的同时，也希望同学们今后无论身处何方，从事何职业，作为校友，继续支持母校、帮助母校更好地发展！

同学们，明天你们将从这里奔赴社会、报效祖国；你们风华正茂，意气风发；你们将成为时代的弄潮儿。我相信，你们一定不会忘记这里春天的玉兰、夏天的紫薇、秋天的银杏、冬天的雪松，雕梁画栋间飞翔的雨燕；你们也一定不会忘记与你们相伴走过的同窗、为你们传道解惑的老师、可以尽情吐槽的BBS，或许还有有点贵又不太好吃的食堂……无论怎样，请同学们一定不要忘记"严谨、博精、创新、奉献"的协和精神；一定不要忘记"健康所系、性命相托"的入学誓言；一定不要忘记协和人"胸怀祖国、心系苍生"的宏伟抱负……"协和"将在岁月的流沙中越发灿烂；"协和"将在时间的沉淀中深深地融入你们的血脉与灵魂，成为你们身上永不磨灭的印记。

我们伟大的国家正站在一个新的历史起点上，党的十八大提出了"两个一百年"的奋斗目标，习近平总书记提出了实现中华民族伟大复兴的"中国梦"。"中国梦"是由千千万万个梦想组成，"健康梦"是"中国梦"在卫生事业中的具体目标，建设

"健康中国"是我们医者义不容辞的责任，也是对实现"中国梦"的最大贡献。青年是国家的未来与希望，"健康梦"和"中国梦"的实现需要你们，而你们将是我国卫生事业的生力军，我相信，你们也将是其中的佼佼者。作为"中国梦"的一部分，相信各位同学也都有自己的梦想，作为你们的师长，我愿意分享我的几点经验，为同学们实现梦想助力：

首先，志存高远，脚踏实地。即将步入社会的你们，要树立并坚守高远的志向，不断努力，不惧失败，努力去实现自己的梦想！一个人只有敢于超越自我，超越前人，才能洞悉大千世界，不畏艰辛，勇往直前，实现远大的理想和抱负。但在具体的工作中要脚踏实地，要坚持严谨的科学态度，对工作要有严格的要求、严密的方法和严肃的态度，不为浮躁的学术风气所污染，坚持实事求是的科学精神和严谨治学的科学态度。人生道路崎岖，事业成就艰辛，可谓"路漫漫其修远兮"，我们要始终微笑面对困难和挑战，不怕失败，愈挫愈勇！

其次，勤学不辍，追求卓越。"吾生也有涯，而知也无涯"。希望同学们离开学校后养成终身学习的习惯，形成博大精深的知识结构。面对新的医疗卫生和生物医学格局，希望同学们主动学习，善于学习，永葆学习和思考的热情，不断探求新知、追求真理，永葆思想的活力。在不断积累知识的同时，希望同学们勇于创新，做一名追求卓越的人。希望同学们不断增强创新意识，提高创新能力，加强创新实践，成为自己所从事领域的创造者。"听千曲而后晓声，观千剑而后识器"，离开学校是新的学习的开始，希望同学们在人生课堂中增长知识，在工作实践中凝练智慧，我相信你们中间必将出现未来的大师！

第三，热爱生活，宽容自信。同学们即将毕业，这不仅是事业的开始，也是新生活的开始，你们将来会组成家庭，走进社会，我希望大家，不仅是事业的成功者，也是生活的成功者，不仅事业有成，也希望你们生活幸福。大家要不断强健体格，砥砺意志，锤炼人格，陶冶性情，以豁达的心态直面人生的高潮与低谷、顺利与坎坷，以"海纳百川"的气度博采他人的长处、宽容他人的缺点，始终自信地去成就有意义、有价值、有创造的未来。

希望同学们坚持对事业高度负责的敬业精神和无私奉献的职业精神。加强医学工作者同情、利他、奉献的职业素养培育，在今后的学习和工作中，以实际行动来谱写"爱国、为民、责任、奉献"的动人乐章。我深信，我们"协和"学子，无论是在医疗、教育和科研战线还是其他领域，一定不会辜负母校对你们的期望和重托，在各自的工作岗位上，发扬"协和"精神，以创造性的劳动为我国的医药卫生事业贡献自己的青春和力量。

同学们，离别在即，今后无论你们走到哪里，请记得我们的校歌：PUMC For-ever——96 年来，协和就在这里，虽然她培养的毕业生不多，但协和之所以受人尊重，就是因为这些学生的杰出表现。今天，我不再重复历届校友中的那些熟悉的名字，相信将来你们也必将成为能够成就协和灿烂辉煌的大师！"协和"永远牵挂着你们，永远是你们的家园，永远与你们分享喜悦、砥砺前行！

最后，祝各位老师、各位同学身体健康，工作顺利，生活美满，事业成功！

谢谢大家！

# 曾益新校长在 2013 年开学典礼上的讲话

## （2013 年 8 月 30 日）

尊敬的各位老师、各位新同学：

大家上午好！

今天我们在这神圣的医学殿堂，隆重举行 2013 级新生开学典礼。首先请允许我代表院校，向全体同学表示热烈的欢迎和衷心的祝贺。并向辛勤培养同学们的家长和老师们表示崇高的敬意和亲切的问候！

同学们，协和这座古老而神圣的医学学府，已经走过了 96 年的辉煌历程。二十世纪初叶，北美医学教育方兴未艾，美国洛克菲勒基金会派出教育考察团来到神秘的东方，怀着打造"东方霍普金斯"的信念与梦想，带着世界上最先进的医学教育理念和模式，在中国扎根孕育并让协和繁荣成长！协和从成立之初就明确了"举办可与欧美最优秀的医学院校相媲美的高水平的医学教育"的定位，始终坚守着"小规模精英教育"的特色，执着于"高进优教严出，注重能力素质培养，强调三高三基三严，开放办学博采众长，传扬优良文化传统"的办学理念，通过"严谨博精、创新奉献"的不懈追求和"科学济人道"的坚定信仰，铸就了近百年协和"耕耘不辍、薪火相传"的医学殿堂！

协和由于抗日战争、抗美援朝和"文革"，先后经历了三次停办、复校的曲折遭遇。尽管如此，协和人凭着对中国医学教育的执着追求和坚强新念，不畏艰苦，顽强拼搏，通过长期的努力孕育了许多优秀的医学学科。诞生了大量里程碑式的医学成果，使协和获得了"现代医学教育楷模""中国公共卫生事业先驱"等桂冠。从协和走出来的医学大家，如张孝骞、林巧稚、刘士豪、邓家栋、吴阶平等，犹如一颗颗巨星，照亮了中国现代医学的大半边天空。

今天，我们在这里又迎来了新一届的协和人，你们即将开始一段新的协和历程、续写一章新的协和史篇。作为师长、作为过来人，我在这里想给同学们提几点期望和建议，帮助你们顺利开始这段新的人生旅程。

第一，希望你们一定要深刻领悟协和的精神和文化。96 年以来，"协和"以其悠久的历史、厚重的文化，熏陶并培育了一代又一代的协和人，积淀并孕育了博大精深、厚重深远的协和文化。体现在张孝骞、林巧稚等老一辈医学家为了病历记录中的每一个文字和医嘱中每一个药品都要反复斟酌的"严谨"；协和文化，体现在一大批协和人以其宽厚的学术基础和精益求精的专业水平而成为医界领袖的"博精"；协和文化，体现在几代协和人数十年如一日，薪火相传，使我国成为无脊髓灰质炎国家和基本消灭麻风病的"创新"；协和文化，体现在院校始终以国家任务为重，服务全民健康需求的"奉献"。我们还有无数协和人，无论在哪里工作、无论年资深浅，他们的身上都深深烙上了协和的印记；正是他们的言行举止、正是他们的敬业奉献，不断诠释和丰富着协和精神！

第二，希望你们一定要正确面对医学现状，准确把握医学发展现状和趋势。随着我国经济和社会的发展，人民群众对身体健康的期望越来越高。与此同时，老龄化和慢性病高发严重影响了人口健康状况，新发、突发传染病也依然在威胁着群众的身体健康，而且，食品安全、环境污染、医患矛盾等现阶段社会问题和矛盾也非常严重。"社会发展一条腿短"的基础，"未富先老"的经济社会发展现状，以及发展中国家无法躲避的"成长中的烦恼"都给我国的医学事业带来了严重的困难，提出了极大的挑战。这一切都迫切地需要医学教育和医学科研事业去主动的探索、积极的应对。因此，未来的医学应该更加重视"生物-心理-社会"的医学模式，更加重视整体医学观和有关复杂系统的研究；更加重视系统医学与转化医学的发展；更加重视医学伦理学问题和人文素养的培养；更加重视健康促进、疾病预防和个体化诊疗的医学模式。为此，学校近年来正在积极推进教育改革探索和课程改革实践，通过人文课与专业课的有机融合、专业课横向和纵向的有机整合，小组讨论模式的推广、基层和国际学习的广泛开展、职业素养工程的实施，着力于同学们临床胜任能力的提升、人文素养的熏陶、沟通能力的提升、社会责任和创新意识的培养以及自主学习能力的养成，为将来积极投身于医药卫生事业做好知识、能力和素质的充分准备。

第三，希望你们一定要特别珍惜在协和的学习机会，认真规划自己的学习生活和职业生涯。大学在人生的成长历程中具有特别重要的作用，我真切地期望同学们能够珍惜在协和的学习机会，培养起未来从事医学的厚实的专业基础和良好的职业素养，成为一名真正优秀的协和人。为此，我想特别强调以下几个方面：

同学们要坚持信仰和责任。协和是医学事业的精神圣殿！也是可以纯粹只为医学理想而拼搏奋斗的地方，同学们能够选择协和，多少都是理想主义者，多少都有对理想的执着和追求。真正长久的幸福并不来自于名望、财富和权力，而来自于我们的给予和满足他人的需要，这也是医学职业最吸引人的地方！同学们应该用对医学的执着信仰和对人民健康的责任担当，去实现自己的梦想，去追求真正长久和真实的幸福！

同学们要学会包容和协作。包容和协作不仅是一种高贵的文化素养，还是一种智慧的为人之道。正所谓："泰山不让土壤，故能成其大；河海不择细流，故能就其深"。开放包容精神是大学精神的基本要素，正是这种海纳百川的开放包容精神使大学不断获取和更新推动大学发展的动力。协和今日的辉煌，得益于命名之初便将协和——Union深深印入了协和的理念和文化之中。

同学们要学会专注和执着。专注和执着是一种精神、一种境界，是比智商更重要的能力和素质。一个专注的人，往往能够把自己的时间、经历和智慧凝聚到所要干的事情上，从而最大限度地发挥积极性、主动性和创造性，努力实现自己的目标。特别是在遇到诱惑、遭受挫折的时候，他们能够不为所动、勇往直前，直到最后成功。专注源于强烈的责任感，专注来自淡泊和宁静。同学们要静得下心、沉得住气、坐得住冷板凳。始终怀着对医学和梦想的执着追求，探索真正的学问，攀登医学的高峰。

同学们要特别重视人文素养。医学是仁学，应该是一门充满温暖的科学，就像郎景和教授所言，手术刀应该闪耀着温暖的光芒。除了客观的诊断和治疗之外，还应包括心灵的沟通、情感的交流、温馨的祝福、热情的鼓励。医学先贤曾说过："医学，有时去治愈，经常去帮助，总是去安慰"。希望同学们传承并发扬协和人"科学济人道"的人文情怀，牢记"科学脑，人文心"，坚持对病人、对工作高度负责的敬业精神，对事业高度执着的奉献精神，时刻培育自己同情、利他、奉献的职业素养。

同学们尤其要学会面对挫折。你们是同龄人中的佼佼者，一路顺利走来。未来的学习生活中，你们必定会感到失落，从习惯的众星捧月和排名第一，到面对身边的高手如林；面对着协和的高标准、严要求和国际化视野，你们也必将或多或少地经历挫折。请你们记住，挫折就是黎明前黑暗的考验，成功和失败常常只差最后半步之遥。经历挫折，从挫折中学习，是一个人成长、成熟的必经之路，也是大学的必修科目，更是你们走向社会的预备环节。经历挫折，就是要懂得反思，学会坚守，成熟心智。经历挫折，就是要寻找自信、挑战自我。

同学们，新的旅程即将开启，新的梦想即将启航！你们是幸运者，你们是历史的宠儿。随着医药卫生体制改革的不断深入，政府和老百姓都以前所未有的热情关注我们的行业，并大幅度提高对医药卫生领域的投入，前天的国务院常务会议更是把健康产业的发展提升到了国家战略的高度，这是我们医学界千载难逢的机遇。在未来的协和求学生涯中，希望你们坚守今天的誓言，用执着的信念踩踏你们的每一个脚步，用青春的梦想编织你们的每一寸光阴！希望同学们勤奋努力、刻苦学习，早日成为中国健康事业的建设者和中流砥柱！期待你们每个人都有出色的表现，更希望你们在协和的学习生活幸福而多姿多彩，成为一生中最深刻的念想！

谢谢大家！

# 李立明书记在院校庆祝 2013 年
# 教师节暨表彰大会上的讲话

## （2013 年 9 月 9 日）

尊敬的各位老师、各位同学，同志们：

大家下午好！

今天我们欢聚一堂，共同庆祝属于我们教育工作者的节日——第 29 个教师节。共同分享属于人民教师的幸福和收获。在此，我谨代表院校向为院校的改革与发展事业开拓进取，在教学、科研、医疗事业上恪尽职守，在行政、管理、后勤战线上默默耕耘的全体教职员工致以节日的问候和衷心的感谢；向关心、支持院校建设与发展的老领导、老专家、老教授们致以诚挚的问候和崇高的敬意；向今天获得表彰和嘉奖的各位老师和教育工作者表示热烈的祝贺！

教师这个职业，曾获得过两个举世闻名的赞扬：一个是加里宁说的"教师是人类灵魂的工程师"；另一个是列宁说的"教师是太阳底下最光辉的职业"。这是因为教师是教学活动中最具活力的因素，是我们培养优秀人才的重要前提。春秋初期的政治家管仲就说过："一年之计，莫如树谷；十年之计，莫如树木；终身之计，莫如树人"。可见，培养人才是一个国家和民族的长远大计。

回顾我国医疗卫生事业和医学的发展历史，我们可以看到协和的教师们是如何在中国现代医学史上写下浓墨重彩的一笔。20 世纪初叶，北京协和医学院在积贫积弱的中国扎根时，就确定了"在中国创办一所可与欧美一流医学院校相媲美的医学院校"的愿景和目标。96 年过去了，北京协和医学院为中国现代医疗卫生事业的发展培养了大批的学科奠基人，参与和推动了一批重要的医学科研机构和医院的建立，成为中国现代医学教育的摇篮。这些成就的取得，得益于科学的办学理念和思路，得益于先进的办学模式和方法，更得益于强大的"师资"队伍。"名教授"作为久负盛名的"协和三宝"之一，一直是院校弥足珍贵的教育资源和宝贵财富。他们以"言传身教""精雕细刻"的职业精神，严谨博精的治学精神，执着奉献的敬业精神，遵循医学教育的规律，总结出一套优秀的协和育人传统，并结合医学教育的发展不断创新，在中国现代医学教育领域辛勤耕耘，倾心育人，终得桃李满天下，铸就了协和今日之辉煌，推进了中国现代医学教育事业的发展！

在过去一年里，我校的教育教学工作者辛勤耕耘，挥洒汗水，取得了教育教学及各项工作的累累硕果：3 名教师荣获北京市优秀教师称号；3 名教师荣获北京市高校优秀辅导员称号；10 位教师在北京高校第八届青年教师教学基本功比赛中分获二等奖、三等奖和最受学生欢迎奖；1 名教学管理人员荣获北京市高教继续教育教学管理先进个人；2 个教学团队荣获北京市高教继续教育优秀教学团队；在导师的悉心培养下，2 名博士生的论文被评为北京市优秀博士生论文。

以上这些成绩的取得，离不开我们这支素质高、业务精、勇于奉献的优秀教学和管理队伍，离不开全院校教职员工的共同奋进。在此，我谨代表院校党政领导班子向辛勤工作的全校教职员工表示衷心的感谢和崇高的敬意！希望全院校师生员工以今天受到表彰的同志为榜样，学习他们学为人师、行为世范的高尚品格，学习他们默默耕耘、无私奉献的卓越精神，继续为深化我校教育教学改革、提高教育质量做出更加积极的贡献。

同志们，2013年是贯彻落实党的十八大精神的开局之年，党的十八大发出了向实现"两个一百年"奋斗目标进军的时代号召，习近平总书记明确提出了实现中华民族伟大复兴的"中国梦"，"中国梦"落实到我们医药卫生领域就是人人享有基本医疗卫生服务，提高人民健康水平的"健康梦"。"中国梦""健康梦"的实现，离不开各级各类的人才，我们作为肩负着培养医药卫生人才使命的高校教师，是实现"中国梦""健康梦"的重要力量，责任重大。正因为如此，在目前正在开展的"党的群众路线教育实践活动"中，专门提出了高校的重点是"查找推动内涵式发展、促进提高质量措施不力，学风教风浮躁，联系和服务基层师生不够，不能坚持勤俭办学等问题"。

我校2012年被财政部列为"小规模特色试点"高校、给予了国内最高的教育经费支持。学校的学系、教研室建设不断加强，各所院建学系的热情空前高涨，教学的硬件条件不断改善。在办学经费不再成为束缚我们开展一流医学教育的因素时：

——希望我们的教育管理工作者能够进一步加强教育管理政策和规章制度建设的研究。不仅仅满足于只是建立学系，而是要通过政策的激励引导，激发广大教师积极投身教学的热情和工作积极性。

——希望我们的广大教师和教育工作者始终牢记教育质量是高校的生命线。院校是医、教、研合一的机构，如果我们教师进入学系，承担教学任务，希望我们的教师统筹安排工作，在繁忙的医疗、科研工作之外，保障对教学的时间和精力的投入。因为我们除了是研究员、医生之外，还比别人多了一

个神圣的称号：教师！

——希望我们的教师和教育工作者积极加强教育学的研究，推进教育教学改革。协和之所以有今日的辉煌，是因为它在建立之初就引入了当时世界上最先进的医学教育思想。医学教育在不断地发展，教育理念和教育教学方法在不断更新，我们的教师和教育工作者只有不断加强教育研究，推进教育教学方法改革，才能与时俱进，引领中国医学教育的发展和进步。

——希望我们的教师和教育工作者加强师德师风建设。协和的教学传统里有导师制和"言传身教"，这就要求教师除了传授知识和技能外，更要注意自己的一言一行，一举一动对学生、对社会的影响。北京师范大学的校训是"学为人师，行为世范"，这是因为教师身上存有一份为国家和民族育人的责任，这份责任决定了教师要加强自我修养，身上有一份大责任，心中必有一份大爱；有大爱，必以做人、做事和做学问的致臻境界潜移默化地引导学生，以对国家、对民族、对社会的强烈责任感来从事我们的事业，真正培养出将来建设国家的栋梁之材。

同志们，"中国梦""健康梦"是我们每一个中国人为之努力奋斗的梦想。我相信在场的老、中、青三代协和人还怀揣着一个"协和梦"——那就是把协和建成"可与欧美一流医学院校相媲美"的最初的愿景，在场的很多老专家为了这个梦想数十年如一日地坚持和执着。那就让我们大家用协和人"爱国、为民、奉献"的精神，把"协和梦"融入"中国梦""健康梦"，共同奋斗，用汗水、智慧、责任和荣誉迎来更加辉煌灿烂的未来。

最后，祝大家节日愉快，身体健康，工作顺利，阖家幸福！在今后的工作中不断创造新的佳绩！

谢谢大家！

# 党的群众路线教育实践活动
# 院校领导班子专题民主生活会情况通报

同志们：

根据中央和国家卫生计生委统一部署，按照院校党的群众路线教育实践活动实施方案，经国家卫生计生委党的群众路线教育实践活动第三督导组的同意，院校党委围绕保持党的先进性和纯洁性，按照"照镜子、正衣冠、洗洗澡、治治病"的总要求，以"为民务实清廉"为主题，以反对四风、服务群众为重点，于11月19日召开了专题民主生活会。院校党委书记李立明主持召开了此次专题民主生活会。国家卫生计生委副主任刘谦同志，国家卫生计生委第三督导组组长许立华同志、副组长李长宁同志和第三督导组的成员参加了此次会议。国家卫生计生委驻委纪检监察局申红中副局长、北京市委教育工委的有关同志也到会进行了指导。院校领导班子成员参加了会议。根据中央和国家卫生计生委的要求，现将院校领导班子专题民主生活会的情况向大家通报如下：

**一、关于专题民主生活会的准备情况**

在国家卫生计生委第三督导组的指导下，我们认真贯彻落实中央开好专题民主生活会的有关要求，精心组织、认真部署，做了以下几方面的工作：

**（一）坚持深入学习，提高思想认识**

开好专题民主生活会是教育实践活动的一个重要内容，也是确保教育实践活动取得实效的重要举措。我们坚持将开好专题民主生活会作为教育时间活动承上启下的重要环节，予以高度重视。院校领导班子成员深入学习党章，认真学习贯彻习近平总书记一系列讲话精神，认真研读中央规定文件和学习

材料，进一步坚定理想信念，增强宗旨意识和群众观念，自觉将思想行动统一到中央重大决策部署上来，为开好专题民主生活会奠定思想基础。院校党委及时拟定了院校专题民主生活会方案，并报送国家卫生计生委第三督导组审定。

**（二）坚持开门搞活动，广泛听取各方意见**

教育实践活动前期，院校领导带队，组成调研组，深入二级所院和院校机关，开展调研活动，广泛倾听群众的意见和建议。在前期调研的基础上，紧扣作风建设，开展了"回头看"活动，进一步听取意见建议。院校领导班子还听取了国家卫生计生委第三督导组对院校领导班子和成员的反馈意见。在听取这些意见和建议的基础上，系统梳理出340余条意见和建议，原汁原味地反馈给院校领导班子成员，并在起草院校领导班子和成员的对照检查材料中认真地吸收了这些意见。在对这些意见、问题深刻剖析原因后，明确了努力方向、提出了整改措施。

**（三）开展普遍的谈心活动，统一思想、达成共识**

9月份以来院校领导统筹兼顾、见缝插针，认真开展谈心谈话活动。院校主要负责同志与领导班子成员之间、领导班子成员相互之间、领导班子成员与分管处室和联系所院的负责同志之间进行了深入的谈心谈话活动。在谈话中坚持讲真话、讲实话、讲心里话，勇于自我批评，坚持直奔主题、敞开心扉，坦诚交流。做到了应谈尽谈。通过谈心谈话，院校领导班子成员之间充分沟通和交

换意见，统一思想，对在专题民主生活会上提出的批评意见达成一致。把需要解决的问题谈开、谈透。

**（四）认真撰写对照检查材料，查摆剖析准确深刻**

李立明同志作为此次院校教育实践活动的负责人，主持起草了院校领导班子对照检查材料，多次召开会议，审议修改，并直接进行了多次的修改。各位领导班子成员按照中央和国家卫生计生委第三督导组的要求，亲自动手、认真撰写并多次修改个人的对照检查材料。这些对照检查材料开门见山、直奔主题、重点突出、内容实在、剖析深刻、触及灵魂。院校领导班子和个人的对照检查材料经过国家卫生计生委第三督导组的严格把关，经过多次认真反复的修改，并通过审核。院校领导班子和主要负责同志的对照检查材料还经过国家卫生计生委刘谦副主任的审核。11月13日院校召开会议，通报了院校领导班子对照检查材料。

**二、关于对照检查和自我批评的情况**

**（一）遵守党的政治纪律情况**

院校领导班子成员能够牢牢把握遵守党的政治纪律这一根本政治方向，认真贯彻落实中央的各项重大决策部署，坚决同以习近平同志为总书记的党中央在思想上、政治上、行动上保持高度一致。始终高举中国特色社会主义伟大旗帜，严格执行党的政治纪律，遵守"六个决不允许"的规定，坚决维护中央权威。院校领导班子成员带头学习，坚定理想信念，自觉加强思想理论武装，不断提高政治敏锐性，始终保持了政治上的清醒，确保了在事关全局、事关政治方向等重大问题上立场坚定、旗帜鲜明。

**（二）贯彻落实中央八项规定精神、转变作风方面的基本情况**

中央八项规定出台后，院校领导班子成员认真贯彻执行。在加强政治理论学习、密切联系群众、改进调查研究、精简会议文件、规范出国管理、简化公务接待、力行勤俭节约等方面严格遵循。根据中央的要求，班子成员在用车、办公用房、人情消费、"三公"经费使用等方面逐一地进行了对照检查。大家都能够按照八项规定的要求认真执行，没有违规违纪的现象。但是院校领导班子成员也认识到，落实中央八项规定的成果还有待扩大和巩固，亟需予以制度化、常态化。

**（三）"四风"方面存在的突出问题**

在专题民主生活会上，各位领导班子成员都进行了对照检查。每个院校领导班子成员都根据各方面反映的意见、建议，结合个人的思想和工作实际、成长经历等方面，深入查找了"四风"方面的问题。

曹雪涛同志查找的主要问题是：在形式主义方面，存在着以文件落实文件、以会议落实会议、以检查应付检查的现象，对有些工作狠抓落实不够、过程管理与督查不够。在官僚主义方面，到基层调查研究不够深入，对于院校发展中体制机制改革的政策与措施把握不及时，与班子成员及二级所院领导群策群力、扎实推进院校发展的力度不够。在享乐主义方面，存在畏难情绪，闯劲韧劲不足，充分发挥主观能动性和攻坚克难精神不够。在奢靡之风方面，在八项规定出台前，存在勤俭节约不够的现象，对于合作单位的某些公务活动中存在超标准接待或被接待现象，自身没有能够坚决抵制。

李立明同志查找的主要问题是：在形式主义方面，存在着以文件落实文件、以会议落实会议的现象，有些工作不够深入、落实不到位。在官僚主义方面，对上负责汇报多，对下关心交流少，与院校班子成员和机关干部谈心交心少，存在开展批评不够的现象，工作中有时有急躁情绪。在享乐主义方面，存在着惯性思维，面对一些深层次矛盾、历史遗留的疑难问题上攻坚克难不够。在奢靡之风方面，在八项规定出台前，存在勤俭节约不够的现象，对一些活动中讲究排场、铺张浪费的现象没有很好地自觉抵制。

曾益新同志查找的主要问题是：在形式主义方面，存在着组织会议多，发放文件多，文件的针对性、可操作性还不够强，督促力度不够，落实工作不够的现象。在官僚主义方面，深入基层不够，对基层实际情况掌握不够全面，工作方式较简单，工作过程中有时沟通不够。在享乐主义方面，在思想上，进取精神有放松的倾向；面对历史遗留问题和体制机制问题，有畏难情绪。在奢靡之风方面，在中央出台八项规定之前，存在有一定程度不拘小节，对勤俭节约和简朴之风重视不够的现象。在外出参加各种学术和行政会议的过程中，对一些超标准接待和豪华浪费，缺乏自觉和坚决抵制的勇气。

林长胜同志查找的主要问题是：在形式主义方面，存在工作不实的问题，近几年工作中有"守摊子"和"不出大事"的意识。在官僚主义方面，有浮躁情绪，工作方法比较单调，听取各方面意见不够，服务所院意识不够。在享乐主义方面，工作激情和艰苦奋斗的精神有所衰退，改革、创新意识不强，满足于现有的知识水平、见解和已有成绩，在工作上因各种原因有时有懈怠思想。在奢靡之风方面，在思想上对社会上出现的奢靡之风有时存在不以为然的态度。

徐德成同志查找的主要问题是：在形式主义方面，存在对分管工作方面深入不够，对基层真实情况了解不够，有时有只注重活动的形式，不追求活动的真正效果的心理。在官僚主义方面，工作中有本位主义思想，沟通协调少，临近退休，在精神上有些倦怠，拼劲、闯劲不够。在享乐主义方面，工作事业心不强，责任心不足，工作有时有畏难情绪。在奢靡之风方面，有时有开展工作不够节俭办事，铺张浪费的现象。

詹启敏同志查找的主要问题是：在形式主义方面，在推进院校科技工作中有时会通过召开会议传达上级工作精神，通过发文转发上级文件。另外，一些较好的工作思路和计划，只是重在布置任务和安排工作，对实际情况了解不足，导致一些工作安排流于形式，没有达到预期的效果。在官僚主义方面，在处理院校整体工作和个人的研究工作上有时候时间安排不是很合理，深入基层单位和科研一线调研不够。在享乐主义方面，有畏难情绪，没有以改革创新的思路和攻坚克难的精神大胆开展工作。在做好院校顶层设计，系统考虑院校一盘棋，协调全院校优势资源，更好的发挥医学科技国家队作用，承担更多国家科学研究大项目上显得不足。在奢靡之风方面，在中央八项规定颁布之前，有廉洁自律和勤俭节约观念淡化的情况。有时候参加学术活动和交流，没有拒绝活动主办方安排在高档酒店和豪华餐厅的宴请，超标准接待。

### 三、关于开展相互批评的情况

民主生活会上，各位班子成员既开展了触及灵魂的自我批评，又开展了积极健康的相互批评，班子成员相互之间提出的批评意见和改进建议共有38条。在开展相互批评上，大家对人又对己、见人又见事，既不抓辫子、扣帽子、打棍子，也不掩盖护短、轻描淡写、消极应付，体现了"团结-批评-团结"的原则，达到了沟通思想、增进团结、促进工作的目的。

对曹雪涛同志的意见和建议主要是：有思路、想干事、有闯劲，但应加强对协和工作特点和规律的掌握，扎实开展工作。作为一把手要注意听取各方意见，善于收集各方信息，达到集思广益。一些重大问题上会前，三位一把手应加强事先沟通，提高决策效率。应该加大引进人才力度，对高层次人才的支持力度也应适当予以改善。在不断争取新的科研课题的基础上，应加强对现有重点课题的支持和监管，力争创造重大影响力的科研成果。建议加大工作力度，争取国家给予更多经费支持，争取设立支撑院校发展规划的基金，推动院校人才计划和科研资源整合。

对李立明同志的意见和建议主要是：作为院校党委的班长，应加强与国家卫生计生委沟通，争取理顺不健全的体制和机制，尽快完善二级所院班子建设。存在与领导班子谈心少的情况，深入基层细致调研不够的情况。一些重大问题上会前，三位一把手应进一步沟通，提高决策效率。与同志交流有时存在急躁情绪。应加强对年轻干部的培训和教育、进修工作。

对曾益新同志的意见和建议主要是：有多年地方工作经验和一把手工作经历，有思路，有干劲，但要尽快适应大学工作特点。在广东学习工作多年，要大胆地把广东体制机制改革的先进理念和经验带进院校，在具体工作中加以落实，推动院校跨越式发展。要加强到所院基层的调研，注意听取不同意见，完善相关规章制度，加大力度推动协和医学院班子、师资和学系的建设，把这项工作做好做实，克服困难进一步推进教学实体化工作。应加强与教育部、财政部的沟通和交流，使协和医学院小规模办学的财政支持能够持续稳定。

对林长胜同志的意见和建议主要是：长期在院校担任领导工作，勤恳敬业，希望坚持站好最后一班岗。认真总结二十多年来工作的体会与教训，为今后院校领导班子建设做出贡献。希望能继续以一种合适方式指导培养年轻干部，把好的工作精神和经验传给年轻干部。进一步深入做好学生思想工作，同时，大力推进学生职业素养工程的建设。做好顶层设计，安排协调八年制本科生、硕士生和博士生接触到各所院和重点实验室的优势科技资源。进一步加强对所院班子的监督和审计跟踪，完善监督机制。

对徐德成同志的意见和建议主要是：站好最后一班岗，尽快启动北区项目建设，为

把医科院做大做强，同时也为协和医学院空间实体化奠定基础。更多指导帮助推动院校南区空间建设。进一步争取外部资源的支持，充分利用好国家各项政策，调动院校科技开发的积极性，增加可支配的经济收入。克服困难，更多集中资源，对一些重点项目，如人才引进的配套经费，进行更多的投入倾斜。

对詹启敏同志的意见和建议主要是：作为科研主管领导，要敢于承担责任，整合院校优势资源形成团队优势，加大医院与研究所的合作，加强所院之间的资源共享，学术交流，加强不同学科、课题组之间的合作交流，形成机制性的制度。争取更多的国家级实验室工程技术中心落户院校。进一步加强对科研经费使用的监督和管理，多与上级科技管理部门沟通，多组织队伍申报大项目和成果奖励，力争院校在重大成果上有所突破。通过院校宏观协调与指导产生具有标志性的科研成果。以科研工作者的身份，更多总结自己到各级党校学习的体会，对院校科研人员进行宣传和交流等。

**四、关于对存在问题的原因剖析情况**

领导班子成员把专题民主生活会作为涤荡思想、净化灵魂、锤炼党性的一次难得契机，不讳疾忌医、不怕亮病根，以正本清源、诊治顽疾的坚决态度，从理想信念、宗旨意识、党性修养、政治纪律等方面找根源，深刻剖析了产生"四风"问题的深层次原因。

**（一）学习和主观世界改造有所放松**

"四风"问题及其各种表现说到底均与世界观、人生观、价值观紧密相连。要形成正确的世界观、人生观、价值观必须不断加强学习，加强党性锻炼，提高思想修养。班子每位成员都认识到自己学习和研究还不够深入，学用结合不够紧密，导致理论修养和党性修养在一定程度上有所放松。运用马克思主义的立场、观点和方法解决实际问题的

能力还不强。尤其是在社会转型期，各种利益相互交织，各种矛盾相互激荡，新情况、新问题层出不穷，辨别和抵制各种社会思潮的能力还有待加强。

**（二）宗旨意识和群众观点有所淡化**

领导班子成员在剖析中谈到，随着职务提升和责任加大，坐在办公室的时间多了，深入基层、深入群众，深层次了解和解决基层实际问题的时间少了，无形中与群众接触少了。与机关干部和职工、所院领导沟通交流不足。有时在开展工作布置任务过程中，征求意见等工作做得尚不够细致，依靠群众的观念不强，未能充分汲取群众智慧，致使有些工作难以做到有的放矢。有的领导班子成员谈到，有时候主观上想为群众做事，但忽视了充分考虑和合理平衡各方群众利益的关系，造成实施效果不理想，甚至产生新的矛盾。

**（三）攻坚克难的决心和改革精神有所弱化**

是否具有担当精神，这是检验每一个共产党员是否具有先进性和纯洁性的重要标志。有的班子成员说，在具体工作中有时不自觉地就陷入惯性思维。改革创新精神不足，攻坚克难的意志不够坚定。几位院校班子成员都谈到，在面对院校体制机制问题时有畏难情绪。在院校二级所院干部配备、院校的空间问题、各所院资源整合的问题等需要上级支持、多部门协调的工作，向上级部门主动反映、积极争取、开展多部门协调不够，遇到一些难啃的"硬骨头"时，"硬着头皮、厚着脸皮、磨破嘴皮"的韧劲还不够。有时对决策执行、落实不足的部门或干部也没有进一步的督促和指导。深挖思想根源，还是党性修养不够，离中央要求树立正确的政绩观还有一定的差距。

**（四）领导能力和领导水平的提升有所忽视**

有的领导剖析时说认为自己经历过多岗位的锻炼，经历过复杂局面的考验，有时降低了对自己高标准、严要求，一定程度忽略了自己领导水平和领导能力的锻炼提升。领导班子在执行民主集中制方面有时也坚持得不够，存在听取各方面意见不够的问题。从根本上说，是对正确权力观认识不够深刻的问题，没有正确地认识到权力的行使和权力的制约、责任的担当紧密相连。

**（五）艰苦奋斗和勤俭节约的标准有所降低**

有的班子成员说，由于现在条件比较好，从而忽视了对艰苦奋斗和勤俭节约的重视，对铺张浪费、奢靡享受的危害认识不足。在思想上对社会上出现的奢靡之风有时存在不以为然的态度，甚至有时对这些现象误认为是社会发展了，出现这种东西不奇怪。有的班子成员自我剖析说有的时候也被社会上不良风气所干扰，对社会上不良现象抵制不够。从根本上看，还是对"两个务必"的认识和要求降低了，导致有关规章制度执行起来不够严格，落实起来不够有力，监督检查的力度有时也不够。

**五、关于努力方向和整改措施情况**

针对自己查摆出来的问题和班子同志提出的批评意见建议，班子成员都提出了整改的思路和措施，表达了整改的决心。

**（一）强化理想信念，始终保持共产党员的政治本色**

坚持把政治理论学习、加强思想修养放在第一位，学习党章，学习中国特色社会主义理论体系和习近平总书记一系列重要讲话精神，学习党的光辉历史和优良传统，牢固树立马克思主义的世界观、人生观、价值观。坚持把学习作为一种追求，坚持理论联系实际，向基层学习、向群众学习、向实践学习。努力提高运用马克思主义的立场、观点和方法解决实际问题的能力。进一步增强政治意识，在思想上、政治上、行动上坚决与党中央保持高度一致。坚决维护中央权威，坚决贯彻执行中央在教育、科技、卫生计生工作中的重大部署。以奋发有为的精神状态促进院校各项事业的科学发展。带头加强党性修养，以高尚的道德情操和实际行动，树立和保持共产党人的良好形象。

**（二）强化宗旨意识，全心全意为人民服务**

牢记群众观点，践行群众路线，把人民利益放在首位、把群众疾苦放在心上。改进调查研究，想问题、做决策、办事情始终心里装着群众。坚持以人为本，回应群众关切和期待，从群众最需要的地方做起，从群众不满意的地方改起，坚决查处和纠正损害群众利益的行为。畅通群众诉求渠道，维护群众合法权益。组织专门力量研究群众的诉求，具备条件的，立刻整改；一时有困难的，千方百计、早日解决。

**（三）强化求真务实，敢于担当求实效**

坚决反对形式主义，带头开短会、讲短话、讲实话，改进文风会风，解决文山会海问题。带头严格执行中央八项规定和院校实施细则，牢固树立正确的政绩观，坚持"功成不必在我"的胸怀，多做打基础、利长远的工作。坚持一切从实际出发，加强对影响事业发展的战略性问题的思考和研究，做好事业发展的顶层设计，增强工作的前瞻性，把真抓实干和改革创新结合起来，力争解决一些突出问题。总之，只要是对事业发展有利的工作，就要以"咬定青山不放松"的精神，雷厉风行、一抓到底，抓出实效。

**（四）强化班子建设，凝心聚力谋发展**

认真贯彻落实全国组织工作会议精神，配齐配强各级领导班子，选好用好干部，加强人才队伍建设。树立正确的用人导向，把选人用人行为始终置于组织和群众的监督之下，提高选人用人的公信度。认真贯彻执行民主集中制和"三重一大"事项集体讨论决定制度，把集体领导和分工负责结合起来，把统一意志和集思广益结合起来，不断

提高科学、民主、依法决策的水平。院校领导班子集中精力、顶层设计、谋划思路，抓好大事，管好干部。重视党的思想、组织、作风、制度和反腐倡廉建设。做好抓基层、打基础的工作，加强基层党组织建设，真正发挥战斗堡垒和先锋模范作用。加强行业、机关职业道德建设，努力建设一支思想过硬、业务过硬、作风过硬的干部职工队伍。

**（五）强化廉洁自律，艰苦奋斗干事业**

从严要求自己，要求别人做到的，自己首先做到，要求别人不做的，自己绝对不做。做到处处自重、自省、自警、自律。像习近平总书记要求的那样，坚守做人、处事、用权、交友的底线，管好亲属和身边工作人员，严格遵守党纪国法，自觉接受干部群众监督，严格执行廉洁从政的各项规定。严格按照财经制度办事，不以权谋私、不搞权钱交易，带头发扬艰苦奋斗的作风。淡泊名利、克己奉公，生活低标准、工作严要求。做一身正气，两袖清风，勤政为民，清正廉洁的领导干部。

**（六）强化制度规范，带头遵守各项制度**

自觉将权力关进制度的笼子，依法用权、为民用权。进一步完善院校各项规章制度，自觉维护党的组织原则，严格遵守党的政治纪律，规范党内政治生活。对不利于解决"四风"问题的制度，要坚决予以废止。对有利于密切联系群众的规章制度，要继续坚持、逐步完善。对改革过程中遇上的新情况、新问题，要以改革创新精神建立新的制度。坚决反对形式主义，建立和完善注重实际、反对空谈的工作、考核等机制。坚决反对官僚主义，建立和完善为民服务、务实的干部选拔和任用机制。坚决反对享乐主义，建立和完善艰苦奋斗的工作准则。坚决反对奢靡之风，建立和完善从简、杜绝浪费的制度。要督促和抓好规章制度的贯彻落实，杜绝假大空。

## 六、关于做好下一步工作的要求

在院校领导班子民主生活会上，国家卫生计生委第三督导组组长许立华同志做了讲话，国家卫生计生委刘谦副主任进行了点评。认为在这次"党的群众路线教育实践活动"中，院校党委根据中央和国家卫生计生委党组的要求，紧紧围绕保持党的先进性和纯洁性，突出反对"四风"和服务群众，坚持高标准、严要求，扎实推进教育实践活动。在前期学习、调研、征求意见、查摆问题中，形成了狠抓学习、创新工作模式、选树先进典型、院校领导带头深入调研的特点。工作细致扎实，做到了边学边改、边查边改、立改立行，并且取得了一定成效。前一阶段工作扎实、深入、有力度，做到了不搞形式、不走过场、不回避问题，结合实际、力求实效。院校领导班子民主生活会准备充分，三个一把手带头开展谈心交心活动，班子成员相互之间谈心交心，认真撰写对照检查材料。班子民主生活会上，6位班子成员都拿起了批评和自我批评的武器，认真进行对照检查，查找自己身上存在的突出问题，直面问题，查摆深刻。大家坦诚地互相交换意见、维护班子团结，紧密结合工作实际，为下一步的整改奠定了基础。主要领导带头吐露心声、碰撞思想，民主生活会组织严密、认真、积极、健康，是一次高质量的民主生活会。刘谦同志还对下一阶段班子建设提出了如下意见：①理论武装上要有更高的标准。要系统学习党的理论，不断提高四个思维能力，坚定理想信念、党性修养。②扎实推进教育实践活动取得成效，把整改措施落到实处。发扬钉钉子精神，查出问题逐项研究，重大问题认真研究，推进体制机制创新。难题要充分相信组织，充分依靠群众。③进一步加强领导班子自身建设，多做批评和自我批评。促进民主集中制，每个班子成员均应有大局意识、责任意识、服务意识，更好地履职。以民主求团结，以团结促发展。④坚持不懈加强干部队伍建设，用好的作风选好的干部。在重视事业发展的同时，高度重视廉政建设。要力求带出一支务实进取、风清气正的队伍。

我们要以这次专题民主生活会为良好开端，按照国家卫生计生委第三督导组和刘谦同志讲话的要求，扎实抓好整改落实，建章立制环节工作。始终保持清醒认识，做到思想不松懈、标准不降低、力度不减弱，确保教育实践活动善始善终、善做善成。

### （一）继续加强学习，提高党性修养

要继续认真学习中国特色社会主义理论体系，认真学习贯彻党的十八届三中全会精神，深入学习习近平总书记一系列重要讲话精神，加强理论武装，加强党性修养，坚强理想信念，严守政治纪律，坚决维护中央权威。要把学习教育贯穿教育实践活动的始终。始终要通过中心组学习、集中轮训、专题讲座等多种形式，提高广大干部的思想自觉和行动自觉。不断提高运用马克思主义观点、立场和方法分析解决问题的能力。

### （二）狠抓整改落实，确保取得实效

要在整改落实和解决问题上下更大的功夫，抓紧制定整改措施，认真抓好整改落实。要结合中央要求和院校实际，制订整改时间表、路线图、任务书，实行一把手亲自抓、负总责，各分管领导分工负责，机关各部门具体落实，整改目标和措施要向群众公布，整改的过程和效果要请群众参与，让群众评判。以反对"四风"和整改的成效取信于民。

### （三）加强制度创新，形成长效机制

要全面推进建章立制工作，推进制度机制建设常态化、长效化。以制度固化教育实践活动的成果。要继续巩固和扩大贯彻中央八项规定的成果。对原有的制度规定进行全面梳理，确保各项制度规定紧密衔接，更加符合院校实际，加强制度执行和落实的督促检查，确保制度成果转化为推进事业发展的

成果。

### （四）进一步加强领导班子建设

坚持五湖四海，选贤用能，坚持德才兼备，以德为先，选好用好干部，配齐配强各级领导班子。加强干部监督工作，建立科学有效的选人用人机制和考核评价体系。充分调动广大干部职工的积极性、主动性和创造性，为事业发展提供有力的组织保证和支持。院校领导班子要带头遵守廉政准则，严格落实党风廉政建设责任制。始终坚持做人有准则、做事有原则、工作有规则。努力把院校领导班子建设成为讲政治、顾大局、重团结、守纪律的坚强有力、奋发有为的领导集体。

同志们，解决"四风"问题需要我们付出长期的、艰苦的努力，我们一定要更加紧密地团结在以习近平同志为总书记的党中央周围扎实推进教育实践活动，以优良的作风和活动的实际成效凝聚起推动事业发展的强大动力，不断开创院校工作的新局面，为实现中华民族伟大复兴的中国梦做出应有的贡献！

# 科 研 工 作

# 2013 年度院校科研工作概况

2013 年是"十二五"科技计划实施的第三年，也是院校改革发展的重要战略机遇期。在《国家中长期科学和技术发展规划纲要（2006~2020 年）》（以下简称科技规划纲要）提出的"自主创新、重点跨越、支撑发展、引领未来"的方针指导下，根据国际医学前沿的发展及我国人口与健康事业的需求，围绕加快推进院校医学科技创新体系建设，通过加强项目整合、平台建设、评价机构完善等措施，使院校自主创新能力和科技支撑体系建设等方面得到了明显提升，实现了院校整体科研水平的稳步发展。

## 一、院校科研概况

截至目前已公布的数据显示，2013 年院校新增各类科研项目 1136 项。其中，国家级科研项目 58 项，包括：重大专项 25 项，"863"计划项目 4 项，"973"计划项目 5 项，科技支撑计划课题 8 项。省部级项目 105 项。包括：卫生部行业科研专项 2 项，教育部项目 49 项。国家自然科学基金项目 288 项，在国内医学科学领域排名第 7 位。全年共获科研经费近 5 亿元。其中，国家级项目资助经费超过 1 亿元，自然基金项目资助金额 1.6 亿元。2013 年共获各类科技成果奖 34 项。其中，一等奖 9 项，二等奖 13 项，三等奖 12 项。肿瘤医院"食管癌规范化治疗关键技术的研究及应用推广"获得国家科技进步一等奖；药用植物研究所"白木香防御反应诱导沉香形成机制及通体结香技术研究"获得海南省政府科技进步特等奖。阜外心血管病医院心血管疾病国家重点实验室和药物研究所天然药物活性物质与功能国家重点实验室通过验收。2013 年院校共发表论文 4422 篇。其中，SCI 收录论文数为 1519 篇，影响因子在 3.0 以上 545 篇。院校第五届学术委员会进行了换届，产生了第六届学术委员会。

## 二、项目申报及获资助情况

组织国家自然科学基金项目申报，获得资助 288 项，获资助经费 16 000 万元。组织提交 2015 科技部重大研究计划项目建议 16 项。组织提交 2015 年卫计委行业专项项目建议 5 项。组织申报教育部"创新团队"2 项，"新世纪优秀人才支持计划"3 项，教育部留学回国启动基金 9 项，获资助经费 26 万元。获得人事部留学回国人员启动基金 19 项，86 万元。组织"博士点"基金的申报，获得资助博导类 12 项，新教师类 22 项，优先发展领域类 2 项。

组织申报 2 项科技部基础性工作专项，获资助 920.15 万元。按计划完成院校科技体制改革经费的立项工作，对国家千人计划项目、国家杰出青年科学基金项目、国家优秀青年科学基金项目获得者给予了科研配套支持，配套经费 1550 万元。组织中央高校基本科研业务费资助项目的立项，共资助 117 项课题，经费 1040 万元。组织申报北京市教委产学研共建项目 1 项，获资助经费 50 万元。组织提交科技部国际合作自主项目建议 3 项，其中，1 项自主项目已经提交预算书，2 项自主项目进入项目库；政府间合作建议 9 项，其中 1 项政府间合作（中-欧）已经提交预算书。

审查并上报遗传资源国际合作项目 9 项，批准 5 项；办理遗传资源出境手续 6 项；办理医用特殊用品出入境 9 项。

完成中英合作项目"中国慢性病前瞻性研究"部分管理工作，主要是有关通知的签署、印制、办理图书馆借书证等。启动 2013 年度协和英才基金申报，组织院校糖尿病研究中心成员单位和专家积极申报。编写了

"遗传资源国际合作项目"和"医用特殊物品出入境"办理指南，并在网上发布。

### 三、学术委员会工作

根据院校现有学科分布，在各所院民主推荐和遴选的基础上，经院校审议而产生了第六届学术委员会委员，共94名。组织召开院校学术委员会换届大会暨第六届学术委员会第一次全体委员会。院校领导为第六届学术委员会委员颁发了聘书；通过了《中国医学科学院 北京协和医学院学术委员会章程》；选举产生了第六届学术委员会主席、副主席及执行委员会委员。

组织召开三次第六届学术委员会执行委员会全体会议，选举产生了第六届学术委员会七个工作委员会主任及学术委员会秘书长；对院校科技发展中的问题进行讨论、研究和评议。完成了《学术委员会章程（征求意见稿）》的起草，经过委员及执委反复修改、完善和征求意见，现已印发。

### 四、基地与平台建设工作

2013年院校新成立2个院校级研究中心，即中国医学科学院神经科学研究中心和中国医学科学院系统医学中心；正在组织筹建院校生物医学大数据中心，在10月组织召开专家论证会；在对院校内设中心摸底后，完成了对内设13研究中心的梳理工作。完成药植所2个分所（重庆分所和贵州分所）的建立。完成动研所国际基因敲除小鼠联合会亚太资源中心的调研论证工作。

完成2个国家重点实验室（阜外心血管病医院心血管疾病国家重点实验室和药物研究所天然药物活性物质与功能国家重点实验室）的验收。

### 五、科技成果及知识产权管理工作

#### （一）成果管理

1. 成果奖励工作　2013年共获各类科技成果奖34项。其中，在一等奖9项中，获国家科技进步一等奖1项；省部级科技进步奖1项；高校自然科学奖1项，科技进步奖3项。在二等奖13项中，获省部级科技进步奖2项；高校自然科学奖1项，科技进步奖2项；中华医学奖5项，其他奖项3项。在三等奖12项中，获省部级自然科学奖2项，科技进步奖7项；中华医学奖2项，其他奖项1项。

2. 成果转化　组织院校部分研究所参加了第7届中国生物产业大会（昆明），展示了院校近些年来在生物医药领域取得的成绩，增加了院校与外界沟通交流的渠道。

3. 期刊管理工作　完成了院校主办的17种期刊办理增刊、更换期刊名称、广告增项、申请刊号、广告许可证年检更换等日常管理工作。

#### （二）知识产权管理

办理专利申请相关手续40余项；举办专利知识讲座1次（放射所）。

#### （三）其他成果管理工作

1. 承办了卫生部科教司组织的2013年度卫生部推荐国家科技奖成果项目评审工作。

2. 完成了院领导布置的推荐顾方舟教授申报"求是杰出科学家"奖的申报材料。

### 六、合作与交流工作

1. 成功举办第十一届全国医药卫生青年科技论坛。

2. 参与协和学术沙龙的组织，主要负责沙龙的学术联络工作、会务及会后总结工作。今年已成功举办22期，由科研处组织14期。

3. 组织2013院校生命伦理学论坛，促进科研伦理知识的普及，提高所院伦理委员会能力建设。

（科技管理处　编）

联系电话：（010）65105969

E-mail：vltrablue@139.com

# 2013 年度院校获奖科研成果题录

| 获奖名称 | 题目 | 单位名称 | 作者姓名 |
|---|---|---|---|
| 国家科学技术奖二等奖 | 原发性闭角型青光眼发病机制与防治体系的建立及应用 | 首都医科大学附属北京同仁医院，中国医学科学院北京协和医院 | 赵家良 |
| 国家科学技术奖二等奖 | 心脑血管病关键 CT 技术的应用与创新 | 解放军南京军区南京总医院，中国医学科学院北京协和医院 | 金征宇 |
| 高校科技进步奖一等奖 | 女性盆底疾病的基础与临床研究 | 中国医学科学院北京协和医院 | 朱兰，郎景和，王姝，陈娜，李晓川，王巍，任常，蒋芳，周慧梅，戴毓欣，仝佳丽，商晓，范融，梁硕 |
| 高校科技奖自然科学一等奖 | 遗传病致病基因和致病基因组重排的新发现 | 中国医学科学院北京协和医学院，中国医科大学，上海交通大学，复旦大学，兰州大学 | 张学，王宝玺，何春涤，沈岩，孙森，赵秀丽，杨威，肖伟，贺林，张锋，王明荣，温雅然，朱宏文，柳青 |
| 高校科技奖自然科学二等奖 | 微血管内皮结构和功能在急性心肌梗死无再流中的核心作用和机制 | 中国医学科学院北京协和医学院 | 杨跃进，赵京林，张海涛，李向东，尤士杰，胡奉环，金辰，程宇彤，康晟，田毅 |
| 高校科技进步一等奖 | 提高肺动脉高压诊断和治疗水平的关键技术研究 | 中国医学科学院北京协和医学院，首都医科大学，无锡市人民医院 | 何建国，甘辉立，柳志红，陈静瑜，熊长明，曾小峰，惠汝太，方纬，戴汝平，阮英茆，王浩，潘世伟，倪新海，顾晴，程显声 |
| 高校科技进步一等奖 | 自体造血干细胞移植治疗恶性实体瘤的临床与实验研究 | 中国医学科学院北京协和医学院 | 石远凯，孙燕，吴冠青，罗克桓，潘峰，吴世凯，王奇璐，刘印玉，雷英衡，张红志，周生余，韩晓红，何小慧，冯奉仪，陆士新 |
| 高校科技进步二等奖 | 发明绿茶儿茶素治疗尖锐湿疣 | 中国医学科学院北京协和医学院 | 程书钧，王德昌，章文华，穆秀珍，童彤，高燕宁，白瑾峰，郭素萍 |

续　表

| 获奖名称 | 题目 | 单位名称 | 作者姓名 |
|---|---|---|---|
| 教育部科技进步奖二等奖 | 中草药微量活性物质获取关键技术研究及其应用 | 中国医学科学院北京协和医学院药物研究所，北京科莱博医药开发有限责任公司 | 庾石山，石建功，张东明，于德泉，陈晓光，张建军，王　珂，申竹芳，马双刚，林　生，徐　嵩，李　勇，屈　晶，吕海宁，李创军 |
| 华夏医学科技一等奖 | 中国老年住院病人临床营养治疗规范的建立和普及推广 | 中国医学科学院北京协和医院，卫生部北京医院，北京大学第一医院，解放军总医院，首都医科大学宣武医院 | 于健春，康维明，韦军民，段学宁，唐　云，贾建国，陈　伟，刘晓红，于　康，马志强，叶　欣，郭淑丽，李晓光，彭　斌，孙文彦 |
| 华夏医疗保健国际交流促进科技奖三等奖 | 主动脉瘤术式改良及发病分子机制研究 | 中国医学科学院北京协和医院 | 郑月宏，管　珩，刘昌伟，李汇华，刘　暴，李拥军，叶　炜，任华亮，田　翠，陆欣欣，邵　江，曾　嵘，李方达，吴巍巍，倪　冷，陈　宇，陈跃鑫，宋小军 |
| 北京市科学技术奖三等奖 | 提高肺动脉高压诊断和治疗水平的关键技术研究 | 中国医学科学院阜外心血管病医院，首都医科大学附属北京安贞医院，无锡市人民医院，中国医学科学院北京协和医院 | 何建国，甘辉立，柳志红，陈静瑜，熊长明，曾小峰，惠汝太，方　纬，戴汝平，阮英茆，王　浩，潘世伟，倪新海，顾　晴，程显声 |
| 中华医学科技奖二等奖 | 难处理性心外异常分流介入治疗的技术创新与推广应用 | 中国医学科学院阜外心血管病医院 | 赵世华，蒋世良，徐仲英，闫朝武，陆敏杰，张戈军，胡海波，李世国，吴文辉，郑　宏，凌　坚，徐　亮，吕建华，金敬琳，兰　天 |
| 中华医学科技奖三等奖 | 经桡动脉微创化冠心病介入诊疗技术的研究和 | 中国医学科学院阜外心血管病医院，沈阳军区总医院，哈尔滨医科大学附属第一医院，武警总医院，上海市第十人民医院，浙江大学医学院附属邵逸夫医院，首都医科大学附属北京友谊医院，河南省人民医院 | 杨跃进，乔树宾，姚　民，韩雅玲，李为民，吴永健，刘惠亮，徐亚伟，傅国胜，王　雷，高传玉，高　展，徐　波，陈纪林，高润霖 |
| 华夏医疗保健国际交流促进科技奖一等奖 | 介入处理难治性心外异常分流疾病的技术创新与临床应用 | 中国医学科学院阜外心血管病医院 | 赵世华，蒋世良，徐仲英，闫朝武，陆敏杰，张戈军，胡海波，李世国，吴文辉，郑　宏，凌　坚，徐　亮，吕建华，金敬琳，兰　天 |

| 获奖名称 | 题目 | 单位名称 | 作者姓名 |
|---|---|---|---|
| 华夏医疗保健国际交流促进科技奖二等奖 | 我国心脏性猝死的流行病学调查及综合防治研究 | 中国医学科学院阜外心血管病医院 | 张澍，华伟，姚焰，陈柯萍，张林峰，浦介麟，丁立刚，王方正 |
| 国家科学技术奖一等奖 | 食管癌规范化治疗关键技术的研究及应用推广 | 中国医学科学院肿瘤医院 | 赫捷，王贵齐，乔友林，吕宁，王绿化，肖泽芬，林东昕，王明荣，徐宁志，王国清，汪楣，魏文强，黄国俊，王永岗，毛友生 |
| 北京市科学技术奖二等奖 | 直肠癌综合治疗关键技术的建立、优化及推广 | 中国医学科学院肿瘤医院 | 周志祥，蔡建强，金晶，冉宇靓，欧阳汉，梁建伟，王勇，侯惠荣，毕新宇，赵宏，应建明，孙力超，周爱萍，张兴茂，杨治华 |
| 北京市科学技术奖三等奖 | 自体造血干细胞移植治疗恶性实体瘤的临床与实验研究 | 中国医学科学院肿瘤医院 | 石远凯，孙燕，吴冠青，罗克桓，潘峰，吴世凯，王奇璐，刘印玉，雷英衡，张红志，周生余，韩晓红，何小慧，冯奉仪，陆士新 |
| 北京市科学技术奖三等奖 | HPV DNA 检测技术筛查宫颈癌的效果评价及临床应用研究 | 中国医学科学院肿瘤医院，襄垣县妇幼保健院 | 乔友林，赵方辉，章文华，潘秦镜，张询，陈凤，陈汶，李凌，胡尚英，李淑敏，刘彬，崔剑峰，史少东，宋艳，曹箭 |
| 北京市科学技术奖三等奖 | 发明绿茶儿茶素治疗尖锐湿疣的研究与应用 | 中国医学科学院肿瘤医院 | 程书钧，王德昌，章文华，穆秀珍，童彤，高燕宁，白瑾峰，郭素萍 |
| 中华医学科技奖二等奖 | 自体造血干细胞移植治疗恶性实体瘤的临床与实验研究 | 中国医学科学院肿瘤医院 | 石远凯，孙燕，吴冠青，罗克桓，潘峰，吴世凯，王奇璐，刘印玉，雷英衡，张红志，周生余，韩晓红，何小慧，冯奉仪，陆士新 |
| 中华医学科技奖三等奖 | 结直肠癌综合治疗关键技术的优化与推广应用 | 中国医学科学院肿瘤医院 | 蔡建强，周志祥，金晶，应建明，毕新宇，赵宏，梁建伟，侯惠荣，冉宇靓，依荷芭丽·迟，王勇，孙力超，姜军，杨治华，周爱萍 |

**续　表**

| 获奖名称 | 题目 | 单位名称 | 作者姓名 |
|---|---|---|---|
| 中华预防医学科学技术奖二等奖 | 适合于中低收入国家的子宫颈癌快速筛查与相关技术研究 | 中国医学科学院肿瘤医院，襄垣县妇幼保健院 | 乔友林，赵方辉，潘秦镜，李淑敏，张询，陈汶，陈凤，胡尚英，马俊飞，刘彬，鲍彦平，宋艳，章文华，李凌，崔剑峰 |
| 华夏医疗保健国际交流促进科技奖一等奖 | 结直肠癌综合治疗关键技术的优化与推广应用 | 中国医学科学院肿瘤医院 | 蔡建强，周志祥，金晶，应建明，冉宇靓，王勇，毕新宇，赵宏，梁建伟，姜军，杨林，依荷芭丽·迟，侯惠荣，孙力超，杨治华 |
| 华夏医疗保健国际交流促进科技奖二等奖 | 提高肺癌放疗疗效的临床及转化研究 | 中国医学科学院肿瘤医院 | 王绿化，赵路军，张莉，毕楠，冯勤付，杨明，惠周光，朱慧，戴洪海，周宗玫，梁军，林东昕，赫捷，殷蔚伯 |
| 中华医学科技奖二等奖 | 遗传病致病基因和致病基因组重排的新发现 | 中国医学科学院基础医学研究所 | 张学，王宝玺，何春涤，沈岩，孙淼，赵秀丽，杨威，肖伟，贺林，张锋，王明荣，温雅然，朱宏文，柳青 |
| 北京市科学技术奖一等奖 | 若干重要中草药中微量活性物质的研究 | 中国医学科学院药物研究所，北京科莱博医药开发有限责任公司 | 庾石山，石建功，张东明，于德泉，陈晓光，张建军，王珂，申竹芳，马双刚，林生，徐嵩，李勇，屈晶，吕海宁，李创军 |
| 北京市科学技术奖三等奖 | 基于整合药物靶点的抗脑缺血新药匹诺塞林的发现研究 | 中国医学科学院药物研究所 | 杜冠华，吴松，刘睿，王月华，高梅，戚燕，吕扬，杨庆云，杨志宏，童元峰，竺晓鸣，应剑，时丽丽，陈柏年，张恒艾 |
| 中华医学科技奖二等奖 | 中草药活性物质快速识别与获取新型技术体系的建立及其在微量活性物质研究中的应用 | 中国医学科学院药物研究所，北京科莱博医药开发有限责任公司 | 庾石山，石建功，张东明，于德泉，陈晓光，张建军，王珂，申竹芳，马双刚，林生，徐嵩，李勇，屈晶，吕海宁，李创军 |
| 北京市科学技术奖三等奖 | 中药中真菌及真菌毒素污染分析及应用研究 | 中国医学科学院药用植物研究所 | 杨美华，高微微，齐云，郭顺星，孔维军，斯建勇，向兰，石爽，赵润怀，李学兰，李晓瑾，贾晓光 |

续　表

| 获奖名称 | 题目 | 单位名称 | 作者姓名 |
|---|---|---|---|
| 天津市自然科学三等奖 | 抗体类药物靶向治疗难治性肿瘤的策略研究 | 中国医学科学院血液病医院（血液学研究所） | 熊冬生，许元富，高瀛岱，范冬梅，张砚君 |
| 中华医学科技奖三等奖 | 特发性血小板减少性紫癜的精确诊断和定向干预 | 中国医学科学院血液病医院（血液学研究所），山东大学齐鲁医院，中国医学科学院北京协和医院，山西医科大学第二医院 | 杨仁池，侯　明，赵永强，杨林花，彭　军，周泽平，李慧媛 |
| 天津市科技进步二等奖 | 肿瘤细胞辐射增敏治疗靶点及方法的建立和应用 | 中国医学科学院放射医学研究所 | 刘　强，王小春，杜利清，王　彦，徐　畅，孙亚文，张　磊，郑丽坤 |
| 天津市自然科学二等奖 | 胶原-多糖基功能性生物医用材料的基础研究 | 中国医学科学院生物医学工程研究所，天津医科大学 | 张其清，刘玲蓉，李学敏，袁　平，王银松，关　嫚 |
| 云南省科学技术进步类三等奖 | EV71抗原检测方法的建立及其在疫苗研制中的应用 | 中国医学科学院医学生物学研究所 | 谢忠平，龙润乡，李琦涵，李　华，杨　蓉，董承红，杨　婷 |

# 2013 年度院校新获各渠道院校级以上基金项目题录

| 单位 | 项目<br>(课题) | 类型 | 课题编号 | 课题名称 | 批准<br>(合同签订)<br>时间<br>(年／月／日) | 负责人 |
|---|---|---|---|---|---|---|
| 协和<br>医院 | 国家科技部 | 十二五国家科技支撑计划 | 2013BAI01B10 | 胃早期癌及癌前病变内镜诊治多中心技术体系建立和应用研究 | 2013-5-1 | 杨爱明 |
| 协和<br>医院 | 国家科技部 | "863" 计划 | 2013AA020203 | 基于荧光检测技术的自动化临床微生物监测分析仪器研制 | 2013-10-1 | 徐英春 |
| 协和<br>医院 | 国家科技部 | "863" 计划 | 2013AA020106 | 帕金森病等神经退行性疾病及中枢神经系统损伤再生修复治疗 | 2013-10-1 | 王任直 |
| 协和<br>医院 | 国家自然科学基金委 | 面上项目 | 31371389 | 力与炎症因子诱导牙周膜细胞分化途径的比较研究 | 2013-8-1 | 张　丁 |
| 协和<br>医院 | 国家自然科学基金委 | 青年科学基金项目 | 81300001 | 中国人囊性纤维化及 CFTR 基因相关弥漫性支气管扩张的表型谱和突变谱鉴定 | 2013-8-1 | 田欣伦 |
| 协和<br>医院 | 国家自然科学基金委 | 青年科学基金项目 | 81300235 | PPARγ 通路调控巨噬细胞亚型分化在腹主动脉瘤发病机制中的作用 | 2013-8-1 | 陈跃鑫 |
| 协和<br>医院 | 国家自然科学基金委 | 青年科学基金项目 | 81300470 | Wnt 信号通路调控脂肪间充质干细胞向神经元样细胞分化在盆底神经损伤修复中的作用和机制研究 | 2013-8-1 | 戴毓欣 |
| 协和<br>医院 | 国家自然科学基金委 | 青年科学基金项目 | 81300488 | 葡萄胎的分子遗传学分型及相关致病基因探索 | 2013-8-1 | 赵　峻 |
| 协和<br>医院 | 国家自然科学基金委 | 青年科学基金项目 | 81300649 | 宫内微量元素铬（Ⅲ）缺乏对成年期糖脂代谢影响及机制研究 | 2013-8-1 | 张　茜 |

| 单位 | 项目<br>（课题） | 类型 | 课题编号 | 课题名称 | 批准<br>（合同签订）<br>时间<br>（年/月/日） | 负责人 |
|------|------|------|------|------|------|------|
| 协和医院 | 国家自然科学基金委 | 青年科学基金项目 | 81300816 | 病毒感染嗅觉障碍动物模型及其嗅觉评价体系的建立 | 2013-8-1 | 王 剑 |
| 协和医院 | 国家自然科学基金委 | 青年科学基金项目 | 81300830 | 老年性聋患者声音锁相加工障碍对言语识别的影响 | 2013-8-1 | 商莹莹 |
| 协和医院 | 国家自然科学基金委 | 青年科学基金项目 | 81301061 | 胶原靶向的血管内皮细胞生长因子结合胶原支架治疗大鼠脑外伤 | 2013-8-1 | 关 健 |
| 协和医院 | 国家自然科学基金委 | 青年科学基金项目 | 81301268 | Affibody 靶标金纳米颗粒对难治型甲状腺癌 EGFR 表达的光声成像研究 | 2013-8-1 | 杨 萌 |
| 协和医院 | 国家自然科学基金委 | 青年科学基金项目 | 81301508 | CTCF 磷酸化参与乳腺癌细胞增殖转移的机制研究 | 2013-8-1 | 吴 洁 |
| 协和医院 | 国家自然科学基金委 | 青年科学基金项目 | 81301596 | 瘦素引起腰椎间盘髓核退变的机制研究 | 2013-8-1 | 梁锦前 |
| 协和医院 | 国家自然科学基金委 | 青年科学基金项目 | 81301845 | 纤溶酶原激活物抑制剂 2（PAI-2）抑制肝细胞癌侵袭转移的作用机制及作为体内调控靶点的相关研究 | 2013-8-1 | 金 晔 |
| 协和医院 | 国家自然科学基金委 | 青年科学基金项目 | 81302049 | 成骨细胞抑制因子 dickkopf 1 促进多发性骨髓瘤溶骨病变发生机制研究 | 2013-8-1 | 庄俊玲 |
| 协和医院 | 国家自然科学基金委 | 青年科学基金项目 | 81302321 | RNA 甲基化转移酶 NSun2 对乳腺癌发生发展的调控机制研究 | 2013-8-1 | 伊 洁 |
| 协和医院 | 国家自然科学基金委 | 青年科学基金项目 | 81302590 | 基于人类全基因组编码蛋白高通量芯片筛选神经精神狼疮相关靶抗原及特异性自身抗体的研究 | 2013-8-1 | 陈 华 |

续　表

| 单位 | 项目<br>(课题) | 类型 | 课题编号 | 课题名称 | 批准<br>(合同签订)<br>时间<br>(年/月/日) | 负责人 |
|------|------|------|------|------|------|------|
| 协和医院 | 国家自然科学基金委 | 青年科学基金项目 | 81302591 | 线粒体抗体阴性原发性胆汁性肝硬化的自身抗体筛选及应用研究 | 2013-8-1 | 邓垂文 |
| 协和医院 | 国家自然科学基金委 | 青年科学基金项目 | 81302592 | 基于 SLE 小鼠模型 BXD2 中白介素 17 及白介素 21 增强自身反应性生发中心反应机制的研究 | 2013-8-1 | 张蜀澜 |
| 协和医院 | 国家自然科学基金委 | 青年科学基金项目 | 81302610 | 基于人类全基因组编码蛋白高通量芯片筛选类风湿关节炎血清特异性标志物的研究 | 2013-8-1 | 胡朝军 |
| 协和医院 | 国家自然科学基金委 | 重点项目 | 81330044 | 非编码 RNA 调控维生素 A 缺乏致先天性脊柱侧凸的作用及机制研究 | 2013-8-1 | 沈建雄 |
| 协和医院 | 国家自然科学基金委 | 面上项目 | 81370488 | "IBD-IBS" 和 IBS-D：不同疾病相同症状的病理生理机制和干预措施的对比性研究 | 2013-8-1 | 费贵军 |
| 协和医院 | 国家自然科学基金委 | 面上项目 | 81370500 | 益生菌通过促炎症因子调控 Wnt/β-catenin 信号通路维持溃疡性结肠炎缓解的机制研究 | 2013-8-1 | 李景南 |
| 协和医院 | 国家自然科学基金委 | 面上项目 | 81370672 | 建立利用激光显微切割联合质谱蛋白质组学技术鉴定系统性淀粉样变性患者中致淀粉样变性蛋白类型的方法 | 2013-8-1 | 李　剑 |
| 协和医院 | 国家自然科学基金委 | 面上项目 | 81370697 | 女性盆底支持结构和盆底重建手术后在体生物力学研究 | 2013-8-1 | 朱　兰 |
| 协和医院 | 国家自然科学基金委 | 面上项目 | 81370698 | 利用外显子组测序技术识别先天性输精管缺如新基因 | 2013-8-1 | 李宏军 |

续　表

| 单位 | 项目<br>(课题) | 类型 | 课题编号 | 课题名称 | 批准<br>(合同签订)<br>时间<br>(年/月/日) | 负责人 |
|---|---|---|---|---|---|---|
| 协和<br>医院 | 国家自然科<br>学基金委 | 面上项目 | 81370898 | PGC1α 的抗氧化应激效应在锌 α2 糖蛋白增加胰岛素敏感性中的作用及其机制 | 2013-8-1 | 龚凤英 |
| 协和<br>医院 | 国家自然科<br>学基金委 | 面上项目 | 81371026 | PGC-1α 基因表观遗传学改变在糖尿病视网膜病变代谢记忆分子机制中的作用 | 2013-8-1 | 陈有信 |
| 协和<br>医院 | 国家自然科<br>学基金委 | 面上项目 | 81371344 | 间充质干细胞通过分泌的 Exosome 促进脑缺血大鼠神经修复的机制的研究 | 2013-8-1 | 魏俊吉 |
| 协和<br>医院 | 国家自然科<br>学基金委 | 面上项目 | 81371557 | 联合活体生物光学成像及超声微血管显像动态监测 FGF 及 VEGF 调控乳腺癌新生血管 | 2013-8-1 | 姜玉新 |
| 协和<br>医院 | 国家自然科<br>学基金委 | 面上项目 | 81371588 | 基于 MicroPET 棕色脂肪显像技术的 2 型糖尿病的调控因素及疗效评估的研究 | 2013-8-1 | 程午樱 |
| 协和<br>医院 | 国家自然科<br>学基金委 | 面上项目 | 81371608 | 双功能分子探针胰腺癌靶向 Gemcitabine 联合抗纤维化的成像及诊疗机制研究 | 2013-8-1 | 薛华丹 |
| 协和<br>医院 | 国家自然科<br>学基金委 | 面上项目 | 81371723 | 遗传性泛发性色素异常症致病基因及相关致病机理的研究 | 2013-8-1 | 马东来 |
| 协和<br>医院 | 国家自然科<br>学基金委 | 面上项目 | 81371731 | 大疱性类天疱疮合并神经系统损害体内试验及前瞻性研究 | 2013-8-1 | 李　丽 |
| 协和<br>医院 | 国家自然科<br>学基金委 | 面上项目 | 81371758 | 艾滋病患者泪液中 HIV-1 病毒的基因分析和感染活性研究 | 2013-8-1 | 韩　扬 |
| 协和<br>医院 | 国家自然科<br>学基金委 | 面上项目 | 81372007 | 青少年特发性脊柱侧凸发病机制中非编码 RNA 的相关研究 | 2013-8-1 | 王以朋 |

续　表

| 单位 | 项目<br>(课题) | 类型 | 课题编号 | 课题名称 | 批准<br>(合同签订)<br>时间<br>(年/月/日) | 负责人 |
|---|---|---|---|---|---|---|
| 协和<br>医院 | 国家自然科<br>学基金委 | 面上项目 | 81372414 | FR 介导中子俘获疗<br>法治疗难治性无功能<br>垂体腺瘤及相关机制<br>研究 | 2013-8-1 | 姚　勇 |
| 协和<br>医院 | 国家自然科<br>学基金委 | 面上项目 | 81372578 | microRNA-105 基因簇<br>介导的调控网络在肝<br>癌细胞代谢中的功能<br>研究 | 2013-8-1 | 何小东 |
| 协和<br>医院 | 国家自然科<br>学基金委 | 面上项目 | 81372780 | 卵巢癌肿瘤内异质性<br>的遗传生物学特征分<br>析及相关分子靶标的<br>筛选 | 2013-8-1 | 沈　铿 |
| 协和<br>医院 | 国家自然科<br>学基金委 | 面上项目 | 81373175 | 镍过敏性接触性皮炎<br>皮损组织镍浓度分布<br>和化学价态微区分析 | 2013-8-1 | 孙劲旅 |
| 协和<br>医院 | 国家自然科<br>学基金委 | 面上项目 | 81373188 | 基于"组学"策略系<br>统解析原发性胆汁性<br>肝硬化疾病相关基因<br>位点的作用机理研究 | 2013-8-1 | 李永哲 |
| 协和<br>医院 | 国家自然科<br>学基金委 | 面上项目 | 81373189 | 白藜芦醇对系统性红<br>斑狼疮的作用及其机<br>制研究 | 2013-8-1 | 曾小峰 |
| 协和<br>医院 | 国家自然科<br>学基金委 | 面上项目 | 81373190 | 调节性 B 细胞在 IgG4<br>相关性疾病中的表达<br>和功能研究 | 2013-8-1 | 张　文 |
| 协和<br>医院 | 国家自然科<br>学基金委 | 面上项目 | 81373572 | 从 Akt-mTOR 信号通<br>路研究中西药合用治<br>疗糖尿病肾病的机制 | 2013-8-1 | 尹德海 |
| 协和<br>医院 | 国家自然科<br>学基金委 | 杰青 | | 风湿病和临床免疫 | 2013-8-1 | 张　烜 |
| 协和<br>医院 | 国家自然科<br>学基金委 | 国际（地区）<br>合 作 与 交 流<br>项目 | 81361120391 | 中国艾滋病病毒/乙<br>型肝炎病毒共感染者<br>乙型肝炎病毒感染对<br>含替诺福韦或拉米夫<br>定抗逆转录病毒治疗<br>的反应 | 2013-11-1 | 李太生 |

续　表

| 单位 | 项目<br>(课题) | 类型 | 课题编号 | 课题名称 | 批准<br>(合同签订)<br>时间<br>(年/月/日) | 负责人 |
|---|---|---|---|---|---|---|
| 协和<br>医院 | 国家自然科<br>学基金委 | 专项基金项目<br>科学部主任<br>基金 | 81341031 | 基于立体解剖学原理<br>和动作捕捉技术的面<br>瘫三维动态定量评价 | 2013-11-1 | 冯国栋 |
| 协和<br>医院 | 国家自然科<br>学基金委 | 专项基金项目<br>科学部主任<br>基金 | 81341070 | 胰腺癌中调控 K-RAS<br>基因的 microRNA 组<br>（miRNAome）筛选平<br>台的建立 | 2013-11-1 | 陈　杰 |
| 协和<br>医院 | 国家自然科<br>学基金委 | 专项基金项目<br>科学部主任<br>基金 | 81350008 | 家族聚集性肺癌遗传<br>易患性的分子遗传学<br>机制研究 | 2013-11-1 | 郭惠琴 |
| 协和<br>医院 | 教育部 | 博士点 | 20131106110004 | 非编码 RNA 调控维<br>生素 A 缺乏致先天性<br>脊柱侧凸的作用及机<br>制研究 | 2013-11-1 | 沈建雄 |
| 协和<br>医院 | 教育部 | 博士点 | 20131106110007 | 早发冠心病患者端粒<br>相关致动脉粥样硬化<br>机制研究 | 2013-11-1 | 张抒扬 |
| 协和<br>医院 | 教育部 | 博士点 | 20131106110008 | 长链非编码 RNA<br>PVT1 介导的基因组<br>内多信息分子相互作<br>用与胰腺癌化疗耐药<br>的关系研究 | 2013-11-1 | 赵玉沛 |
| 协和<br>医院 | 教育部 | 博士点 | 20131106110009 | POEMS 综合征患者的<br>全外显子组测序及疾<br>病特异性基因突变<br>研究 | 2013-11-1 | 周道斌 |
| 协和<br>医院 | 教育部 | 博士点 | 20131106110046 | 散发性反常性痤疮的<br>发病机制研究 | 2013-11-1 | 刘跃华 |
| 协和<br>医院 | 教育部 | 博士点 | 20131106110050 | NF-kB 高表达影响眼<br>眶成纤维细胞糖皮质<br>激素敏感性的研究 | 2013-11-1 | 钟　勇 |
| 协和<br>医院 | 教育部 | 博士点优秀青<br>年教师 | 20131106120063 | 新型整合素受体显像<br>剂 68Ga-PRGD2 在肺<br>癌鉴别诊断及淋巴结<br>转移评估中价值的转<br>化医学研究 | 2013-11-1 | 梁乃新 |

**续　表**

| 单位 | 项目<br>（课题） | 类型 | 课题编号 | 课题名称 | 批准<br>（合同签订）<br>时间<br>（年/月/日） | 负责人 |
|---|---|---|---|---|---|---|
| 协和<br>医院 | 人事部 | 留学人员科技<br>活动项目择优<br>资助经费 | 重点类 | 血浆 miRNA 差异表达<br>及用于子宫内膜异位<br>症早期诊断及预后观<br>察的研究 | 2013-10-1 | 张俊吉 |
| 协和<br>医院 | 人事部 | 留学人员科技<br>活动项目择优<br>资助经费 | 优秀类 | 心肌梗死后内源性炎<br>症抑制因子 IRAK-M<br>介导巨噬细胞<br>Ly6Clow 亚群参与瘢<br>痕修复的机制研究 | 2013-10-1 | 陈　未 |
| 协和<br>医院 | 人事部 | 留学人员科技<br>活动项目择优<br>资助经费 | 优秀类 | 融合成像、三维超声<br>造影重建及磁定位导<br>航新技术评价肝细胞<br>肝癌栓塞化疗后早期<br>残存血供及供血动脉 | 2013-10-1 | 夏　宇 |
| 协和<br>医院 | 人事部 | 留学人员科技<br>活动项目择优<br>资助经费 | 启动类 | 颞叶癫痫认知功能多<br>模态评定方法的建立<br>与应用研究 | 2013-10-1 | 袁　晶 |
| 协和<br>医院 | 人事部 | 留学人员科技<br>活动项目择优<br>资助经费 | 启动类 | 中国无脉络膜症患者<br>基因分析和危险因素<br>研究 | 2013-10-1 | 周　崎 |
| 协和<br>医院 | 人事部 | 留学人员科技<br>活动项目择优<br>资助经费 | 启动类 | $\beta$-防御素在糖尿病大<br>鼠角膜感染及上皮创<br>伤愈合中的作用研究 | 2013-10-1 | 刘小伟 |
| 协和<br>医院 | 人事部 | 留学人员科技<br>活动项目择优<br>资助经费 | 启动类 | 产生干扰素杀伤树突<br>细胞在 Toll 样受体 7<br>诱导的自身免疫病发<br>病中的作用 | 2013-10-1 | 郑文洁 |
| 协和<br>医院 | 人事部 | 留学人员科技<br>活动项目择优<br>资助经费 | 启动类 | TAP 阻滞在开腹子宫<br>全切术后的镇痛效果 | 2013-10-1 | 刘红菊 |
| 协和<br>医院 | 人事部 | 留学人员科技<br>活动项目择优<br>资助经费 | 启动类 | Affibody 靶标金-四氧<br>化三铁双端型纳米颗<br>粒在受体三阴性乳腺<br>癌靶向成像中的应用<br>研究 | 2013-10-1 | 杨　萌 |

续　表

| 单位 | 项目<br>（课题） | 类型 | 课题编号 | 课题名称 | 批准<br>（合同签订）<br>时间<br>（年/月/日） | 负责人 |
|------|------|------|------|------|------|------|
| 协和<br>医院 | 人事部 | 留学人员科技<br>活动项目择优<br>资助经费 | 启动类 | 锌 α2 糖蛋白对白色<br>脂肪细胞棕色化的影<br>响及其与肥胖症关系<br>的研究 | 2013-10-1 | 龚凤英 |
| 协和<br>医院 | 北京市科委 | 首都特色临床<br>医学 | Z131107002213005 | 系统性红斑狼疮早发<br>动脉粥样硬化的早期<br>诊断与干预 | 2013-6-1 | 张抒扬 |
| 协和<br>医院 | 北京市科委 | 首都特色临床<br>医学 | Z131107002213050 | 建立利用激光显微切<br>割联合质谱蛋白质组<br>学鉴定系统性淀粉样<br>变性亚型的方法 | 2013-6-1 | 李　剑 |
| 协和<br>医院 | 北京市科委 | 首都特色临床<br>医学 | Z131107002213112 | 全身性感染的流行病<br>学调查 | 2013-6-1 | 杜　斌 |
| 协和<br>医院 | 北京市科委 | 首都特色临床<br>医学 | Z131107002213176 | 首都市民空气个体化<br>黑炭水平对急性心肌<br>梗死患者的预后分析 | 2013-6-1 | 范中杰 |
| 协和<br>医院 | 北京市科委 | 首都特色临床<br>医学 | Z131107002213173 | 妊娠滋养细胞肿瘤误<br>诊误治的防治 | 2013-6-1 | 冯凤芝 |
| 协和<br>医院 | 北京市科委 | 首都特色临床<br>医学 | Z131107002213105 | 中国非小细胞肺癌驱<br>动基因谱的检测 | 2013-6-1 | 王孟昭 |
| 协和<br>医院 | 北京市科委 | 首都特色临床<br>医学 | Z131107002213030 | 中国人皮肤病远程会<br>诊与色素性皮肤病计<br>算机辅助评估的应用<br>研究 | 2013-6-1 | 孙秋宁 |
| 协和<br>医院 | 北京市科委 | 首都特色临床<br>医学 | Z131107002213120 | 北京市老年人社区日<br>间照料中心模式的<br>研究 | 2013-6-1 | 刘晓红 |
| 协和<br>医院 | 北京市科委 | 首都特色临床<br>医学 | | 北京市基层医院致病<br>酵母菌临床实验室检<br>验能力建设及网络培<br>训与会诊平台搭建 | 2013-6-1 | 窦红涛 |
| 协和<br>医院 | 北京市科委 | 首都特色临床<br>医学 | | 血清免疫球蛋白 G 亚<br>类检测质量保证及临<br>床应用研究 | 2013-6-1 | 刘中娟 |
| 协和<br>医院 | 北京市科委 | 首都市民健康<br>项目培育 | | 改良式子宫腺肌瘤剔<br>除术的研究评价 | 2013-3-1 | 孙爱军 |

续　表

| 单位 | 项目<br>（课题） | 类型 | 课题编号 | 课题名称 | 批准<br>（合同签订）<br>时间<br>（年/月/日） | 负责人 |
|---|---|---|---|---|---|---|
| 协和医院 | 北京市科委 | 首都市民健康项目培育 | | "协和"改良全盆底重建术后患者解剖恢复及生活质量的远期随访 | 2013-3-1 | 王　巍 |
| 协和医院 | 北京市卫生局 | 首发基金 | 2013-管-03 | 北京地区卫生科技知识产权保护管理规范研究 | 2013-8-1 | 关　健 |
| 协和医院 | 北京市科委 | 科学技术普及 | Z131110001913168 | 医疗卫生健康科普宣传教育活动 | 2013-9-1 | 陈　宇 |
| 协和医院 | 北京市科委 | 首都市民健康项目培育 | | 六种花粉过敏原皮肤点刺试验诊断试剂研究 | 2013-12-1 | 尹　佳 |
| 协和医院 | 北京市科委 | 子课题科技计划招标 | D131100004713007 | CKD 早期诊断路径与进展评估模型的建立与验证 | 2013-7-1 | 秦　岩 |
| 协和医院 | 医科院 | 协和青年 | 3332013003 | 冠心病患者外周血单个核细胞 CCL17 表达的特点及其应用 | 2013-7-1 | 赵昔良 |
| 协和医院 | 医科院 | 协和青年 | 3332013004 | 花生四烯酸细胞色素 P450 通路在肝癌中的代谢及调控机制 | 2013-7-1 | 张东红 |
| 协和医院 | 医科院 | 协和青年 | 3332013031 | 发作性睡病的致病基因克隆和机制研究 | 2013-7-1 | 柳　青 |
| 协和医院 | 医科院 | 协和青年 | 3332013032 | 葡萄胎的分子遗传学分型及相关致病基因探索 | 2013-7-1 | 赵　峻 |
| 协和医院 | 医科院 | 协和青年 | 3332013033 | 中国先天性角化不良家系基因和发病机制的研究 | 2013-7-1 | 朱铁山 |
| 协和医院 | 医科院 | 协和青年 | 3332013035 | 新型整合素受体显像剂 68Ga-PRGD2 在肺癌临床应用的转化医学研究 | 2013-7-1 | 梁乃新 |
| 协和医院 | 医科院 | 协和青年 | 3332013034 | 我国专科护士培养认证与岗位管理体系建设的研究 | 2013-7-1 | 曹　晶 |

续　表

| 单位 | 项目<br>（课题） | 类型 | 课题编号 | 课题名称 | 批准<br>（合同签订）<br>时间<br>（年/月/日） | 负责人 |
|---|---|---|---|---|---|---|
| 协和<br>医院 | 医科院 | 协和青年 | 3332013102 | 巨噬细胞 Ly6Clow 亚群在心肌梗死后心脏修复中的作用及其分子机制研究 | 2013-7-1 | 陈　未 |
| 协和<br>医院 | 其他 | 米尔斯坦亚美医学基金会 | | Development of a Chinese "at home" senior care model for community-dwelling disabled older adults in Beijing | 2013-7-1 | 刘晓红 |
| 协和<br>医院 | 其他 | 中德科学基金 | GZ876 | | 2013-7-1 | 崔丽英 |
| 协和<br>医院 | 其他 | 诺和诺德中国血友病基金 | | 诺和诺德中国血友病研究基金项目 | 2013-7-1 | 华宝来 |
| 协和<br>医院 | 其他 | 参与卫生行业专项 | 201302017 | 重症肺炎和急性肺损伤新型诊断标准的建立及临床防治方案的优化 | 2013-7-1 | 于学忠 |
| 协和<br>医院 | 其他：中华医学会 | 临床医学科研专项 | 13020170402 | 腹膜透析的终末期 2 型糖尿病肾病患者血糖波动特征及西格列汀治疗的安全性和有效性观察 | 2013-7-1 | 李玉秀 |
| 协和<br>医院 | 其他 | 科技成果和适宜技术推广项目 | 京 TG-2013-05 | 糖尿病基层营养干预技术推广 | 2013-7-1 | 马　方 |
| 协和<br>医院 | 其他 | 诺和诺德中国糖尿病英才研究基金 | | | 2013-7-1 | 于　淼 |
| 协和<br>医院 | 其他：中华医学会 | 皮肤性病学分会澳美制药银屑病基金 | | 钙泊三醇对人角质形成细胞 S100-A8 蛋白表达的影响 | 2013-7-1 | 晋红中 |
| 协和<br>医院 | 其他 | 中国医师协会皮肤科分会复旦张江光动力基金 | | ALA-PDT 诱导人皮脂腺细胞凋亡和脂质合成减少的分子机制 | 2013-7-1 | 曾跃平 |

续 表

| 单位 | 项目<br>(课题) | 类型 | 课题编号 | 课题名称 | 批准<br>(合同签订)<br>时间<br>(年/月/日) | 负责人 |
|---|---|---|---|---|---|---|
| 阜外<br>医院 | 国家自然科<br>学基金项目 | 面上项目 | 81370190 | SIRT1 对左心房纤维<br>化和房颤易感性的<br>影响 | 2013-10-31 | 唐 跃 |
| 阜外<br>医院 | 国家自然科<br>学基金项目 | 面上项目 | 81370327 | Apelin 对肥厚型心肌<br>病心肌细胞肥大和心<br>肌纤维化的作用和机<br>制研究 | 2013-10-31 | 乔树宾 |
| 阜外<br>医院 | 国家自然科<br>学基金项目 | 面上项目 | 81371887 | 溶血磷脂酸促进巨噬<br>细胞侵蚀斑块纤维帽<br>及其机制研究 | 2013-10-31 | 丛祥凤 |
| 阜外<br>医院 | 国家自然科<br>学基金项目 | 面上项目 | 81370286 | 应用生物工程骨髓干<br>细胞移植治疗房室传<br>导阻滞的实验研究 | 2013-10-31 | 任晓庆 |
| 阜外<br>医院 | 国家自然科<br>学基金项目 | 面上项目 | 81370326 | SNAREs 介导膜运输<br>障碍与 BMPRII 关系<br>及其在肺动脉高压发<br>病中的作用 | 2013-10-31 | 柳志红 |
| 阜外<br>医院 | 国家自然科<br>学基金项目 | 青年科学基金<br>项目 | 81300156 | 女性早发冠心病的血<br>浆 microRNA 表达谱<br>及其相关发病机制的<br>探讨 | 2013-10-31 | 王虹剑 |
| 阜外<br>医院 | 国家自然科<br>学基金项目 | 面上项目 | 81370287 | 心脏钠通道无义突变<br>的分子机制和干预策<br>略研究 | 2013-10-31 | 腾思勇 |
| 阜外<br>医院 | 国家自然科<br>学基金项目 | 面上项目 | 81370273 | 新型体外可调节肺动<br>脉环缩装置对需肺血<br>流约束治疗相关疾病<br>血流动力学影响的实<br>验研究 | 2013-10-31 | 王 强 |
| 阜外<br>医院 | 国家自然科<br>学基金项目 | 面上项目 | 81371586 | 以内皮素 A 受体为靶<br>点的肺血管重构分子<br>显像研究 | 2013-10-31 | 方 纬 |
| 阜外<br>医院 | 国家自然科<br>学基金项目 | 青年科学基金<br>项目 | 81300157 | 自噬在西罗莫司诱导<br>的内皮祖细胞凋亡及<br>阿托伐他汀内皮保护<br>作用中的机制研究 | 2013-10-31 | 王天杰 |

| 单位 | 项目<br>(课题) | 类型 | 课题编号 | 课题名称 | 批准<br>(合同签订)<br>时间<br>(年/月/日) | 负责人 |
|---|---|---|---|---|---|---|
| 阜外<br>医院 | 国家自然科<br>学基金项目 | 面上项目 | 81373070 | 与冠心病相关的循环miRNA在中年人群中的分布特点及其对冠心病发生风险的预测研究 | 2013-10-31 | 王增武 |
| 阜外<br>医院 | 国家自然科<br>学基金项目 | 青年科学基金项目 | 81300111 | 溶血磷脂酸信号对哺乳动物心肌再生的调节及其机制研究 | 2013-10-31 | 王　芳 |
| 阜外<br>医院 | 国家自然科<br>学基金项目 | 青年科学基金项目 | 81300184 | 心脏特异基因TNNI3K促进心肌重构的表观遗传机制研究 | 2013-10-31 | 王晓建 |
| 阜外<br>医院 | 国家自然科<br>学基金项目 | 面上项目 | 81370221 | 二肽酶基酶-4在慢性应激抑制下肢血管再生中的作用及其机制 | 2013-10-31 | 李　萍 |
| 阜外<br>医院 | 国家自然科<br>学基金项目 | 面上项目 | 81370223 | "心肌灌注单元"内皮屏障功能在心肌缺血-再灌注损伤产生和保护中的核心作用和机制 | 2013-10-31 | 杨跃进 |
| 阜外<br>医院 | 国家自然科<br>学基金项目 | 青年科学基金项目 | 81300183 | 心室辅助逆转缺血性心衰过程中Yap通路调控心肌细胞增殖的研究 | 2013-10-31 | 陈海波 |
| 阜外<br>医院 | 国家自然科<br>学基金项目 | 面上项目 | 81370435 | 经导管去肾交感神经支配术对急性心肌梗死后左室重塑的影响及相关机制 | 2013-10-31 | 吴永健 |
| 阜外<br>医院 | 国家自然科<br>学基金项目 | 青年科学基金项目 | 81300221 | FOXP3基因甲基化修饰促进动脉粥样硬化进程的机制研究 | 2013-10-31 | 贾　镭 |
| 阜外<br>医院 | 国家自然科<br>学基金项目 | 青年科学基金项目 | 81300112 | 强化阿托伐他汀促进心肌SCF分泌并趋化c-kit+心脏干细胞靶向归巢修复梗死心肌及其机制研究 | 2013-10-31 | 徐　辉 |

续　表

| 单位 | 项目（课题） | 类型 | 课题编号 | 课题名称 | 批准（合同签订）时间（年/月/日） | 负责人 |
|---|---|---|---|---|---|---|
| 阜外医院 | 国家自然科学基金项目 | 面上项目 | 81370351 | miR-200c 调控 UBC9 表达诱导深低温停循环下脑缺血耐受的机制研究 | 2013-10-31 | 刘晋萍 |
| 阜外医院 | 国家自然科学基金项目 | 优秀青年科学基金项目 | 81322002 | 心血管病遗传学 | 2013-10-31 | 汪一波 |
| 阜外医院 | 国家自然科学基金项目 | 面上项目 | 81370310 | 阿托伐他汀合用白藜芦醇对药物洗脱支架置入后内皮化的影响及机制研究 | 2013-10-31 | 窦克非 |
| 阜外医院 | 国家自然科学基金项目 | 面上项目 | 81370187 | 乙醛脱氢酶 3A1 对紫绀先心病矫治术后肺缺血再灌注损伤的影响及作用机制 | 2013-10-31 | 晏馥霞 |
| 阜外医院 | 国家自然科学基金项目 | 面上项目 | 81370222 | 前列腺素 I 和 E 在血管再狭窄中的基础研究与应用 | 2013-10-31 | 王　森 |
| 阜外医院 | 国家自然科学基金项目 | 面上项目 | 31370993 | iPSC 诱导分化及植入脱细胞基质构建生物人工肺脏研究 | 2013-10-31 | 黑飞龙 |
| 阜外医院 | 国家自然科学基金项目 | 国际（地区）合作与交流项目 | 81320108005 | 全基因组关联方法筛选特发性肺动脉高压新遗传易感基因的研究 | 2013-10-31 | 荆志成 |
| 阜外医院 | 国家自然科学基金项目 | 国际（地区）合作与交流项目 | 81320108014 | 间充质干细胞移植治疗心肌梗死的报告基因 PET 与 MRI 活体分子成像 | 2013-10-31 | 何作祥 |
| 阜外医院 | 国家自然科学基金项目 | 青年科学基金项目 | 81300222 | 金属蛋白酶 ADAMTS-13 对 von Willebrand factor 还原作用的机制研究 | 2013-10-31 | 周　洲 |
| 阜外医院 | 国家自然科学基金项目 | 专项基金项目-科学部主任基金 | 81341045 | 高血压心肌磁共振延迟强化与心肌纤维化相关性试验研究 | 2013-10-31 | 闫朝武 |

| 单位 | 项目<br>(课题) | 类型 | 课题编号 | 课题名称 | 批准<br>（合同签订）<br>时间<br>（年/月/日） | 负责人 |
|---|---|---|---|---|---|---|
| 阜外<br>医院 | 国家自然科<br>学基金项目 | 专项基金项目-<br>科学部主任<br>基金 | 81341007 | 探索维甲酸/维甲酸结<br>合蛋白-1-microRNA-<br>221通路调控心肌梗<br>死后细胞外基质重塑<br>的新机制 | 2013-10-31 | 俞梦越 |
| 阜外<br>医院 | 国家自然科<br>学基金项目 | 面上项目 | 81370002 | 基于全基因组关联研<br>究鉴定新的冠心病易<br>感基因 | 2013-10-31 | 鲁向锋 |
| 阜外<br>医院 | 国家自然科<br>学基金项目 | 面上项目 | 81370036 | 心肌梗死后细胞外间<br>质容积与左室重构机<br>制的实验研究 | 2013-10-31 | 陆敏杰 |
| 阜外<br>医院 | 高校博士点<br>科研基金 | 博导类 | 20131106110011 | 溶血磷脂酸-Hippo信<br>号对心肌增殖和再生<br>的影响及受体机制的<br>研究 | 2013-11-25 | 陈　曦 |
| 阜外<br>医院 | 高校博士点<br>科研基金 | 新教师类 | 20131106120005 | 糖尿病影响心肌细胞<br>肌浆网钙转运ATP酶<br>小泛素样修饰的研究 | 2013-11-25 | 宋光远 |
| 阜外<br>医院 | 高校博士点<br>科研基金 | 新教师类 | 20131106120006 | 肺动脉内血氧饱和度<br>变化对肺动脉高压的<br>影响机制研究 | 2013-11-25 | 潘湘斌 |
| 阜外<br>医院 | 高校博士点<br>科研基金 | 新教师类 | 20131106120007 | FOXP3基因甲基化修<br>饰促进动脉粥样硬化<br>进程的机制研究 | 2013-11-25 | 贾　镭 |
| 阜外<br>医院 | 高校博士点<br>科研基金 | 新教师类 | 20131106120009 | 定位克隆新的心肌致<br>密化不全的致病基因 | 2013-11-25 | 刘亚欣 |
| 阜外<br>医院 | 国家支撑<br>计划 | | 2013BAI17B09 | 支架类产品应用评价<br>研究 | 2013-5-21 | 蒋立新 |
| 阜外<br>医院 | 北京市科技<br>计划 | 首都临床特色<br>应用研究 | Z131107002213004 | 使用Venus MedTech<br>人工心脏介入瓣膜实<br>施经导管主动脉瓣置<br>入术的临床应用研究 | 2013-6-21 | 吴永健 |
| 阜外<br>医院 | 北京市科技<br>计划 | 首都临床特色<br>应用研究 | Z131107002213087 | 升主动脉-主肺动脉<br>分流"非UF策略"<br>治疗合并粗大体肺侧<br>支的难治性肺动脉闭<br>锁的临床研究 | 2013-6-21 | 王　强 |

续 表

| 单位 | 项目<br>(课题) | 类型 | 课题编号 | 课题名称 | 批准<br>(合同签订)<br>时间<br>(年/月/日) | 负责人 |
|---|---|---|---|---|---|---|
| 阜外<br>医院 | 北京市科技<br>计划 | 首都临床特色<br>应用研究 | Z131107002213175 | 继发性三尖瓣关闭不<br>全的规范化治疗策略<br>及其临床应用 | 2013-6-21 | 潘世伟 |
| 阜外<br>医院 | 北京市科技<br>计划 | 首都临床特色<br>应用研究 | Z131107002213172 | 婴幼儿先心病免输血<br>体外循环术的临床应<br>用研究 | 2013-6-21 | 刘晋萍 |
| 阜外<br>医院 | 北京市科技<br>计划 | 首都临床特色<br>应用研究 | Z131107002213181 | 定量测定心肌血流储<br>备的新技术早期诊断<br>冠心病的临床应用<br>研究 | 2013-6-21 | 张晓丽 |
| 阜外<br>医院 | 北京市科技<br>计划 | 首都临床特色<br>应用研究 | Z131107002213079 | 喉罩用于气道狭窄患<br>儿心脏手术的临床<br>研究 | 2013-6-21 | 晏馥霞 |
| 阜外<br>医院 | 中央科研院<br>所基本科研<br>业务费 | 中央科研院所<br>基本科研业<br>务费 | | AlloMap 对国人心脏<br>移植术后免疫排斥反<br>应无创监测研究 | 2013-7-1 | 王现强 |
| 阜外<br>医院 | 协和青年科<br>研基金 | 协和青年科研<br>基金 | | 基于肌纤维水平的心<br>肌梗死后左室重构机<br>制的临床研究 | 2013-7-1 | 陆敏杰 |
| 阜外<br>医院 | 协和青年科<br>研基金 | 协和青年科研<br>基金 | 3332013048 | 血压水平对静脉动脉<br>化后血管生物学特性<br>的影响 | 2013-7-1 | 张 岩 |
| 阜外<br>医院 | 协和青年科<br>研基金 | 协和青年科研<br>基金 | 3332013046 | 冠心病易感区域长<br>链 非 编 码 RNA<br>LINC00936 的 功 能<br>研究 | 2013-7-1 | 王来元 |
| 阜外<br>医院 | 协和青年科<br>研基金 | 协和青年科研<br>基金 | 3332013047 | 大网膜来源间质干细<br>胞迁移改善心肌梗死<br>后心律失常的机制<br>研究 | 2013-7-1 | 侯剑峰 |
| 阜外<br>医院 | 协和青年科<br>研基金 | 协和青年科研<br>基金 | 3332013050 | BNP、GDF-15、TN-C<br>与肥厚型梗阻性心肌<br>病手术治疗相关性的<br>研究 | 2013-7-1 | 徐 飞 |
| 阜外<br>医院 | 协和青年科<br>研基金 | 协和青年科研<br>基金 | 33332013049 | 用微量泵不同方法更<br>换大剂量缩血管药对<br>循环影响的研究 | 2013-7-1 | 吴 荣 |

| 单位 | 项目（课题） | 类型 | 课题编号 | 课题名称 | 批准（合同签订）时间（年/月/日） | 负责人 |
|---|---|---|---|---|---|---|
| 阜外医院 | 协和青年科研基金 | 协和青年科研基金 | 3332013010 | 新型分子探针 68Ga-DOTAVAP-P1 检测易用损斑块的分子影像研究 | 2013-7-1 | 杨　勇 |
| 阜外医院 | 协和青年科研基金 | 协和青年科研基金 | 3332013011 | 心脏手术患者围术期循环 MiRNA 与心肌损伤相关性研究 | 2013-7-1 | 姚优修 |
| 阜外医院 | 横向课题 | | | 心血管手术术中知晓的危险因素研究 | 2013-11-15 | 敖虎山 |
| 阜外医院 | 横向课题 | | | 心脉通胶囊降脂、抗栓疗效研究动物实验 | 2013-1-22 | 蒋雄京 |
| 阜外医院 | 横向课题 | | | 在中国肺动脉高压（PAH）患者中评价安立生坦疗效和安全性的一项开放性 IIIb 期研究 | 2013-12-20 | 荆志成 |
| 阜外医院 | 横向课题 | | | 药物洗脱支架动物实验委托协议书 | 2013-1-4 | 罗　彤 |
| 阜外医院 | 横向课题 | | | 评估 Tivoli 生物可降解去何物雷帕霉素洗脱支架和 Firebird2 雷帕霉素钴铬合金冠脉洗脱支架在冠脉血运重建手术中的安全性及有效性：一项前瞻性、多中心、开放、随机对照研究（I-LOVE-IT2） | 2013-1-6 | 杨跃进 |
| 阜外医院 | 横向课题 | | | 倾斜试验监测软件系统 | 2013-1-9 | 方丕华 |
| 阜外医院 | 横向课题 | | | 国产去肾神经射频消融导管用于治疗顽固性高血压的单中心前瞻性队列研究 | 2013-2-20 | 蒋雄京 |
| 阜外医院 | 横向课题 | | | 医院医保-心血管疾病合理用药案例调研 | 2013-2-27 | 敖虎山 |

续　表

| 单位 | 项目<br>（课题） | 类型 | 课题编号 | 课题名称 | 批准<br>（合同签订）<br>时间<br>（年/月/日） | 负责人 |
|---|---|---|---|---|---|---|
| 阜外<br>医院 | 横向课题 | | | 在发生急性冠脉综合征的 2 型糖尿病患者中评价 Lixisenatide 治疗期间心血管结局的一项随机、双盲、安慰剂对照、平行分组的多中心研究 | 2013-2-28 | 杨艳敏 |
| 阜外<br>医院 | 横向课题 | | | 右心室中两个无导线起搏器装置对血流动力学的影响 | 2013-3-13 | 陈柯萍 |
| 阜外<br>医院 | 横向课题 | | | 匹伐他汀对高脂血症大鼠血脂水平影响及作用机制研究 | 2013-3-20 | 李建军 |
| 阜外<br>医院 | 横向课题 | | | 药物治疗与侵入性治疗疗效对比国际性研究（ISCHEMIA） | 2013-3-21 | 蒋立新 |
| 阜外<br>医院 | 横向课题 | | | 在发生急性冠脉综合征（ACS）的 2 型糖尿病患者中评价 Lixisenatide 治疗期间心血管结局的一项随机、双盲、安慰剂对照、平行分组的多中心研究 | 2013-7-1 | 朱　俊 |
| 阜外<br>医院 | 横向课题 | | | 单次消融达持久肺静脉电隔离的临床研究 | 2013-8-12 | 戴　研 |
| 阜外<br>医院 | 横向课题 | | | 血脂康对高血脂症大鼠的血脂水平影响及可能机制研究 | 2013-9-11 | 李建军 |
| 阜外<br>医院 | 横向课题 | | | 药物洗脱球囊临床前动物实验 | 2013-9-27 | 邱　洪 |
| 肿瘤<br>医院 | 国家重点基础研究发展计划（973计划） | | 2013CB910303 | KIF1B 等肿瘤相关蛋白在诱导 EMT 及在肿瘤转移中的作用机制研究 | 2013-01-01 | 曲春枫 |

| 单位 | 项目<br>（课题） | 类型 | 课题编号 | 课题名称 | 批准<br>（合同签订）<br>时间<br>（年/月/日） | 负责人 |
|------|------|------|--------|--------|--------|--------|
| 肿瘤医院 | 国家自然科学基金 | | 81350007 | APOBEC3B 基因在乙肝相关性肝癌中的作用及机制研究 | 2014-01-01 | 蔡建强 |
| 肿瘤医院 | 国家自然科学基金 | | 81301852 | dlk1 基因在非小细胞肺癌中异常高表达及其通过 Notch 信号通路促进肿瘤转移的分子机制研究 | 2014-01-01 | 刘　宇 |
| 肿瘤医院 | 国家自然科学基金 | | 81373079 | DNA 修复通路遗传变异和 HPV 感染转归与宫颈癌同步放化疗预后的分子流行病学研究 | 2014-01-01 | 代　敏 |
| 肿瘤医院 | 国家自然科学基金 | | 81341071 | FOXA1/2/ERα 靶基因 SNPs 与女性肝癌发病风险关联及功能研究 | 2014-01-01 | 吴健雄 |
| 肿瘤医院 | 国家自然科学基金 | | 81372829 | HER2/uPAR 通路调控乳腺肿瘤休眠和细胞周期的分子机制 | 2014-01-01 | 王　靖 |
| 肿瘤医院 | 国家自然科学基金 | | 81322040 | HPV 和宫颈癌的流行病学与人群预防研究 | 2014-01-01 | 赵方辉 |
| 肿瘤医院 | 国家自然科学基金 | | 81302329 | KLF4 在乳腺癌中的表达调控和生物学功能研究 | 2014-01-01 | 贺　欢 |
| 肿瘤医院 | 国家自然科学基金 | | 81302279 | miR-492 影响宫颈癌细胞放化疗敏感性的机制研究 | 2014-01-01 | 刘　梅 |
| 肿瘤医院 | 国家自然科学基金 | | 81372159 | MTA1 抑制纺锤体组装检验点功能的作用及机制研究 | 2014-01-01 | 王海娟 |
| 肿瘤医院 | 国家自然科学基金 | | 81341076 | NTRK3 及 ISG20L1 基因与卵巢上皮癌紫杉醇铂类化疗耐药机制的研究 | 2014-01-01 | 吴令英 |

续　表

| 单位 | 项目<br>（课题） | 类型 | 课题编号 | 课题名称 | 批准<br>（合同签订）<br>时间<br>（年/月/日） | 负责人 |
|---|---|---|---|---|---|---|
| 肿瘤<br>医院 | 国家自然科<br>学基金 | | 81370056 | 插入/缺失型拷贝数<br>变异影响食管癌易感<br>性的作用机制研究 | 2014-01-01 | 于典科 |
| 肿瘤<br>医院 | 国家自然科<br>学基金 | | 81372384 | 非小细胞肺癌 EGFR-<br>TKI 类靶向药物新的<br>耐药相关基因的作用<br>和分子机制研究 | 2014-01-01 | 韩晓红 |
| 肿瘤<br>医院 | 国家自然科<br>学基金 | | 81372359 | 利用人源肺癌裸鼠移<br>植瘤模型结合蛋白质<br>组学技术发现新的肺<br>癌血液蛋白标志物的<br>研究 | 2014-01-01 | 高禹舜 |
| 肿瘤<br>医院 | 国家自然科<br>学基金 | | 81372831 | 趋化因子受体 CCR2<br>靶向性纳米载体在乳<br>腺癌生物治疗中的应<br>用研究 | 2014-01-01 | 宣立学 |
| 肿瘤<br>医院 | 国家自然科<br>学基金 | | 81372385 | 食管癌受体相互作用<br>蛋白 3 的核定位及其<br>作用机制研究 | 2014-01-01 | 许　杨 |
| 肿瘤<br>医院 | 国家自然科<br>学基金 | | 81372591 | 食管癌易感基因<br>CAPS8 和 RIP3 的遗<br>传变异及其功能研究 | 2014-01-01 | 赵晓航 |
| 肿瘤<br>医院 | 国家自然科<br>学基金 | | 61372192 | 食管癌转移性淋巴结<br>的综合影像特征分析<br>及计量诊断模型的<br>建立 | 2014-01-01 | 王　铸 |
| 肿瘤<br>医院 | 国家自然科<br>学基金 | | 81372219 | 食管鳞癌中新发现的<br>EP300 高频突变对其<br>酶活性及细胞功能影<br>响的研究 | 2014-01-01 | 赫　捷 |
| 肿瘤<br>医院 | 国家自然科<br>学基金 | | 81330052 | 食管鳞癌重要分子畸<br>变的异质性及靶向治<br>疗的分子基础研究 | 2014-01-01 | 王明荣 |

续　表

| 单位 | 项目<br>(课题) | 类型 | 课题编号 | 课题名称 | 批准<br>(合同签订)<br>时间<br>(年/月/日) | 负责人 |
|---|---|---|---|---|---|---|
| 肿瘤<br>医院 | 国家自然科<br>学基金 | | 81372830 | 通过 BRCA1 非依赖<br>的 DNA 同源重组修<br>复中关键分子改善三<br>阴性乳腺癌治疗敏感<br>性的研究 | 2014-01-01 | 徐兵河 |
| 肿瘤<br>医院 | 国家自然科<br>学基金 | | 81372590 | 锌转运体 SLC39A6 遗<br>传变异影响食管癌预<br>后的作用及机制研究 | 2014-01-01 | 谭　文 |
| 肿瘤<br>医院 | 国家自然科<br>学基金 | | 81372418 | 血清 miRNA 预测食管<br>癌放化疗效及其作<br>用机制的探索性研究 | 2014-01-01 | 惠周光 |
| 肿瘤<br>医院 | 国家自然科<br>学基金 | | 81372158 | 一个新的 RNA 结合<br>蛋白（MTA1）参与<br>mRNA 可变剪切调控<br>的机制以及在肿瘤发<br>生与进展中的作用 | 2014-01-01 | 钱海利 |
| 肿瘤<br>医院 | 国家自然科<br>学基金 | | 81301851 | 一种新的与食管鳞癌<br>预后相关的长链非编<br>码 RNAEP1 的生物学<br>功能及其作用机制的<br>研究 | 2014-01-01 | 陈照丽 |
| 肿瘤<br>医院 | 国家自然科<br>学基金 | | 81302504 | 幽门螺杆菌感染－七<br>个多态位点的交互作<br>用和不同胃黏膜病变<br>的关系 | 2014-01-01 | 曾红梅 |
| 肿瘤<br>医院 | 国家自然科<br>学基金 | | 31370953 | 肿瘤微环境中组织液<br>流影响肿瘤侵袭转移<br>的计算力学研究 | 2014-01-01 | 张玉倩 |
| 肿瘤<br>医院 | 北京市科技<br>计划 | | | 2013 年北京国际医药<br>临床研发平台（CRO<br>平台） | 2013-01-01 | 孙　燕 |
| 肿瘤<br>医院 | 北京市科技<br>计划 | | | 抗肿瘤分子靶向药物<br>临床研究北京市重点<br>实验室 2012 年度阶<br>梯计划项目——中国<br>非小细胞肺癌患者中<br>EML4-ALK 融合基因<br>检测及临床预后分析 | 2012-12-01 | 石远凯 |

续 表

| 单位 | 项目<br>(课题) | 类型 | 课题编号 | 课题名称 | 批准<br>(合同签订)<br>时间<br>(年/月/日) | 负责人 |
|---|---|---|---|---|---|---|
| 肿瘤<br>医院 | 北京市科技<br>计划 | | | 北京地区结直肠癌早期筛查方案及模式研究 | 2012-06-01 | 王贵齐 |
| 肿瘤<br>医院 | 北京市科技<br>计划 | | | 结直肠癌相关生物标志物研究 | 2012-06-01 | 张开泰 |
| 肿瘤<br>医院 | 北京市自然<br>科学基金 | | 7132184 | miRNA 在结外鼻型NK/T 细胞淋巴瘤预后中的分子机制研究 | 2013-01-01 | 李晔雄 |
| 肿瘤<br>医院 | 北京市自然<br>科学基金 | | 7132193 | 新的肝癌候选抑癌基因 ARID2 的临床意义及相关功能研究 | 2013-01-01 | 赵 宏 |
| 肿瘤<br>医院 | 首都临床特<br>色应用研究 | | | DNA 分子标志物辅助膀胱癌诊断和复发监测的应用转化研究 | 2013-07-01 | 马建辉 |
| 肿瘤<br>医院 | 首都临床特<br>色应用研究 | | | 垫片血管缝线用于胰肠吻合的生物力学原理及临床效果观察 | 2013-07-01 | 田艳涛 |
| 肿瘤<br>医院 | 首都临床特<br>色应用研究 | | | 前列腺癌短疗程大分割精确放疗临床 II 期研究 | 2013-07-01 | 刘跃平 |
| 肿瘤<br>医院 | 首都临床特<br>色应用研究 | | Z131107002213013 | 三磷酸腺苷-肿瘤药物敏感性检测技术指导铂类耐药复发卵巢癌患者化疗的前瞻性随机分组研究 | 2013-07-01 | 吴令英 |
| 肿瘤<br>医院 | 首都临床特<br>色应用研究 | | | 胃肠道间质瘤靶向治疗疗效超声造影评估体系的建立研究 | 2013-07-01 | 王 勇 |
| 肿瘤<br>医院 | 首都临床特<br>色应用研究 | | | 中央型肝癌窄切缘除联合术放疗的随机对照研究 | 2013-07-01 | 吴健雄 |
| 肿瘤<br>医院 | 首都临床特<br>色应用研究 | | | 椎管内介入镇痛治疗顽固性癌痛的临床研究 | 2013-07-01 | 丁 超 |

续 表

| 单位 | 项目<br>（课题） | 类型 | 课题编号 | 课题名称 | 批准<br>（合同签订）<br>时间<br>（年/月/日） | 负责人 |
|------|------|------|------|------|------|------|
| 肿瘤<br>医院 | 北京协和医<br>学院协和青<br>年科研基金 | | 3332013030 | BRAF V600E、<br>S100A4 在 cN0 甲状<br>腺乳头小癌中检测<br>研究 | 2013-10-15 | 万汉锋 |
| 肿瘤<br>医院 | 北京协和医<br>学院协和青<br>年科研基金 | | 3332013096 | 阿可拉定通过调控<br>ER-α36 及 p-stat3 抑<br>制肝癌的机制研究 | 2013-10-15 | 赵 宏 |
| 肿瘤<br>医院 | 北京协和医<br>学院协和青<br>年科研基金 | | 3332013117 | 靶向 mTOR 治疗三阴<br>性乳腺癌干细胞的临<br>床前研究 | 2013-10-15 | 马 飞 |
| 肿瘤<br>医院 | 北京协和医<br>学院协和青<br>年科研基金 | | 3332013100 | 恶性肿瘤发生的分子<br>网络结构变异基础 | 2013-10-15 | 刘 宇 |
| 肿瘤<br>医院 | 北京协和医<br>学院协和青<br>年科研基金 | | 3332013029 | 肺癌相关基因 OLC1：<br>一个吸烟致癌的候选<br>分子标志物 | 2013-10-15 | 谭金晶 |
| 肿瘤<br>医院 | 北京协和医<br>学院协和青<br>年科研基金 | | 3332013098 | 腹腔镜 $CO_2$ 气腹是否<br>促进胃肠道恶性肿瘤<br>细胞播散的临床研究 | 2013-10-15 | 周海涛 |
| 肿瘤<br>医院 | 北京协和医<br>学院协和青<br>年科研基金 | | 3332013097 | 新型溶瘤单纯疱疹 I<br>型病毒对肿瘤靶向特<br>异性的研究 | 2013-10-15 | 张 文 |
| 肿瘤<br>医院 | 北京协和医<br>学院协和青<br>年科研基金 | | 3332013099 | 住院化疗癌症患者延<br>续护理模式的建立与<br>探索 | 2013-10-15 | 黎 贵 |
| 肿瘤<br>医院 | 院校基本科<br>研业务费 | | | 长链非编码 RNA<br>HULC 在肝癌中的生<br>物学功能及机制研究 | 2013-01-01 | 詹启敏 |
| 肿瘤<br>医院 | 教育部留学<br>回国人员科<br>研启动基金 | | | 参与新癌基因<br>HECTD3 表达调节的<br>miRNA 筛选和机制<br>研究 | 2012-12-25 | 李 义 |
| 肿瘤<br>医院 | 教育部留学<br>回国人员科<br>研启动基金 | | | 胃肠道间质瘤的耐药<br>机制研究 | 2012-12-25 | 钟宇新 |

**续 表**

| 单位 | 项目<br>(课题) | 类型 | 课题编号 | 课题名称 | 批准<br>(合同签订)<br>时间<br>(年/月/日) | 负责人 |
|---|---|---|---|---|---|---|
| 肿瘤<br>医院 | 教育部留学<br>回国人员科<br>研启动基金 | | | 中国妇女 HPV 持续<br>感染危险因素及与宫<br>颈癌变关系的流行病<br>学研究 | 2012-12-25 | 李 霓 |
| 肿瘤<br>医院 | 卫生部医药<br>卫生科技发<br>展研究中心<br>课题 | | W2012ZT78 | 应用高黏度骨水泥治<br>疗椎体肿瘤中的手术<br>适应证的选择、临床<br>疗效及不良反应的<br>评估 | 2012-10-01 | 于胜吉 |
| 肿瘤<br>医院 | 人事部留学<br>人员科技活<br>动项目择优<br>资助经费 | | | 改进后经直肠腔内超<br>声-耦合剂充盈法腔<br>内超声造影技术在直<br>肠肿瘤诊断和鉴别诊<br>断及预后评价研究 | 2012-02-20 | 王 勇 |
| 肿瘤<br>医院 | 国际合作项<br>目(非科技<br>部) | 1 | | 运用卡片式宫颈采样<br>器联合 HPV 检测方<br>法诊断宫颈病变的有<br>效性研究 | 2013-01-01 | 乔友林 |
| 肿瘤<br>医院 | 国际合作项<br>目(非科技<br>部) | 2 | | 中国护士远程戒烟课<br>程试点项目 | 2013-01-01 | 邹小农 |
| 肿瘤<br>医院 | 国际合作项<br>目(非科技<br>部) | | | 关于开展针对中国女<br>性的乳腺癌风险因素<br>及风险评估模型研究<br>的工作计划 | 2013-01-01 | 周纯武 |
| 肿瘤<br>医院 | 国际合作项<br>目(非科技<br>部) | | | PSBH | 2013-01-01 | 卢爱蓉 |
| 肿瘤<br>医院 | 国际合作项<br>目(非科技<br>部) | | | SUPREMO 中度风险<br>可手术的乳腺癌病人<br>在实施乳房切除术后<br>进行辅助胸壁放疗的<br>效果评估 | 2013-01-01 | 李晔雄 |
| 肿瘤<br>医院 | 国际合作项<br>目(非科技<br>部) | | | 林县帕金斯病随访<br>研究 | 2013-01-01 | 范金虎 |

| 单位 | 项目<br>(课题) | 类型 | 课题编号 | 课题名称 | 批准<br>(合同签订)<br>时间<br>(年/月/日) | 负责人 |
|------|------|------|------|------|------|------|
| 肿瘤<br>医院 | 国际合作项目(非科技部) | | | 肝细胞癌的引导性研究 | 2013-01-01 | 赵 平 |
| 肿瘤<br>医院 | 国际合作项目(非科技部) | | | 肝细胞癌的引导性研究 | 2013-01-01 | 乔友林 |
| 肿瘤<br>医院 | 国际合作项目(非科技部) | | | 肝细胞癌的引导性研究 | 2013-01-01 | 蔡建强 |
| 肿瘤<br>医院 | 国际合作项目(非科技部) | | | 亚洲女性肺癌全基因组关联研究 | 2013-01-01 | 林东昕 |
| 肿瘤<br>医院 | 外专局项目 | | | 胰腺癌耐药相关miRNA的筛选、鉴定及机制研究 | 2013-01-01 | 隋晨光 |
| 肿瘤<br>医院 | 外专局项目 | | | 淋巴细胞与髓样来源单核细胞在结肠炎相关结直肠癌发生发展中作用的研究 | 2013-01-01 | 马 洁 |
| 肿瘤<br>医院 | 外专局项目 | | | MSX2基因调控肿瘤侵袭转移的分子机制研究 | 2013-01-01 | 李爱东 |
| 肿瘤<br>医院 | 外专局项目 | | | 炎症促肿瘤过程中关键MicroRNA的筛选和功能研究 | 2013-01-01 | 袁 伟 |
| 肿瘤<br>医院 | 外专局项目 | | | 叶酸受体介导pH敏感抗肿瘤靶向给药系统的研究 | 2013-01-01 | 赵 晨 |
| 肿瘤<br>医院 | 横向经费 | | | SNG-1153对人胰腺癌(PANC-1)抑瘤作用的观察 | 2013-05-24 | 马 洁 |
| 肿瘤<br>医院 | 横向经费 | | | SNG-1153对人胰腺癌(PANC-1)抑瘤作用观察 | 2013-08-28 | 马 洁 |

续 表

| 单位 | 项目<br>(课题) | 类型 | 课题编号 | 课题名称 | 批准<br>(合同签订)<br>时间<br>(年/月/日) | 负责人 |
|---|---|---|---|---|---|---|
| 肿瘤<br>医院 | 横向经费 | | | 基于益气活血解毒法的固本抑瘤Ⅱ号及拆方对人乳腺癌裸鼠模型的生长抑制作用研究 | 2013-04-27 | 马 洁 |
| 肿瘤<br>医院 | 横向经费 | | | 肺部 CT 辅助诊断系统临床测试 | 2013-06-14 | 赵心明 |
| 肿瘤<br>医院 | 横向经费 | | | 阿克拉定对人肝细胞癌（PLC/PRF5）抑瘤作用观察 | 2013-03-19 | 马 洁 |
| 肿瘤<br>医院 | 横向经费 | | | 参灵草口服液抗肿瘤初步效果的观察分析实验研究 | 2013-05-15 | 张叔人 |
| 肿瘤<br>医院 | 横向经费 | | | 5 株抗肿瘤鼠单克隆抗体的技术转让 | 2013-04-25 | 冉宇靓 |
| 肿瘤<br>医院 | 横向经费 | | | NSCLC 诊断相关多肽筛选和临床应用研究 | 2012-11-01 | 刘 宇 |
| 整形<br>医院 | 国家自然基金 | 应用基础研究 | 31300801 | Dlk1 在组织工程软骨形成过程中的作用及机制研究 | 2013-9 | 康 宁 |
| 整形<br>医院 | 国家自然基金 | 应用基础研究 | 31300807 | 肌肉来源细胞再生肌腱组织的相关分子机制及大动物体内研究 | 2013-9 | 陈 博 |
| 整形<br>医院 | 国家自然基金 | 应用基础研究 | 81300863 | 全基因组连锁分析结合新一代靶向捕获测序技术定位杯状耳畸形罕见大家系致病突变 | 2013-9 | 胡金天 |
| 整形<br>医院 | 国家自然基金 | 应用基础研究 | 81301661 | 周细胞增强内皮祖细胞在游离脂肪移植再血管化中的效能 | 2013-9 | 雷 华 |
| 整形<br>医院 | 国家自然基金 | 应用基础研究 | 81372063 | 家族聚集性瘢痕疙瘩特异性标志物的筛选及功能鉴定的研究 | 2013-9 | 蔡景龙 |

| 单位 | 项目<br>（课题） | 类型 | 课题编号 | 课题名称 | 批准<br>（合同签订）<br>时间<br>（年/月/日） | 负责人 |
|------|------|------|------|------|------|------|
| 整形<br>医院 | 国 家 自 然<br>基金 | 应用基础研究 | 81372085 | 利用两阶段法全基因组关联研究探寻我国非综合征型先天外中耳畸形的易感基因及功能研究 | 2013-9 | 章庆国 |
| 整形<br>医院 | 首都特色医疗项目 | 临床应用研究 | Z131107002213102 | 唇鼻肌肉复合体三维定向重建技术在唇裂二期治疗中的应用与效果评估 | 2013-8 | 尹宁北 |
| 整形<br>医院 | 首都特色医疗项目 | 临床应用研究 | Z131107002213078 | 性敏感单元应用于外生殖器重建 | 2013-8 | 周传德 |
| 整形<br>医院 | 首都特色医疗项目 | 临床应用研究 | Z131107002213133 | 负压组织外扩张技术在自体脂肪移植中的应用 | 2013-8 | 穆大力 |
| 整形<br>医院 | 首都特色医疗项目 | 临床应用研究 | Z131107002213104 | 三维数字化技术辅助矫正乳房不对称性畸形 | 2013-8 | 栾　杰 |
| 整形<br>医院 | 协 和 青 年<br>项目 | 应用基础研究 | | FGFs调控肌肉来源细胞向肌腱细胞转分化的相关机制 | 2013-8 | 陈　博 |
| 整形<br>医院 | 协 和 青 年<br>项目 | 临床应用研究 | | 采用微针阵列技术的人工医用水蛭的临床应用研究 | 2013-8 | 甘　承 |
| 整形<br>医院 | 协 和 青 年<br>项目 | 应用基础研究 | | 一个罕见的杯状耳大家系致病基因鉴定 | 2013-8 | 胡金天 |
| 整形<br>医院 | 协 和 青 年<br>项目 | 临床应用研究 | | Air-Q气管插管型喉罩在儿童气道管理及困难气道处理中的应用 | 2013-8 | 杨　冬 |
| 整形<br>医院 | 协 和 青 年<br>项目 | 临床应用研究 | | 成人尿道下裂患者的心理分析及综合护理干预的疗效评估 | 2013-8 | 张宁宁 |
| 整形<br>医院 | 协 和 青 年<br>项目 | 应用基础研究 | | 外显子组测序技术下小耳畸形遗传家系的克隆研究 | 2013-8 | 潘　博 |
| 整形<br>医院 | 协 和 青 年<br>项目 | 应用基础研究 | | iPS技术构建颌面畸形病理模型 | 2013-8 | 刘文博 |

续　表

| 单位 | 项目（课题） | 类型 | 课题编号 | 课题名称 | 批准（合同签订）时间（年/月/日） | 负责人 |
|---|---|---|---|---|---|---|
| 整形医院 | 人事部留学人员科技活动项目择优资助经费 | 应用基础研究 | | 激光活与 DNA 双标记法定位人皮肤干细胞空间分布规律研究 | 2013-8 | 刘立强 |
| 整形医院 | 石景山区医学重点学科建设项目-唇腭裂整形外科 | 学科建设 | | 石景山区医学重点学科建设项目-唇腭裂整形外科 | 2013-1 | 尹宁北 |
| 整形医院 | 教育部高校博士点专项基金 | 应用基础研究 | 20131106120015 | FGF-4 在肌肉来源细胞向肌腱细胞转分化中的作用和机制 | 2013-11 | 陈　博 |
| 整形医院 | 教育部高校博士点专项基金 | 应用基础研究 | 20131106120016 | 脂肪干细胞软骨潜能亚群特异性表面蛋白表达谱及其分选纯化 | 2013-11 | 孙恒赟 |
| 整形医院 | 国家科技支撑计划（合作） | 应用基础研究 | | 耳科疾病的组织修复与功能重建研究 | 2013-2 | 蒋海越 |
| 整形医院 | 国家自然基金（合作） | 应用基础研究 | 31371347 | 应用外显子组测序技术鉴定我国外中耳畸形的致病基因及功能研究 | 2013-9 | 章庆国 |
| 整形医院 | 北京市科技计划项目 | 应用基础研究 | D09080703660901 | 组织工程骨的临床应用研究 | 2013-7 | 曹谊林 |
| 基础所 | 973 计划 | 课题 | 2014CB542103 | 逆转免疫抑制和打破免疫耐受，重激活抗肿瘤应答的肿瘤免疫治疗新途径的研究 | 2013-8 | 黄　波 |
| 基础所 | NSFC | 国际（地区）合作与交流项目 | 81310308041 | 第三届吴宪吴瑞国际研讨会 | 2013-8 | 蒋澄宇 |
| 基础所 | NSFC | 面上项目 | 31370789 | IRES 在翻译水平上介导的 ADAR1 表达上调影响神经胶质瘤发生发展的机制 | 2013-8 | 彭小忠 |

| 单位 | 项目<br>(课题) | 类型 | 课题编号 | 课题名称 | 批准<br>(合同签订)<br>时间<br>(年/月/日) | 负责人 |
|---|---|---|---|---|---|---|
| 基础所 | NSFC | 面上项目 | 31371067 | 发作性运动源性手足舞蹈徐动症致病基因PRRT2突变体的突触传递功能研究 | 2013-8 | 刘　英 |
| 基础所 | NSFC | 面上项目 | 31371191 | Sestrin1 通过 Sirt1 调节肝脏糖脂代谢分子机制的研究 | 2013-8 | 刘晓军 |
| 基础所 | NSFC | 面上项目 | 31371305 | JAK2 介导的磷酸化促进组蛋白甲基转移酶 EZH2 降解的分子机制研究 | 2013-8 | 张　业 |
| 基础所 | NSFC | 面上项目 | 31371322 | Linc-CEBPG 与 KSRP 的相互作用对单核细胞分化的调控作用及机理研究 | 2013-8 | 余　佳 |
| 基础所 | NSFC | 面上项目 | 31371518 | 睾丸免疫环境与睾丸炎的调节机理 | 2013-8 | 韩代书 |
| 基础所 | NSFC | 面上项目 | 81370466 | 骨质疏松防治新靶标：miRNAs 调控间充质干细胞向成脂成骨谱系特化研究 | 2013-8 | 赵春华 |
| 基础所 | NSFC | 面上项目 | 81370879 | 脂肪间充质干细胞向限定性内胚层细胞重编程过程中长链非编码 RNA 调控作用的研究 | 2013-8 | 李　静 |
| 基础所 | NSFC | 面上项目 | 81372200 | 死亡受体 DR6 在肿瘤发生发展中的功能和作用机制 | 2013-8 | 史　娟 |
| 基础所 | NSFC | 面上项目 | 81372201 | 系统探索内质网蛋白稳态在肿瘤发生发展中的作用 | 2013-8 | 王　林 |
| 基础所 | NSFC | 面上项目 | 81372661 | 膜内丝氨酸蛋白酶RHBDD1 通过表皮生长因子受体家族促进结直肠癌肝脏转移的机制研究 | 2013-8 | 宋　伟 |

**续　表**

| 单位 | 项目<br>（课题） | 类型 | 课题编号 | 课题名称 | 批准<br>（合同签订）<br>时间<br>（年/月/日） | 负责人 |
|---|---|---|---|---|---|---|
| 基础所 | NSFC | 面上项目 | 81372861 | mTOR 信号通路在垂体瘤发生发展中的作用及机制 | 2013-8 | 张宏冰 |
| 基础所 | NSFC | 面上项目 | 81373150 | DNA 甲基化调控的转录因子 HSF4 在 DC 细胞天然免疫应答中的调控机制研究 | 2013-8 | 葛　微 |
| 基础所 | NSFC | 面上项目 | 81373226 | 应激损伤模型鼠海马脑区微环境中 IL-6/IL-6R/sIL-6R/gp130 信号的传递模式及其生物学意义 | 2013-8 | 高　扬 |
| 基础所 | NSFC | 青年科学基金项目 | 21305162 | 基于微流控纸基芯片的高灵敏度现场核酸检测方法研究及应用 | 2013-8 | 慕　轩 |
| 基础所 | NSFC | 青年科学基金项目 | 31300967 | 胆汁酸核受体 FXR 在脂代谢 - 生物钟关系中的"纽带"作用研究 | 2013-8 | 周　岚 |
| 基础所 | NSFC | 青年科学基金项目 | 31301133 | 促卵泡素与哺乳动物卵巢功能衰退后肥胖的关系 | 2013-8 | 崔焕先 |
| 基础所 | NSFC | 青年科学基金项目 | 31301152 | PCBP2 和 miR-151-5p/miR-16 共同调节 RhoGDIA 表达影响神经胶质瘤的转移和侵袭 | 2013-8 | 韩　为 |
| 基础所 | NSFC | 青年科学基金项目 | 81300057 | 血管紧张素转化酶 2 在 H5N1 型高致病性禽流感病毒导致急性肺损伤过程中的作用机制研究 | 2013-8 | 邹　镇 |
| 基础所 | NSFC | 青年科学基金项目 | 81300139 | 急性心肌梗死时心脏交感神经活性变化的动力学研究 | 2013-8 | 谷婧丽 |

| 单位 | 项目<br>（课题） | 类型 | 课题编号 | 课题名称 | 批准<br>（合同签订）<br>时间<br>（年/月/日） | 负责人 |
|---|---|---|---|---|---|---|
| 基础所 | NSFC | 青年科学基金项目 | 81301527 | 非综合征型轴后多指的分子遗传学机制研究 | 2013-8 | 王　铮 |
| 基础所 | NSFC | 重大项目 | 31390430 | 乙型肝炎病毒逃逸免疫反应的细胞和分子机制研究 | 2013-8 | 曹雪涛 |
| 基础所 | NSFC | 重大项目 | 31390431 | 乙型肝炎病毒逃逸天然免疫的细胞与分子机制研究 | 2013-8 | 曹雪涛 |
| 基础所 | NSFC | 重大研究计划/重点 | | 能量限制保护血管稳态的表观遗传机制研究 | 2013-8 | 刘德培 |
| 基础所 | NSFC | 主任基金 | 31340037 | Survivin-2B 在硒诱导白血病细胞命运决定中的作用与机制 | 2013-8 | 许彩民 |
| 基础所 | NSFC | 主任基金 | 31350005 | 内质网累积 PMP22 突变蛋白的清除及降解促进因子的研究 | 2013-8 | 杨　涛 |
| 基础所 | NSFC | 专项基金项目 | L1322009 | 我国自身免疫性疾病防控战略研究 | 2013-8 | 曹雪涛 |
| 基础所 | 北京市科委 | 科技新星 | z131107000413064 | 组蛋白去乙酰化酶 SIRT1 作为心肌肥厚导致的心力衰竭治疗潜在靶点的研究 | 2013-7 | 陈厚早 |
| 基础所 | 国家海洋局 | 极地办考察办公室 | 20120303 | 应用心肌损伤标记物评估南极昆仑站低氧复合高寒环境对内陆队员心肌的影响 | | 熊艳蕾 |
| 基础所 | 教育部 | 新世纪人才 | | 代谢性疾病发生发展分子机理 | 2013-7 | 常永生 |
| 基础所 | 科技部 | 国际合作 | 2013DFA32430 | 广谱 HPV 及 HIV-1 嵌合病毒样颗粒疫苗 | 2013-4 | 许雪梅 |
| 基础所 | 外专局 | 外文教 | | 典型城市机动车大气污染健康影响评价方法及对策研究 | 2013-7 | 许　群 |
| 基础所 | 外专局 | 外文教 | | 神经伦理学 | 2013-7 | 翟晓梅 |

续　表

| 单位 | 项目<br>(课题) | 类型 | 课题编号 | 课题名称 | 批准<br>(合同签订)<br>时间<br>(年/月/日) | 负责人 |
|---|---|---|---|---|---|---|
| 基础所 | 外专局 | 外文教 | | 神经发育与神经肿瘤发生的分子机制研究 | 2013-7 | 彭小忠 |
| 基础所 | 外专局 | 外文教 | | 病毒性疾病的感染组学关键技术平台建立与应用 | 2013-7 | 彭小忠 |
| 基础所 | 外专局 | 外文教 | | 利用电化学碳纤电极实时监测儿茶酚胺类神经递质释放的技术研究交感神经活动诱发心律失常的机理 | 2013-7 | 曹济民 |
| 基础所 | 医科院 | 滚动支持项目 | 3332013107 | Notch 信号通路在内侧颞叶癫痫发生中的作用 | | 许　琪 |
| 基础所 | 医科院 | 滚动支持项目 | 3332013108 | KLF11 调节胰岛素合成及机体的糖代谢 | | 常永生 |
| 基础所 | 医科院 | 竞争项目 | 3332013052 | FHL3 在胶质瘤干细胞自我更新过程中的作用及其分子机制 | | 韩　为 |
| 基础所 | 医科院 | 竞争项目 | 3332013053 | JAK2 介导的磷酸化促进组蛋白甲基转移酶 EZH2 降解的分子机制 | | 程谟斌 |
| 基础所 | 医科院 | 竞争项目 | 3332013054 | 间充质干细胞向棕色脂肪细胞诱导分化及调控机制研究 | | 韩　钦 |
| 基础所 | 医科院 | 竞争项目 | 3332013055 | LncRNA 参与幽门螺杆菌所致慢性胃炎恶性转化的分子机制 | | 史　娟 |
| 基础所 | 医科院 | 协和学者与创新团队发展计划 | | NMO 早期诊断分子标记物的筛选及机制的研究 | | 彭小忠 |
| 基础所 | 医科院 | 学生创新项目 | 3332013014 | 利用 Dicer 敲除小鼠研究 miRNAs 在大脑皮层发育过程中的作用 | | 吴　超 |
| 基础所 | 医科院 | 学生创新项目 | 3332013015 | miR-A 对骨质疏松的预防和治疗作用研究 | | 李唐平 |

续 表

| 单位 | 项目<br>(课题) | 类型 | 课题编号 | 课题名称 | 批准<br>(合同签订)<br>时间<br>(年/月/日) | 负责人 |
|---|---|---|---|---|---|---|
| 基础所 | 教育部博士点 | 新教师 | 2.01311E+13 | 长链非编码 RNA 在人神经胶质瘤细胞增殖和代谢中的表观遗传调控机制 | | 韩 为 |
| 基础所 | 重大专项 | 新药 | 2014ZX09101042 | 重大疾病治疗的干细胞药物品种临床试验研究及其制药工艺标准化研发 | | 韩 钦 |
| 基础所 | 重大专项 | 新药 | 2014ZX09507003-003 | 治疗炎性肠病新药 CAI 的临床前研究 | | 叶菜英 |
| 药物所 | 重大新药创制科技重大专项 | 参加 | 2013ZX10004601 | 基于化学基因组学的病原诊治生物标志物高通量筛选平台 | 2012-1 | 郭 颖 |
| 药物所 | 重大新药创制科技重大专项-其他新药临床前研究 | 参加 | 2011ZX09102-004-04 | 抗糖尿病创新药物重组胰生定多肽的临床前研究 | 2011-1 | 申竹芳 |
| 药物所 | 重大新药创制科技重大专项-其他新药临床前研究 | 参加 | 2012ZX09103-101-052 | 高效低毒抗癌光敏剂华卟啉纳的研究和开发 | 2012-1 | 方唯硕 |
| 药物所 | 重大新药创制科技重大专项 | 参加 | 2013zx09508104 | 经典复方小续命汤和消栓通络方的研究 | 2013-1 | 张天泰 |
| 药物所 | 支撑计划课题 | 主持 | | 基于 II a/X a 双靶点抑制的抗凝血创新机制为关键技术的化学 1.1 类新药 SAR | 2014-1 | 赵大龙 |
| 药物所 | 973 计划子课题 | 参加 | 2013s021 | 帕金森病预警、早期诊断与干预的新策略研究 | 2013-1 | 王晓良 |

续  表

| 单位 | 项目<br>(课题) | 类型 | 课题编号 | 课题名称 | 批准<br>(合同签订)<br>时间<br>(年/月/日) | 负责人 |
|------|------|------|------|------|------|------|
| 药物所 | 863 计划课题 | 主持 | SS2014AA021101 | 代谢物组与非编码RNA 的系统识别与鉴定关键技术研发——超灵敏高覆盖代谢组定量分析关键技术研发 | 2014-1 | 再帕尔·阿不力孜 |
| 药物所 | 863 计划课题 | 参加 | | 一种新型多肽 TCP-1 用于结直肠癌早期诊断的关键技术研究 | 2014-1 | 王 琰 |
| 药物所 | 科技部科技基础条件平台 | 参加 | | 傅里叶变换离子回旋共振质谱和三重四极杆质谱远程共享服务网络运行 | 2012-1 | 张金兰 |
| 药物所 | 科技部科技基础条件平台 | 参加 | 2012DDJIZZ07 | 人口健康领域科技计划项目——科技资源汇交和共享利用对策研究 | 2012-4 | 叶仙蓉 |
| 药物所 | 科技部重大科技仪器开发专项子课题 | 参加 | 2012YQ14000805 | 应用超高效液相色谱进行药物的快速检测方法开发和验证——(参加任务 5) | 2013-4 | 再帕尔·阿不力孜 |
| 药物所 | 国家自然科学基金国际(地区)合作与交流项目 | 主持 | 81310308044 | 第二届微管及以微管为靶点的药物的化学与生物学国际研讨会 | 2013-9 | 方唯硕 |
| 药物所 | 国家自然科学基金面上项目 | 参加 | 81273549 | 高良姜素诱导肝癌细胞自噬死亡的途径及相关分子机制 | 2013-1 | 黄 伟 |
| 药物所 | 国家自然科学基金面上项目 | 主持 | 31370922 | 利用口服定位接种技术研究肠道 T 细胞免疫区域化机制 | 2014-1 | 竺 青 |
| 药物所 | 国家自然科学基金面上项目 | 主持 | 81373269 | 结构多样性合成结合XBP1 激活导向的黄连碱结构修饰及构效关系研究 | 2014-1 | 秦海林 |

续　表

| 单位 | 项目<br>(课题) | 类型 | 课题编号 | 课题名称 | 批准<br>(合同签订)<br>时间<br>(年/月/日) | 负责人 |
|---|---|---|---|---|---|---|
| 药物所 | 国家自然科学基金面上项目 | 主持 | 81373287 | 板蓝根水提取物中具有不同抗病毒谱新型活性成分发现与研究 | 2014-1 | 石建功 |
| 药物所 | 国家自然科学基金面上项目 | 主持 | 81373342 | 基于肿瘤细胞异质性构建多功能纳米靶向胶束及其抗肿瘤研究 | 2014-1 | 高钟镐 |
| 药物所 | 国家自然科学基金面上项目 | 主持 | 81373370 | 创新药物体内整体分析及原位表征的新方法研究 | 2014-1 | 再帕尔·阿不力孜 |
| 药物所 | 国家自然科学基金面上项目 | 主持 | 81373387 | 2-（α-羟基戊基）苯甲酸钾盐抗阿尔茨海默病作用机理研究 | 2014-1 | 王晓良 |
| 药物所 | 国家自然科学基金面上项目 | 主持 | 81373388 | 新型非甾体抗炎药基于 TIR/NF-kB 信号通路抗阿尔茨海默病神经炎症的机制研究 | 2014-1 | 张天泰 |
| 药物所 | 国家自然科学基金面上项目 | 主持 | 81373997 | 基于 Nurr1 介导的 NF-κB 信号通路研究瓜子金皂苷己的抗炎机制 | 2014-1 | 苑玉和 |
| 药物所 | 国家自然科学基金青年科学基金项目 | 主持 | 21302226 | 闹羊花中具有离子通道调节作用的新颖结构二萜化合物的研究 | 2014-1 | 李　勇 |
| 药物所 | 国家自然科学基金青年科学基金项目 | 主持 | 21302227 | 大叶鼠尾草中防治血管性疾病的活性成分研究 | 2014-1 | 康　洁 |
| 药物所 | 国家自然科学基金青年科学基金项目 | 主持 | 21302228 | 新型多靶向抗阿尔茨海默病先导物的优化、合成与活性评价 | 2014-1 | 王冬梅 |
| 药物所 | 国家自然科学基金青年科学基金项目 | 主持 | 31300767 | 计算机辅助抗 IL-17A 抗体稳定性改造 | 2014-1 | 刘　明 |

**续　表**

| 单位 | 项目<br>（课题） | 类型 | 课题编号 | 课题名称 | 批准<br>（合同签订）<br>时间<br>（年/月/日） | 负责人 |
|---|---|---|---|---|---|---|
| 药物所 | 国家自然科学基金青年科学基金项目 | 主持 | 31300768 | 建立基于酵母展示和AID突变系统筛选高亲和力人源抗体平台 | 2014-1 | 孙　巍 |
| 药物所 | 国家自然科学基金青年科学基金项目 | 主持 | 81300679 | TSC2 对肠 L 细胞GLP-1 分泌的调控作用机制及对血糖稳态的影响研究 | 2014-1 | 李彩娜 |
| 药物所 | 国家自然科学基金青年科学基金项目 | 主持 | 81301916 | 以 HIF-1 为靶点的新型小分子化合物在乳腺癌中的抗肿瘤作用机制研究 | 2014-1 | 来芳芳 |
| 药物所 | 国家自然科学基金青年科学基金项目 | 主持 | 81302667 | 结构导向的异戊烯基转移酶 AtPT-1 底物杂泛性研究及酶法催化合成应用 | 2014-1 | 陈日道 |
| 药物所 | 国家自然科学基金青年科学基金项目 | 主持 | 81302703 | 基于天然产物的新型蛋白酶体抑制剂的先导发现与优化 | 2014-1 | 杨　颖 |
| 药物所 | 国家自然科学基金青年科学基金项目 | 主持 | 81302740 | 中药名方二仙汤调节脂代谢紊乱的物质基础及其作用通路研究 | 2014-1 | 吴彩胜 |
| 药物所 | 国家自然科学基金青年科学基金项目 | 主持 | 81302805 | 调节自噬活性的天然产物活性成分抗肿瘤的作用和机制 | 2014-1 | 林　珩 |
| 药物所 | 国家自然科学基金青年科学基金项目 | 主持 | 81302816 | 结核杆菌 FtsZ 抑制剂的筛选及其分子机制研究 | 2014-1 | 林　媛 |
| 药物所 | 国家自然科学基金青年科学基金项目 | 主持 | 81302827 | 新型 AMPK 激动剂通过抑制"脂代谢紊乱—活性氧簇—炎症"途径改善非酒精性脂肪肝炎 | 2014-1 | 连泽勤 |

| 单位 | 项目<br>（课题） | 类型 | 课题编号 | 课题名称 | 批准<br>（合同签订）<br>时间<br>（年/月/日） | 负责人 |
|------|------|------|------|------|------|------|
| 药物所 | 国家自然科学基金青年科学基金项目 | 主持 | 81302830 | 1.1 类新药硝克柳胺通过干扰 AGE-RAGE 信号通路对慢性肾功能不全的治疗作用机制研究 | 2014-1 | 张 森 |
| 药物所 | 国家自然科学基金青年科学基金项目 | 主持 | 81302847 | 新型 S1PR1 受体激动剂的转运代谢机制及药动-药效学研究 | 2014-1 | 扈金萍 |
| 药物所 | 国家自然科学基金青年科学基金项目 | 主持 | 81303207 | 基于多靶点作用特征的中药地骨皮抗糖尿病药效物质基础及自噬调节作用机制研究 | 2014-1 | 杨桠楠 |
| 药物所 | 国家自然科学基金重点项目 | 主持 | 21335007 | 整合代谢组学与质谱分子成像及检测技术的食管癌快速筛查及早期诊断新方法研究 | 2014-1 | 再帕尔·阿不力孜 |
| 药物所 | 教育部博士点基金 | 主持 | | 抗肿瘤海洋天然产物 Ceratamine A 的全合成及构效关系研究 | 2014-1 | 刘站柱 |
| 药物所 | 教育部博士点基金 | 主持 | | 基于 LC-DAD-MS 指导的海洋放线菌新颖微量活性物质的发现 | 2014-2 | 巩 婷 |
| 药物所 | 教育部博士点基金 | 主持 | | 叉头框转录因子 FOX01 在 GLP-1 受体激动剂 Exf 保护胰岛 β 细胞功能中的调节机制 | 2014-3 | 李彩娜 |
| 药物所 | 教育部博士点基金 | 主持 | 20121106110032 | 新型调脂分子 WS070117 与靶蛋白 AMPK 相互作用分子动力学模型构建 | 2013-1 | 朱海波 |
| 药物所 | 教育部留学回国启动基金 | 主持 | | MAC1 受体在番荔枝酰胺衍生物 FLZ 神经保护中的作用 | 2013 | 张 丹 |

**续　表**

| 单位 | 项目<br>(课题) | 类型 | 课题编号 | 课题名称 | 批准<br>(合同签订)<br>时间<br>(年/月/日) | 负责人 |
|---|---|---|---|---|---|---|
| 药物所 | 教育部优先发展领域项目 | 主持 | 20121106130001 | 以 α-突触核蛋白为靶点的抗帕金森病创新药物的基础研究 | 2013-1 | 陈乃宏 |
| 药物所 | 教育部新世纪优秀人才 | 主持 | NCET-12-0073 | 新世纪优秀人才支持计划 | 2013-1 | 张　丹 |
| 药物所 | 国家药典委员会 | 参加 | | 手性药物异构体杂质检查方法的研究与应用 | 2012-9 | 王　琰 |
| 药物所 | 国家药典委员会 | 主持 | TS-P031 | 桑白皮流浸膏质量标准的研究 | 2012-6 | 王素娟 |
| 药物所 | 北京市科委计划项目 | 主持 | Z131100002713002 | 新型抗类风湿性关节炎药水杨酸甲酯糖苷的临床前研究 | 2013-4 | 张天泰 |
| 药物所 | 北京市科委2013年科技创新基地培育与发展工程专项项目 | 主持 | Z131102002813062 | 活性物质发现与适药化北京重点实验室 | 2013-7 | 尹大力 |
| 药物所 | 北京市自然基金项目 | 主持 | 7132138 | 新型果糖 1,6-二磷酸酶 AMP 变构抑制剂的设计、合成和构效关系研究 | 2013-1 | 徐柏玲 |
| 药物所 | 北京市自然基金项目 | 主持 | 7132162 | 沉默信息调节因子 5 在 beta 细胞中对胰岛素分泌和细胞损伤的调控机理研究 | 2013-1 | 刘率男 |
| 药物所 | 北京市自然基金——预探索项目 | 主持 | 7133252 | 中药名方小续命汤有效成分组在大鼠脑内代谢分布特点研究 | 2013-1 | 吴彩胜 |
| 药物所 | 北京市自然基金重点项目 | 主持 | 5131002 | 纳米释放型微米疫苗载体用于口服肠道定位接种的研究 | 2013-1 | 竺　青 |
| 药物所 | 北京市自然基金重点项目 | 主持 | 7131013 | 天然产物中抗帕金森病相关基因 α-突触核蛋白损伤先导化合物的发现 | 2013-1 | 陈乃宏 |

| 单位 | 项目<br>(课题) | 类型 | 课题编号 | 课题名称 | 批准<br>(合同签订)<br>时间<br>(年/月/日) | 负责人 |
|---|---|---|---|---|---|---|
| 药物所 | 新疆科技厅科技计划项目 | 主持 | 201333118 | 维吾尔药睡莲花保肝有效部位候选药物研究 | 2013-7 | 吉腾飞 |
| 药物所 | 新疆自治区科技厅自然科学基金 | 主持 | 201233146-8 | 基于 LC-MS/MS 技术的新疆紫草活性成分分析研究 | 2012-1 | 张瑞萍 |
| 药物所 | 医科院基本科研业务费 | 主持 | | "天然药物活性物质与功能国家重点实验室"建设 | 2013-1 | 花 芳 |
| 药物所 | 协和青年科研基金 | 主持 | 3332013075 | 5 种含氨基类抗结核药物的晶型研究 | 2013-7 | 张 丽 |
| 药物所 | 协和青年科研基金 | 主持 | 3332013111 | 番荔枝酰胺衍生物 FLZ 神经营养作用机制研究 | 2013-7 | 张 丹 |
| 药物所 | 协和青年科研基金 | 主持 | 3332013112 | 虎眼万年青皂苷 OSW-1 苷元 16β 羟化酶基因分离及功能筛选 | 2013-7 | 孔建强 |
| 药物所 | 协和青年科研基金 | 主持 | 3332013072 | 基于虚拟筛选的选择性 $S1P_1$ 受体激动剂研究 | 2013-7 | 汪小涧 |
| 药物所 | 协和青年科研基金 | 主持 | 3332013074 | 新型木脂素类化合物 JG023 的结构优化及抗肿瘤活性研究 | 2013-7 | 童元峰 |
| 药物所 | 协和青年科研基金 | 主持 | 3332013073 | 镇静催眠新化合物 YZG-331 体内转运特性及对转运蛋白的影响 | 2013-7 | 盛 莉 |
| 药物所 | 协和青年科研基金 | 主持 | 3332013024 | 自噬活性物质筛选系统的建立及活性物质的筛选应用 | 2013-7 | 解 静 |
| 药物所 | 协和青年科研基金 | 主持 | | MicroRNA 靶向 TRB3 活化自噬流改善糖尿病性心肌病 | | 张晓伟 |
| 药物所 | 协和青年科研基金 | 主持 | | 筛选抗 a-突触核蛋白聚集及其损伤的活性化合物 | | 苑玉和 |

续　表

| 单位 | 项目<br>(课题) | 类型 | 课题编号 | 课题名称 | 批准<br>(合同签订)<br>时间<br>(年/月/日) | 负责人 |
|---|---|---|---|---|---|---|
| 药生所 | "十二五"科技重大专项 | | 2014ZX09507009 | 抗 G-耐药菌新药的发现与研发 | 2013 | 杨信怡 |
| 药生所 | "十二五"科技重大专项 | | 2014ZX09201042 | 基于合成生物学技术的创新药物研发及大品种升级改造 | 2013 | 邵荣光 |
| 药生所 | 国家自然科学基金 | 青年科学基金项目 | 31300115 | 北极新奥尔松地区地衣内生真菌多样性及其抗菌活性的研究 | 2013 | 张　涛 |
| 药生所 | 国家自然科学基金 | 青年科学基金项目 | 81302644 | 一种含噁唑烷酮结构片段的拟肽类 HIV-1 蛋白酶抑制剂的设计、合成及其活性研究 | 2013 | 白晓光 |
| 药生所 | 国家自然科学基金 | 青年科学基金项目 | 81302645 | 全新作用机制槐果酸衍生物的设计、合成及其抗丙型肝炎病毒(HCV) 研究 | 2013 | 李迎红 |
| 药生所 | 国家自然科学基金 | 青年科学基金项目 | 81302675 | 新型天然 HIV-1 蛋白酶抑制剂的发现与研究 | 2013 | 陈明华 |
| 药生所 | 国家自然科学基金 | 青年科学基金项目 | 81302676 | 生物合成分析指导下的抗肿瘤/抗病毒链霉菌次级代谢产物新组分发现 | 2013 | 江冰娅 |
| 药生所 | 国家自然科学基金 | 青年科学基金项目 | 81302677 | 基于球孢链霉菌 C-1027 基因组信息发掘新型天然产物 | 2013 | 王丽非 |
| 药生所 | 国家自然科学基金 | 青年科学基金项目 | 81302802 | G3BP1 在 EMT 介导的乳腺癌转移中的作用及其机制研究 | 2013 | 张　浩 |
| 药生所 | 国家自然科学基金 | 青年科学基金项目 | 81302815 | 利用 SPR 技术寻找 HIV-1 病毒 Vpu 蛋白抑制剂 | 2013 | 山广志 |
| 药生所 | 国家自然科学基金 | 青年科学基金项目 | 81302823 | 小檗碱类化合物降血糖作用的分子和化学机理研究 | 2013 | 任　刚 |

| 单位 | 项目<br>(课题) | 类型 | 课题编号 | 课题名称 | 批准<br>(合同签订)<br>时间<br>(年/月/日) | 负责人 |
|---|---|---|---|---|---|---|
| 药生所 | 国家自然科学基金 | 国际（地区）合作与交流项目 | 81311120299 | 利用传统中医资源寻找非小细胞肺癌的新疗法 | 2013 | 周金明 |
| 药生所 | 国家自然科学基金 | 国际（地区）合作与交流项目 | 81311120300 | Vpu 拮抗 BST-2 的作用机理研究及相关抗 HIV-1 药物发现 | 2013 | 岑　山 |
| 药生所 | 国家自然科学基金 | 创新研究群体科学基金 | 81321004 | 微生物药物 | 2013 | 蒋建东 |
| 药生所 | 国家自然科学基金 | 优秀青年科学基金项目 | 81322050 | 抗病毒药物分子药理学 | 2013 | 彭宗根 |
| 药生所 | 国家自然科学基金 | 海外及港澳学者合作研究基金 | 81328024 | 以 NF-κB 和 Runx2 为双重靶标进行新型抗骨质疏松候选化合物的筛选与机制研究 | 2013 | 陈琳峰 |
| 药生所 | 国家自然科学基金 | 国际（地区）合作与交流项目 | 81361128017 | 中加健康研究合作计划项目：SAMHD1 在艾滋病病毒（HIV-1）传播中的作用 | 2013 | 岑　山 |
| 药生所 | 国家自然科学基金 | 国际（地区）合作与交流项目 | 81361138020 | 以细菌胞壁（及其他细菌组分）为靶的新型天然化合物：基础理论、新型工具及药物候选物的发掘与发现 | 2013 | 蒋建东 |
| 药生所 | 国家自然科学基金 | 面上项目 | 81373267 | 喹诺酮－噁唑烷酮杂合体的设计、合成与抗革兰阳性耐药菌/抗结核作用研究 | 2013 | 刘明亮 |
| 药生所 | 国家自然科学基金 | 面上项目 | 81373268 | 新型噻喃并吲哚衍生物的设计合成及其抗耐药菌和结核杆菌作用研究 | 2013 | 刘宗英 |
| 药生所 | 国家自然科学基金 | 面上项目 | 81373308 | 塔克拉玛干沙漠药用微生物资源勘探与抗耐药菌新分子的发现 | 2013 | 孙承航 |

续　表

| 单位 | 项目<br>(课题) | 类型 | 课题编号 | 课题名称 | 批准<br>(合同签订)<br>时间<br>(年/月/日) | 负责人 |
|------|------|------|------|------|------|------|
| 药生所 | 国家自然科学基金 | 面上项目 | 81373341 | 基于肿瘤细胞受体介导 pH 敏感的双功能抗肿瘤主动靶向给药系统的基础研究 | 2013 | 夏桂民 |
| 药生所 | 国家自然科学基金 | 面上项目 | 81373437 | c-FLIP 在上皮间质转化介导的肿瘤侵袭转移中的作用及和厚朴酚的调节机制 | 2013 | 陈淑珍 |
| 药生所 | 国家自然科学基金 | 面上项目 | 81373438 | 自噬及相关 AMPK/mTOR 和 ERK1/2 双重信号通路与洋地黄类药物抗肿瘤作用关系研究 | 2013 | 王　真 |
| 药生所 | 国家自然科学基金 | 面上项目 | 81373452 | 抗多重耐药结核分枝杆菌高活性化合物作用机制的研究 | 2013 | 余利岩 |
| 药生所 | 国家自然科学基金 | 面上项目 | 81373453 | III 型干扰素与自噬蛋白作为丙型肝炎病毒复制和表达的宿主应答因子的研究 | 2013 | 张靖溥 |
| 药生所 | 国家自然科学基金 | 国际（地区）合作与交流项目 | 81381330322 | 中瑞抗生素及耐药性医学研讨会 | 2013 | 杨信怡 |
| 药生所 | 国家自然科学基金 | 青年-面上连续项目 | 81370089 | 以 L12/L10 相互作用为新型抗结核/肠杆菌药物靶标的确认与先导物发现研究 | 2013 | 李　妍 |
| 药生所 | 国家自然科学基金 | 青年-面上连续项目 | 81370087 | PLK1 PBD 结构域抑制剂的筛选与抗肿瘤机理研究 | 2013 | 张　晶 |
| 药生所 | 协和青年科研基金 | 竞争性项目 | | 利用基因组发掘的方法寻找球孢链霉菌中新型天然产物 | 2013 | 王丽非 |
| 药生所 | 协和青年科研基金 | 竞争性项目 | | 靶向 ABCA1 和 SR-BI 抗动脉粥样硬化先导物 IMB-LX08 的药效及机理研究 | 2013 | 许艳妮 |

| 单位 | 项目<br>（课题） | 类型 | 课题编号 | 课题名称 | 批准<br>（合同签订）<br>时间<br>（年/月/日） | 负责人 |
|------|------|------|------|------|------|------|
| 药生所 | 协和青年科研基金 | 定向项目 | | 噁唑霉素和除莠霉素新组分的发现及其抗肿瘤细胞活性 | 2013 | 江冰娅 |
| 药生所 | 协和青年科研基金 | 学生项目 | | MDM2 抑制剂 LW-1 的结构优化与抗肿瘤活性研究 | 2013 | 吴林韬 |
| 药生所 | 协和青年科研基金 | 学生项目 | | 特异性毒力因子抑制剂——新型抗结核药物的研究 | 2013 | 张　义 |
| 药生所 | 中央科研院所基本科研业务费（所院长基金） | | | 新型抗结核药物候选物 IMB-T097 的成药性研究 | 2013 | 陈明华 |
| 药生所 | 中央科研院所基本科研业务费（所院长基金） | | | 3-羟基吗啡喃衍生物及其神经保护作用的研究 | 2013 | 白晓光 |
| 药生所 | 中央科研院所基本科研业务费（所院长基金） | | | 基于石墨烯量子点改善环化小檗碱类抗肿瘤化合物生物利用度的探索 | 2013 | 李迎红 |
| 药生所 | 中央科研院所基本科研业务费（所院长基金） | | | 加迪霉素（C-3560）的结构与抗肿瘤活性研究 | 2013 | 王　莹 |
| 药生所 | 中央科研院所基本科研业务费（所院长基金） | | | 微生物代谢产物库的构建 | 2013 | 左利民 |
| 药生所 | 中央科研院所基本科研业务费（所院长基金） | | | 基于碳青霉烯酶的抗生素体外代谢和体外 PK/PD 研究 | 2013 | 庞　晶 |
| 药生所 | 中央科研院所基本科研业务费（所院长基金） | | | 提高微生物次级代谢产物发酵水平研究 | 2013 | 武临专 |

续　表

| 单位 | 项目（课题） | 类型 | 课题编号 | 课题名称 | 批准（合同签订）时间（年/月/日） | 负责人 |
|---|---|---|---|---|---|---|
| 药生所 | 中央科研院所基本科研业务费（所院长基金） | | | 排重支撑平台建立与新抗生素发现 | 2013 | 孙承航 |
| 药生所 | 国际合作（非科技部） | | | 抗结核药物研究 | 2013 | 蒋建东 |
| 药生所 | 教育部博士点基金 | 新教师类 | 20131106120027 | 塔克拉玛干沙漠来源抗耐药菌新抗生素的发现 | 2013 | 蒋忠科 |
| 药植所 | "重大新药创制"国家科技重大专项 | | 2012ZX09103201-041-001 | 糖脂代谢新药 BLP 的研究 | 2012-2015 | 朱春燕 |
| 药植所 | "重大新药创制"国家科技重大专项 | | 2012ZX09102201-008-001 | 国家一类中药新药巴西苏木红素注射剂的研究 | 2012-2015 | 朱春燕 |
| 药植所 | "重大新药创制"国家科技重大专项 | | 2013ZX09103002-022 | 肠宁胶囊等中药候选药物研究 | 2013-2015 | 杨志宏 |
| 药植所 | "重大新药创制"国家科技重大专项 | | 2012ZX09J12110-04C | 航天应激所致认知功能损伤防治新化合物 DS 的成药性研究 | 2012-2015 | 廖永红 |
| 药植所 | "重大新药创制"国家科技重大专项 | | 2013ZX09508104001003 | 基于代谢组学和 GPCR 靶标的中药复方研究 | 2013-2015 | 邹忠梅 |
| 药植所 | 国家科技支撑计划课题 | | 2012BAI28B02 | 内蒙古自治区 5 种特色蒙药濒危植物资源保护与可持续利用发展体系的构建 | 2012-2015 | 何春年 |
| 药植所 | 国家自然科学基金面上项目 | | 31370327 | 丹参 miR828 和 miR858 参与次生代谢调控的分子机制 | 2014-2017 | 卢善发 |

续　表

| 单位 | 项目<br>(课题) | 类型 | 课题编号 | 课题名称 | 批准<br>(合同签订)<br>时间<br>(年/月/日) | 负责人 |
|---|---|---|---|---|---|---|
| 药植所 | 国家自然科学基金面上项目 | | 81370961 | 肠特异性 CGI-58 基因敲除致小鼠脂质代谢紊乱的研究 | 2014-2017 | 谢　平 |
| 药植所 | 国家自然科学基金面上项目 | | 81373418 | 敬钊缨毛蜘蛛素-V 以海马 Kv4.2 消退为调控基点的促进 LTP 诱导和认知障碍改善作用的分子机制研究 | 2014-2017 | 王晓英 |
| 药植所 | 国家自然科学基金面上项目 | | 81373911 | 基于转录组测序的人参自毒胁迫响应分子机制研究 | 2014-2017 | 丁万隆 |
| 药植所 | 国家自然科学基金面上项目 | | 81373912 | 灵芝长非编码 RNA 对三萜类化合物合成的调控作用和机理研究 | 2014 | 刘　昶 |
| 药植所 | 国家自然科学基金面上项目 | | 81373913 | 中国南五味子属药用植物亲缘学研究 | 2014-2017 | 刘海涛 |
| 药植所 | 国家自然科学基金面上项目 | | 81373914 | 罗汉果甜苷 V 代谢关键酶基因 CS 和 CAS 功能的研究 | 2014-2017 | 马小军 |
| 药植所 | 国家自然科学基金面上项目 | | 81373915 | 地黄块根发育比较转录组学研究 | 2014-2017 | 孙　鹏 |
| 药植所 | 国家自然科学基金面上项目 | | 81373916 | AP2/ERF 转录因子对铁皮石斛生物碱合成的调控机制研究 | 2014-2017 | 姚　辉 |
| 药植所 | 国家自然科学基金面上项目 | | 81373922 | 基于 ITS2 互补碱基变化分析的中药基原物种鉴定研究 | 2014-2017 | 宋经元 |
| 药植所 | 国家自然科学基金面上项目 | | 81373923 | 《本草纲目》岭南药物考 | 2014-2017 | 赵中振 |

续　表

| 单位 | 项目<br>（课题） | 类型 | 课题编号 | 课题名称 | 批准<br>（合同签订）<br>时间<br>（年/月/日） | 负责人 |
|---|---|---|---|---|---|---|
| 药植所 | 国家自然科<br>学基金面上<br>项目 | | 81373953 | 中药升麻环菠萝蜜烷三萜类成分基于内质网应激途径诱导肝癌细胞凋亡的活性和作用机制的研究 | 2014-2017 | 陈四保 |
| 药植所 | 国家自然科<br>学基金面上<br>项目 | | 81374010 | 风轮菜黄酮类成分调控 Nrf2/ARE 信号通路诱导 Ⅱ 相解毒酶抗心肌缺血再灌注损伤的分子机制及构效关系研究 | 2014-2017 | 孙桂波 |
| 药植所 | 国家自然科<br>学基金面上<br>项目 | | 81374011 | 冠心丹参方对氧化应激介导动脉粥样硬化炎症反应的多靶优效配伍调控的分子机制研究 | 2014-2017 | 孙晓波 |
| 药植所 | 国家自然科<br>学基金面上<br>项目 | | 81374071 | 灵芝全生育期漆酶的功能与作用机制 | 2014-2017 | 陈向东 |
| 药植所 | 国家自然科<br>学基金青年<br>基金项目 | | 81202438 | 以整合酶-LEDGF/p75 相互作用为靶点的抗 HIV 药物高通量筛选 | 2013-2015 | 张大为 |
| 药植所 | 国家自然科<br>学基金青年<br>基金项目 | | 31300272 | 基于功能基因时空表达研究赤芍和白芍功效成分差异的形成机制 | 2014-2016 | 王秋玲 |
| 药植所 | 国家自然科<br>学基金青年<br>基金项目 | | 81302656 | 基于新型小分子探针技术寻找民族药露兜簕中咖啡酰奎宁酸类天然产物降脂作用靶标的基础研究 | 2014-2016 | 田　瑜 |
| 药植所 | 国家自然科<br>学基金青年<br>基金项目 | | 81302769 | 基于 TLRs/NF-κB 和 PI3K/Akt 信号间 cross-talk 研究三七皂苷 R1 对动脉粥样硬化鼠 AMI 易感性的影响及保护机制 | 2014-2016 | 孙　冰 |

续 表

| 单位 | 项目<br>（课题） | 类型 | 课题编号 | 课题名称 | 批准<br>（合同签订）<br>时间<br>（年/月/日） | 负责人 |
|---|---|---|---|---|---|---|
| 药植所 | 国家自然科学基金青年基金项目 | | 81303157 | 老参地土壤自毒物质及病原菌的积累特征及轮作后的变化规律 | 2014-2016 | 焦晓林 |
| 药植所 | 国家自然科学基金青年基金项目 | | 81303158 | 全基因组关联分析鉴定深层发酵灵芝菌株三萜高产关联多态性位点 | 2014-2016 | 石林春 |
| 药植所 | 国家自然科学基金青年基金项目 | | 81303159 | 蛇足石杉孢子萌发控制因子及生活史研究 | 2014-2016 | 王德立 |
| 药植所 | 国家自然科学基金青年基金项目 | | 81303212 | 丹参主要品质性状的遗传及基因型与环境互作研究 | 2014-2016 | 杨成民 |
| 药植所 | 国家自然科学基金青年基金项目 | | 81303257 | 基于 miR-106b 靶向调控 CDKN1A 通路的冠心丹参方及主要活性成分抗心肌缺血再灌注损伤细胞凋亡的分子机制研究 | 2014-2016 | 邢小燕 |
| 药植所 | 国家自然科学基金青年基金项目 | | 81303268 | 人参皂苷 Rh2 靶向 ANRIL 分子介导 CD-KN2B-CDKN2A 基因簇表观遗传调控的抗肿瘤作用机制 | 2014-2016 | 李 奇 |
| 药植所 | 国家自然科学基金青年基金项目 | | 81303312 | 沉香中结香真菌分布特点及其成香机制研究 | 2014-2016 | 陈旭玉 |
| 药植所 | 中药材扶持资金项目 | | | 濒危道地药材川贝母人工种植示范——万亩川贝母规模化人工种植基地建设 | 2013-2014 | 宋经元 |
| 药植所 | 中药材扶持资金项目 | | | 2013 年度中药材公示项目绩效评价 | 2014-2015 | 王文全 |
| 药植所 | 现代中药高技术产业发展专项项目 | | | 海南珍稀农业有限公司珍稀濒危南药白木香野生变家种产业化示范基地 | 2013 | 魏建和 |

续　表

| 单位 | 项目<br>(课题) | 类型 | 课题编号 | 课题名称 | 批准<br>(合同签订)<br>时间<br>(年/月/日) | 负责人 |
|---|---|---|---|---|---|---|
| 药植所 | 教育部博士点基金项目 | | 20131106130002 | 真菌在珍稀濒危药用植物铁皮石斛繁殖中作用机制的研究 | 2014-2016 | 郭顺星 |
| 药植所 | 教育部博士点基金项目 | | 20131106110033 | 丹参脂溶性和水溶性成分的杂种优势特点及其与产量性状的关系 | 2014-2016 | 魏建和 |
| 药植所 | 教育部博士点基金项目 | | 20131106120032 | 西洋参自毒物质在土壤中的积累及轮作后的变化规律 | 2014-2016 | 焦晓林 |
| 药植所 | 教育部博士点基金项目 | | 20131106120033 | 人参皂苷 Rh2 靶向 ANRIL 分子介导 CD-KN2B-CDKN2A 基因簇表观遗传调控的抗肿瘤药理作用机制研究 | 2014-2016 | 李　奇 |
| 药植所 | 教育部博士点基金项目 | | 20131106120029 | 地黄 DNA 甲基化与连作障碍形成的关系研究 | 2014-2016 | 廖登群 |
| 药植所 | 教育部新世纪人才支持计划项目 | | NCET-13-0070 | 靶向抗肿瘤新药和改善糖脂代谢紊乱药物的发现和作用机制研究 | 2013-2015 | 谢　勇 |
| 药植所 | 人事部留学回国人员科技活动项目 | | | 地黄耐连作种质资源的筛选及创新 | 2013-2014 | 廖登群 |
| 药植所 | 化妆品植物原料的安全性分析 | | | 国家食品药品监督管理局项目 | 2013-2014 | 石　钺 |
| 药植所 | 国家中医药管理局国家中医临床研究基地业务建设科研专项 | | JDZX2012057 | "地五养肝方"药效物质基础及体内代谢研究 | 2012-2014 | 邹忠梅 |

| 单位 | 项目<br>(课题) | 类型 | 课题编号 | 课题名称 | 批准<br>(合同签订)<br>时间<br>(年/月/日) | 负责人 |
|------|------|------|------|------|------|------|
| 药植所 | 财政部 | | | 国家药用植物种质保存与利用支撑平台的可持续发展 | 2013 | 魏建和 |
| 药植所 | 香港浸会大学合作项目 | | | 中药药效组分知识产权保护战略研究 | 2013-2014 | 陈士林 |
| 药植所 | 澳门科学技术发展基金项目 | | | 中药有效成分纳米混悬给药系统的研究 | 2011-2014 | 常　琪 |
| 药植所 | 世界卫生组织项目 | | | 《中国药用植物（第二版）》英文版编写 | 2013-2014 | 林余霖 |
| 药植所 | 国家外专局项目 | | | 濒危兰科药用植物资源可持续利用 | 2013 | 郭顺星 |
| 药植所 | 国家外专局项目 | | | 中药中真菌毒素的降解和信息库的构建 | 2013 | 杨美华 |
| 药植所 | 新疆维吾尔自治区科技计划项目 | | 201333102 | 治疗胃溃疡5类新药甘草黄酮的临床前研究 | 2013-2015 | 曹　丽 |
| 药植所 | 新疆乌鲁木齐市科技攻关计划 | | | 新疆民族药材鉴定DNA条形码技术平台建设与关键技术研究 | 2013-2014 | 郭宝林 |
| 药植所 | 海南省中药现代化专项 | | | 创新型功能性食品添加剂—芒果苷研究 | 2013-2014 | 许旭东 |
| 药植所 | 海南省重大科技项目 | | ZDZX2013008-2 | 道地南药益智、槟榔产业化关键技术研究 | 2013-2015 | 孔维军 |
| 药植所 | 宁夏自治区科技成果转化专项资金项目 | | | 濒危药材肉苁蓉种子繁育基地建设 | 2012-2013 | 徐　荣 |
| 药植所 | 宁夏自治区科技攻关计划项目 | | YKX-12 | 肉苁蓉产地加工技术研究 | 2012-2013 | 陈　君 |
| 药植所 | 北京中医药文化旅游内涵建设项目 | | | 北京药用植物园文化内涵建设 | 2013-2014 | 魏建和 |

续 表

| 单位 | 项目<br>(课题) | 类型 | 课题编号 | 课题名称 | 批准<br>(合同签订)<br>时间<br>(年/月/日) | 负责人 |
|---|---|---|---|---|---|---|
| 药植所 | 广西壮族自治区卫生厅中医药科技专项 | | | 基于 DNA 条形码技术的广西道地药材桑寄生质量标准研究 | 2013-2014 | 姚 辉 |
| 药植所 | 贵州省科技厅科技合作项目 | | | 毕节药用植物资源调查收集及 DNA 条形码研究 | 2013-2014 | 宋经元 |
| 药植所 | 吉林省科技发展计划项目 | | 20130305047YY | 基于 GIS 的吉林省人参精细区划生态因子数学模型构建及生产布局研究 | 2013-2015 | 谢彩香 |
| 药植所 | 吉林省科技发展计划项目 | | 20130303089YY | 刺五加仿生栽培药材质量评价研究 | 2013-2015 | 谢彩香 |
| 药植所 | 人因工程重点实验室开放基金资助项目 | | HF2013-K-01 | 基于计算机视觉技术的大小鼠游泳耐力实验系统 | 2013-2015 | 刘新民 |
| 药植所 | 天然药物活性物质与功能国家重点实验室开放课题 | | | 药用植物内生真菌中新型生物碱及其生物功能研究 | 2013 | 丁 刚 |
| 药植所 | 国家濒危物种进出口管理办公室 | | | 亚洲四种有用植物资源和贸易调查评估 | 2013 | 宋经元 |
| 药植所 | 中国博士后基金项目（第 6 批特别资助） | | 2013T60084 | 奶牛乳腺炎功能基因筛选及免疫治疗研究 | 2013-2014 | 袁峥嵘 |
| 药植所 | 中国博士后基金项目（第 53 批） | | 2013M530556 | 4′-OH-TMF 抑制肝癌细胞周期的靶向位点作用机制研究 | 2013-2014 | 成 钟 |
| 药植所 | 中国博士后基金项目（第 53 批） | | 2013M530031 | 赤芍和白芍"同种异效"功效成分差异的形成机制研究 | 2013-2014 | 王秋玲 |

续 表

| 单位 | 项目<br>(课题) | 类型 | 课题编号 | 课题名称 | 批准<br>(合同签订)<br>时间<br>(年/月/日) | 负责人 |
|---|---|---|---|---|---|---|
| 药植所 | 中国博士后<br>基金项目<br>(第53批) | | 2013M530558 | 反义RNA介导的RB1基因表观遗传学调控机制 | 2013-2014 | 李 奇 |
| 药植所 | 中国博士后<br>基金项目<br>(第54批) | | 2013M540063 | 肠特异性CGI-58基因敲除致小鼠脂质代谢紊乱的研究 | 2013-2014 | 谢 平 |
| 药植所 | 中国博士后<br>基金项目<br>(第54批) | | 2013M540065 | 人参红皮病病原菌的遗传多样性及分子检测 | 2013-2014 | 卢晓红 |
| 药植所 | 中国博士后<br>基金项目<br>(第54批) | | 2013M540067 | 冠心丹参方通过miR-106b调控MIRI细胞凋亡的新机制 | 2013-2014 | 邢小艳 |
| 药植所 | 中国博士后<br>基金项目<br>(第54批) | | 2013M540886 | 基于CADD技术研发靶向DUSP26的新型抗肿瘤化合物 | 2013-2014 | 任吉霞 |
| 药植所 | 中国博士后<br>基金项目<br>(第54批) | | 2013M540888 | Ox-LDL下调IAPs诱导HUVEC凋亡及木犀草素的干预机制 | 2013-2014 | 徐 翀 |
| 药植所 | 协和青年科研基金项目 | | 3332013076 | 新型吸收促进剂PAMAM dendrimers作用机制的深入研究 | 2013.7-2014.6 | 董政起 |
| 药植所 | 协和青年科研基金项目 | | 3332013077 | Mn掺杂ZnS量子点-室温磷光免疫检测莲子中黄曲霉毒素 | 2013.7-2014.6 | 孔维军 |
| 药植所 | 协和青年科研基金项目 | | 3332013078 | 苦津茶干预结直肠癌癌前病变及代谢通路分析研究 | 2013.7-2014.6 | 何春年 |
| 药植所 | 协和青年科研基金项目 | | 3332013079 | 咖啡酸衍生物的植物学分布与构效关系 | 2013.7-2014.6 | 刘海波 |
| 药植所 | 协和青年科研基金项目 | | 3332013113 | 人参内生菌株ge25可用性评价及菌剂制备工艺研究 | 2013.7-2014.6 | 李 勇 |
| 药植所 | 协和青年科研基金项目 | | 3332013025 | miR397在丹参抗逆性及药用活性成分生物合成中的作用研究 | 2013.7-2014.6 | 李东巧 |

**续　表**

| 单位 | 项目<br>（课题） | 类型 | 课题编号 | 课题名称 | 批准<br>（合同签订）<br>时间<br>（年/月/日） | 负责人 |
|---|---|---|---|---|---|---|
| 药植所 | 协和博士后科学基金项目 | | | 临床有效中药冠心丹参方对缺血心肌保护作用新靶点——miRNA-106b 的分子机制研究 | 2013-2014 | 邢小燕 |
| 药植所 | 协和博士后科学基金项目 | | | 人参红皮病病原菌的多样性及定量检测 | 2013-2014 | 卢晓红 |
| 药植所 | 中央高校基本科研业务费 | | | 2 株三七内生"天才菌株"中生物碱化学结构和生物活性研究 | 2013.12-2014.11 | 丁　刚 |
| 药植所 | 中央高校基本科研业务费 | | | 基于反向遗传学策略的灵芝萜类新化合物发掘研究 | 2013.12-2014.11 | 孙　超 |
| 药植所 | 中央级公益型科研院所基本科研业务费项目 | | yz-13-01 | 基于单分子实时测序技术的贝母属叶绿体基因组测序及其应用研究 | 2013.1-2013.12 | 李　莹 |
| 药植所 | 中央级公益型科研院所基本科研业务费项目 | | yz-13-02 | 猪苓菌核的质量分析研究 | 2013.1-2013.12 | 邢咏梅 |
| 药植所 | 中央级公益型科研院所基本科研业务费项目 | | yz-13-03 | 甘草中真菌毒素的形成机制研究 | 2013.1-2013.12 | 孔维军 |
| 药植所 | 中央级公益型科研院所基本科研业务费项目 | | yz-13-04 | 新型抗肿瘤化合物JR6 治疗肝癌的作用机制研究 | 2013.1-2013.12 | 贺晓丽 |
| 药植所 | 中央级公益型科研院所基本科研业务费项目 | | yz-13-05 | 协和学者特聘教授（中药资源学） | 2013.4-2014.12 | 魏建和 |

| 单位 | 项目<br>（课题） | 类型 | 课题编号 | 课题名称 | 批准<br>（合同签订）<br>时间<br>（年/月/日） | 负责人 |
|---|---|---|---|---|---|---|
| 药植所 | 中央级公益型科研院所基本科研业务费项目 | | yz-13-06 | 流苏金石斛中二萜类化学结构与α-葡萄糖苷酶抑制活性研究 | 2013.5-2016.4 | 丁　刚 |
| 药植所 | 中央级公益型科研院所基本科研业务费项目 | | yz-13-07 | 猪苓菌核共生蜜环菌的种性确证 | 2013.5-2016.4 | 邢晓科 |
| 药植所 | 中央级公益型科研院所基本科研业务费项目 | | yz-13-08 | 五味子降血脂作用的物质基础及其作用机制的初步研究 | 2013.5-2016.4 | 刘海涛 |
| 药植所 | 中央级公益型科研院所基本科研业务费项目 | | yz-13-09 | 新型抗肿瘤化合物JR6诱导人肝癌细胞HepG2凋亡的机制研究 | 2013.5-2016.4 | 贺晓丽 |
| 药植所 | 中央级公益型科研院所基本科研业务费项目 | | yz-13-10 | 参松软胶囊的研究 | 2013.5-2016.4 | 董政起 |
| 药植所 | 中央级公益型科研院所基本科研业务费项目 | | yz-13-11 | 白木香重要害虫黄野螟的特征光谱诱杀灯研发 | 2013.5-2016.4 | 乔海莉 |
| 药植所 | 中央级公益型科研院所基本科研业务费项目 | | IT1301 | 基于现代系统生物学原理与技术的中药药效物质基础、新药发现及标准化研究 | 2013.7-2013.6 | 孙晓波 |
| 药植所 | 中央级公益型科研院所基本科研业务费项目 | | IT1302 | 濒危药用植物菌根生物学研究 | 2013.7-2013.6 | 郭顺星 |
| 药植所 | 中央级公益型科研院所基本科研业务费项目 | | IT1303 | 基因资源与分子育种 | 2013.7-2013.6 | 魏建和 |

**续 表**

| 单位 | 项目<br>（课题） | 类型 | 课题编号 | 课题名称 | 批准<br>（合同签订）<br>时间<br>（年/月/日） | 负责人 |
|---|---|---|---|---|---|---|
| 药植所 | 中央级公益<br>型科研院所<br>基本科研业<br>务费项目 | | IT1304 | 天然产物合成生物学 | 2013.7-2013.6 | 宋经元 |
| 药植所 | 中央级公益<br>型科研院所<br>基本科研业<br>务费项目 | | IT1305 | 基于天然活性成分<br>（群）的创新药物<br>研究 | 2013.7-2013.6 | 邹忠梅 |
| 药植所 | 中央级公益<br>型科研院所<br>基本科研业<br>务费项目 | | IT1306 | 热带名贵药用植物种<br>质创新与繁育 | 2013.7-2013.6 | 马小军 |
| 药植所 | 横向课题 | | 2013-1 | 治疗抑郁症复方中药<br>新药开发 | 2013-1 | 陈 曦 |
| 药植所 | 横向课题 | | 2013-2 | 协议书（共享菌种） | 2013-1 | 郭顺星 |
| 药植所 | 横向课题 | | 2013-3 | 国产生物药 SI-006 的<br>国际开发 | 2013-1 | 孙晓波 |
| 药植所 | 横向课题 | | 2013-4 | 贵州道地药材工厂化<br>育苗基地建设 | 2013-1 | 陈彩霞 |
| 药植所 | 横向课题 | | 2013-5 | 中药提取物体外抗肿<br>瘤活性的初步活性<br>筛选 | 2013-1 | 廖永红 |
| 药植所 | 横向课题 | | 2013-6 | 桔梗样品理化分析 | 2013-1 | 杨成民 |
| 药植所 | 横向课题 | | 2013-7 | 结构体变异的 PacBio<br>测序和生物信息学分<br>析（III） | 2013-1 | 刘 昶 |
| 药植所 | 横向课题 | | 2013-8 | 赫章半夏规范化种植<br>及良种繁殖基地建设 | 2013-2 | 李艾莲 |
| 药植所 | 横向课题 | | 2013-9 | 柴胡滴丸解热有效成<br>分和药材基源关系<br>研究 | 2013-3 | 郭宝林 |
| 药植所 | 横向课题 | | 2013-10 | 九里香等中药药材及<br>配方颗粒 DNA 条形<br>码鉴定研究 | 2013-3 | 宋经元 |
| 药植所 | 横向课题 | | 2013-11 | 化学药品异常毒性<br>检查 | 2013-3 | 孙 虹 |

| 单位 | 项目<br>(课题) | 类型 | 课题编号 | 课题名称 | 批准<br>(合同签订)<br>时间<br>(年/月/日) | 负责人 |
|---|---|---|---|---|---|---|
| 药植所 | 横向课题 | | 2013-12 | 溶血性、过敏性、局部刺激性试验研究委托书 | 2013-3 | 孙　虹 |
| 药植所 | 横向课题 | | 2013-13 | 注射剂科技条件平台研发实验服务合同 | 2013-3 | 孙　虹 |
| 药植所 | 横向课题 | | 2013-14 | 云南特产药用菌根真菌试种基地建设 | 2013-3 | 佟曦然 |
| 药植所 | 横向课题 | | 2013-15 | 委托检验协议 | 2013-3 | 何春年 |
| 药植所 | 横向课题 | | 2013-16 | 归芍止痒颗粒药理毒理研究 | 2013-3 | 孙　虹 |
| 药植所 | 横向课题 | | 2013-17 | 大鼠胃组织病理测试合同 | 2013-3 | 蔡大勇 |
| 药植所 | 横向课题 | | 2013-18 | 紫甘薯花青素对小鼠酒精性肝损伤的保护作用 | 2013-3 | 曹　丽 |
| 药植所 | 横向课题 | | 2013-19 | 解酒饮料对小鼠酒精性肝损伤的保护作用 | 2013-3 | 曹　丽 |
| 药植所 | 横向课题 | | 2013-20 | 甘薯膳食纤维对大鼠功能影响的检测项目 | 2013-3 | 金　文 |
| 药植所 | 横向课题 | | 2013-21 | 银杏提取物样品委托检验协议 | 2013-4 | 陈　曦 |
| 药植所 | 横向课题 | | 2013-22 | 华北地区甘草规范化种植基地优化升级及系列产品综合开发 | 2013-4 | 王文全 |
| 药植所 | 横向课题 | | 2013-23 | 分析测试技术成果落地转化与应用示范 | 2013-4 | 高微微 |
| 药植所 | 横向课题 | | 2013-24 | 蜂胶标准样品定值研究 | 2013-4 | 周立东 |
| 药植所 | 横向课题 | | 2013-25 | 单体化合物样品 600 兆核磁共振测试 | 2013-4 | 许旭东 |
| 药植所 | 横向课题 | | 2013-26 | HPPH-CD 用于早期胃癌诊断的药效研究 | 2013-4 | 曹　丽 |
| 药植所 | 横向课题 | | 2013-27 | 合作协议 | 2013-4 | 陈　君 |

续　表

| 单位 | 项目<br>(课题) | 类型 | 课题编号 | 课题名称 | 批准<br>(合同签订)<br>时间<br>(年/月/日) | 负责人 |
|---|---|---|---|---|---|---|
| 药植所 | 横向课题 | | 2013-28 | "2013 年粮经作物重大病虫害防治技术推广"项目委托业务合同书 | 2013-4 | 陈　君 |
| 药植所 | 横向课题 | | 2013-29 | 染色体结构变异的 Pacbio 测序 | 2013-4 | 刘　昶 |
| 药植所 | 横向课题 | | 2013-30 | 气虚产品增强小鼠免疫功能评价 | 2013-4 | 曹　丽 |
| 药植所 | 横向课题 | | 2013-31 | 西双版纳名贵中药材资源可持续开发利用 | 2013-4 | 王文全 |
| 药植所 | 横向课题 | | 2013-32 | 血瘀产品动物功能性实验 | 2013-4 | 金　文 |
| 药植所 | 横向课题 | | 2013-33 | 名贵药用植物/真菌功能性化妆品及功能性食品开发研究 | 2013-4 | 兰　进 |
| 药植所 | 横向课题 | | 2013-34 | HPPH-CD 药代预实验研究 | 2013-4 | 孙晓波 |
| 药植所 | 横向课题 | | 2013-35 | 黄秋葵嫩果抗疲劳评价及主要成分的测定 | 2013-5 | 潘瑞乐 |
| 药植所 | 横向课题 | | 2013-36 | 基于 Pacbio SMRT 技术的粘帚菌全基因组序列分析 | 2013-5 | 刘　昶 |
| 药植所 | 横向课题 | | 2013-37 | 蜂产品开发技术服务 | 2013-5 | 周立东 |
| 药植所 | 横向课题 | | 2013-38 | 单体化合物样品 600 兆核磁共振测试 | 2013-5 | 许旭东 |
| 药植所 | 横向课题 | | 2013-39 | 帕米尔高原特色农产品深加工及产品开发 | 2013-6 | 丁自勉 |
| 药植所 | 横向课题 | | 2013-40 | 多烯胆碱胶囊（6 类）新药制剂开发 | 2013-6 | 廖永红 |
| 药植所 | 横向课题 | | 2013-41 | 关于中药材细辛、龙胆生产领域关键技术研究及应用的合作协议 | 2013-6 | 宋经元 |
| 药植所 | 横向课题 | | 2013-42 | 红杞太和粉抗辐射研发实验服务合同 | 2013-6 | 金　文 |

| 单位 | 项目<br>（课题） | 类型 | 课题编号 | 课题名称 | 批准<br>（合同签订）<br>时间<br>（年/月/日） | 负责人 |
|------|------|------|------|------|------|------|
| 药植所 | 横向课题 | | 2013-43 | 注射用 HPPH 在荷瘤小鼠组织分布动物实验 | 2013-6 | 曹　丽 |
| 药植所 | 横向课题 | | 2013-44 | 菊花党参实验研究合同 | 2013-6 | 张本刚 |
| 药植所 | 横向课题 | | 2013-45 | 李氏膈食散体外抗肿瘤试验研究 | 2013-6 | 潘瑞乐 |
| 药植所 | 横向课题 | | 2013-46 | 药用植物半合成单体产品簇 | 2013-6 | 蔡大勇 |
| 药植所 | 横向课题 | | 2013-47 | 常用藏药产地适宜性分析和 DNA 条形码数据库建立 | 2013-7 | 谢彩香 |
| 药植所 | 横向课题 | | 2013-48 | 基于药用植物治理卫生害虫和致病菌产品的合作开发 | 2013-7 | 丁自勉 |
| 药植所 | 横向课题 | | 2013-49 | 委托测试 | 2013-7 | 许旭东 |
| 药植所 | 横向课题 | | 2013-50 | 委托测试 | 2013-7 | 许旭东 |
| 药植所 | 横向课题 | | 2013-51 | 农药定性定量分析 | 2013-7 | 薛　健 |
| 药植所 | 横向课题 | | 2013-52 | 绿色中药材生产技术示范区建设规划设计与技术监督 | 2013-7 | 王文全 |
| 药植所 | 横向课题 | | 2013-53 | BL 方对糖尿病动物的药效学研究 | 2013-7 | 孙晓波 |
| 药植所 | 横向课题 | | 2013-54 | 解酒功能饮料的急性毒性实验 | 2013-7 | 曹　丽 |
| 药植所 | 横向课题 | | 2013-55 | 中国传统食材功能成分分离、提取及分析 | 2013-7 | 彭　勇 |
| 药植所 | 横向课题 | | 2013-56 | 一点红药材化学成分研究、质量标准建立及花红制剂质量标准研究 | 2013-8 | 斯建勇 |
| 药植所 | 横向课题 | | 2013-57 | 濒危中蒙药材良种选育及种植新技术开发 | 2013-9 | 王秋玲 |
| 药植所 | 横向课题 | | 2013-58 | 尖吻蝮蛇血凝酶原料的部分质量检验 | 2013-9 | 孙晓波 |

续 表

| 单位 | 项目<br>(课题) | 类型 | 课题编号 | 课题名称 | 批准<br>(合同签订)<br>时间<br>(年/月/日) | 负责人 |
|---|---|---|---|---|---|---|
| 药植所 | 横向课题 | | 2013-59 | 尖吻蝮蛇血凝酶产品的部分质量检验 | 2013-9 | 孙桂波 |
| 药植所 | 横向课题 | | 2013-60 | 桑叶速溶粉制备工艺研究 | 2013-9 | 路 娟 |
| 药植所 | 横向课题 | | 2013-61 | 关于合作建立桔梗新品种"中梗3号"繁育推广基地的协议 | 2013-9 | 魏建和 |
| 药植所 | 横向课题 | | 2013-62 | 种苗购销合同书 | 2013-9 | 杨成民 |
| 药植所 | 横向课题 | | 2013-63 | 参黄淮山粉产品动物急毒试验 | 2013-9 | 金 文 |
| 药植所 | 横向课题 | | 2013-64 | 桃仁内金粉产品动物急毒试验 | 2013-9 | 金 文 |
| 药植所 | 横向课题 | | 2013-65 | 北草姜桂粉产品动物急毒试验 | 2013-9 | 金 文 |
| 药植所 | 横向课题 | | 2013-66 | 黄精玉竹粉产品动物急毒试验 | 2013-9 | 金 文 |
| 药植所 | 横向课题 | | 2013-67 | 松苓薏仁粉产品动物急毒试验 | 2013-9 | 金 文 |
| 药植所 | 横向课题 | | 2013-68 | 金佛苏柑粉产品动物急毒试验 | 2013-9 | 金 文 |
| 药植所 | 横向课题 | | 2013-69 | 延胡索冰片对抗心肌缺血机理的研究 | 2013-9 | 孙 冰 |
| 药植所 | 横向课题 | | 2013-70 | 蜂胶抗心肌缺血机理的研究 | 2013-9 | 孙 冰 |
| 药植所 | 横向课题 | | 2013-71 | 注射剂热原及异常毒性检查 | 2013-10 | 孙 虹 |
| 药植所 | 横向课题 | | 2013-72 | 五加生化胶囊系统生物学研究补充协议 | 2013-10 | 陈 曦 |
| 药植所 | 横向课题 | | 2013-73 | 国珍牌玛咖片糖果雌性、雄性激素样活性评价 | 2013-10 | 曹 丽 |
| 药植所 | 横向课题 | | 2013-74 | 药用植物天然产物化妆品开发研究 | 2013-10 | 兰 进 |
| 药植所 | 横向课题 | | 2013-75 | 生物药物专利信息数据加工服务 | 2013-10 | 刘海波 |

| 单位 | 项目<br>（课题） | 类型 | 课题编号 | 课题名称 | 批准<br>（合同签订）<br>时间<br>（年/月/日） | 负责人 |
|------|------|------|------|------|------|------|
| 药植所 | 横向课题 | | 2013-76 | 心可舒干预心肌缺血的代谢组学研究 | 2013-10 | 邹忠梅 |
| 药植所 | 横向课题 | | 2013-77 | 水体中 8 种精神性药物和镇痛药物检测计量标准研究 | 2013-11 | 吴崇明 |
| 药植所 | 横向课题 | | 2013-78 | 功能饮料提高运动耐力（抗疲劳）的作用 | 2013-11 | 曹　丽 |
| 药植所 | 横向课题 | | 2013-79 | 中药脱瘾康复颗粒冲剂的开发研究 | 2013-11 | 潘瑞乐 |
| 药植所 | 横向课题 | | 2013-80 | 技术协作 | 2013-11 | 胡克平 |
| 药植所 | 横向课题 | | 2013-81 | 花色苷抗氧化作用研究 | 2013-11 | 曹　丽 |
| 药植所 | 横向课题 | | 2013-82 | 水杨酸甲酯乳糖药代特性评价 | 2013-12 | 杨志宏 |
| 信息所 | | 地方项目 | | 北京城市癌症早诊早治项目卫生经济学评价 | 2013-6-12 | 代　涛 |
| 信息所 | | 科技支撑 | | 公众健康知识整合与服务技术研究与应用 | 2013-1-25 | 代　涛 |
| 信息所 | | 国际合作 | | 中国卫生信息化发展现状调查及国内外发展经验对比研究 | 2013-3-14 | 代　涛 |
| 信息所 | | 国际合作 | | 中国医改进展吹风会暨中国-WHO 国家合作战略发布仪式等活动项目 | 2013-2-14 | 代　涛 |
| 信息所 | | 国际合作 | | 《国家新农合信息平台与省级平台联通技术方案及相关政策研究》 | 2013-12-1 | 代　涛 |
| 信息所 | | 卫生部其他 | | 国家新型农村合作医疗信息平台运行管理制度研究 | 2013-8-12 | 代　涛 |
| 信息所 | | 卫生部其他 | | 我国卫生资源配置与规划研究 | 2013-8-20 | 代　涛 |

续　表

| 单位 | 项目<br>(课题) | 类型 | 课题编号 | 课题名称 | 批准<br>(合同签订)<br>时间<br>(年/月/日) | 负责人 |
|---|---|---|---|---|---|---|
| 信息所 | | 卫生部其他 | | 医学科技发展"十三五"战略研究 | 2013-7-21 | 代　涛 |
| 信息所 | | 国际合作 | | 世界卫生组织在华合作中心活动管理系统专项项目（2012～2013） | 2013-6-12 | 代　涛 |
| 信息所 | | 卫生部其他 | | 全科医生制度发展国际经验研究 | 2013-11-1 | 代　涛 |
| 信息所 | | 卫生部其他 | | 人口健康绩效评估试点研究 | 2013-9-2 | 代　涛 |
| 信息所 | | 横向课题 | | 我国健康服务业发展策略研究 | 2013-11-22 | 代　涛 |
| 信息所 | | 横向课题 | | 我国基本药物补偿机制实施策略研究 | 2013-11-2 | 代　涛 |
| 信息所 | | 横向课题 | | 中国卫生政策研究系列学术研讨会 | 2013-11-2 | 代　涛 |
| 信息所 | | 横向课题 | | 人口与健康科学数据共享平台工程技术中心 | 2013-12-1 | 代　涛 |
| 信息所 | | 国际合作 | | Creating a network system for international collaboration on health development in China (2013) | 2013-10-21 | 代　涛 |
| 信息所 | | 国际合作 | | Mapping the road for qualified health institutions in China to participate in global health | 2013-9-18 | 代　涛 |
| 信息所 | | 卫生部其他 | | 健康产业与健康服务业基本概念与问题综述 | 2013-7-14 | 杨肖光 |
| 信息所 | | 卫生部其他 | | 梳理阻碍卫生改革与发展的有关政策文件综述研究 | 2013-11-4 | 杨肖光 |
| 信息所 | | 卫生部其他 | | 门诊药房剥离相关改革实践与研究综述 | 2013-1-15 | 陈　瑶 |

| 单位 | 项目<br>（课题） | 类型 | 课题编号 | 课题名称 | 批准<br>（合同签订）<br>时间<br>（年/月/日） | 负责人 |
|---|---|---|---|---|---|---|
| 信息所 | | 卫生部其他 | | 私立非营利性医院税收优惠政策的国际经验综述研究 | 2013-7-16 | 陈　瑶 |
| 信息所 | | 卫生部其他 | | 德国公立医院管理与运行国际经验研究 | 2013-11-6 | 陈　瑶 |
| 信息所 | | 社科基金 | | 流动劳动力医疗卫生服务可及性研究 | 2013-9-14 | 郭　琳 |
| 信息所 | | 国际合作 | | 基于文本的医学知识发现方法研究 | 2013-10-26 | 王军辉 |
| 信息所 | | 社科基金 | | 基于 R2RML 的 RDB 到 RDF 的转换模式研究与实现 | 2013-9-14 | 吴思竹 |
| 信息所 | | 横向课题 | | NSTL 城域网应用研究（联编系统反馈应答系统开发） | 2013-9-1 | 方　安 |
| 信息所 | | 国际合作 | | WHO 数据库加工 | 2013-1-19 | 方　安 |
| 信息所 | | 国际合作 | | WHO 培训班 | 2013-12-3 | 方　安 |
| 信息所 | | 横向课题 | | 艾滋病科研动态 | 2013-3-24 | 胡世平 |
| 信息所 | | 院校基金 | | 院校医学科技创新发展研究（传染病方向） | 2013-4-27 | 胡世平 |
| 信息所 | | 横向课题 | | 《国家中长期科学和技术发展规划纲要》实施情况调研 | 2013-3-8 | 池　慧 |
| 信息所 | | 横向课题 | | UpToDate 中文版开发合作协议 | 2013-9-7 | 池　慧 |
| 信息所 | | 卫生部其他 | | 中国鼠疫防控 60 年发展报告 | 2013-7-9 | 高东平 |
| 信息所 | | 院校基金 | | 院校医学科技创新发展研究（慢病方向） | 2013-4-27 | 李　扬 |
| 信息所 | | 横向课题 | | 低价位抗高血压治疗方案研究及经济学评估 | 2013-3-6 | 李　扬 |
| 信息所 | | 院校基金 | | 院校医学科技创新发展研究（信息化方向） | 2013-4-27 | 高东平 |

**续　表**

| 单位 | 项目<br>(课题) | 类型 | 课题编号 | 课题名称 | 批准<br>(合同签订)<br>时间<br>(年/月/日) | 负责人 |
|---|---|---|---|---|---|---|
| 信息所 | | 院校基金 | | 院校医学科技创新发展研究（前沿方向） | 2013-4-27 | 杨　渊 |
| 信息所 | | 院校基金 | | 院校医学科技创新发展研究（药品方向） | 2013-4-27 | 孙晓北 |
| 信息所 | | 院校基金 | | 院校医学科技创新发展研究（医疗器械方向） | 2013-4-27 | 欧　阳<br>昭连 |
| 信息所 | | 横向课题 | | 药政时事 | 2013-5-20 | 欧　阳<br>昭连 |
| 信息所 | | 横向课题 | | 面向"重大新药创制"科技重大专项的专业化信息服务 | 2013-9-17 | 唐小利 |
| 信息所 | | 横向课题 | | "艾滋病预防与控制"领域网络信息跟踪保障服务示范平台 | 2013-11-2 | 唐小利 |
| 信息所 | | 横向课题 | | 医学信息援疆援藏服务 | 2013-7-15 | 唐小利 |
| 信息所 | | 横向课题 | | 14家疾病预防控制中心机构科研产出现状委托调研 | 2013-12-1 | 唐小利 |
| 信息所 | | 横向课题 | | 热点信息数据更新运行维护 | 2013-5-21 | 李　越 |
| 信息所 | | 横向课题 | | 国外医学新书评介 | 2013-1-24 | 任慧玲 |
| 信息所 | | 横向课题 | | 期刊编目数据的清洗与规范 | 2013-1-8 | 任慧玲 |
| 信息所 | | 横向课题 | | 科技信息资源生产、传播、服务的大变革 | 2013-7-7 | 任慧玲 |
| 信息所 | | 横向课题 | | NSTL联合目录系统基本元数据标准规范研究 | 2013-1-8 | 葛红梅 |
| 信息所 | | 横向课题 | | 会议文献出版方式与揭示利用研究 | 2013-6-3 | 靳萌萌 |
| 信息所 | | 横向课题 | | NSTL情报分析工具及事实型数据库建设研究 | 2013-6-18 | 周　琴 |

续　表

| 单位 | 项目<br>(课题) | 类型 | 课题编号 | 课题名称 | 批准<br>(合同签订)<br>时间<br>(年/月/日) | 负责人 |
|---|---|---|---|---|---|---|
| 信息所 | | 横向课题 | | 少数民族地区儿童早期发展项目-2 | 2013-11-24 | 王　芳 |
| 信息所 | | 横向课题 | | 《妇幼保健与社区卫生工作动态》编发2012 | 2013-1-5 | 王　芳 |
| 信息所 | | 横向课题 | | 《妇幼保健与社区卫生工作简讯》编发2013 | 2013-1-5 | 王　芳 |
| 信息所 | | 卫生部其他 | | 我国流动人口基本公共卫生服务可及性研究 | 2013-9-15 | 朱　坤 |
| 信息所 | | 卫生部其他 | | 乡镇卫生院监测评价研究 | 2013-8-15 | 朱　坤 |
| 信息所 | | 卫生部其他 | | 计划生育科技进展信息研究 | 2013-1-28 | 姚　楠 |
| 信息所 | | 横向课题 | | 北京生命科学前沿技术及发展策略研究 | 2013-4-19 | 安新颖 |
| 信息所 | | 自然基金 | | 基于语义的医学领域前沿知识发现及演化机制研究 | 2013-9-17 | 安新颖 |
| 信息所 | | 横向课题 | | 中国再生医学创新性技术临床应用管理研究 | 2013-8-15 | 安新颖 |
| 信息所 | | 横向课题 | | "消化病学"学科评价研究 | 2013-6-21 | 王　敏 |
| 信息所 | | 横向课题 | | "传染病学"学科评价研究 | 2013-2-2 | 王　敏 |
| 信息所 | | 卫生部其他 | | 跨省就医管理办法研究 | 2013-8-6 | 胡红濮 |
| 信息所 | | 卫生部其他 | | 新型农村合作医疗决策支持系统技术方案研究 | 2013-8-14 | 胡红濮 |
| 信息所 | | 卫生部其他 | | 基层卫生信息系统功能分析研究 | 2013-9-11 | 胡红濮 |

**续　表**

| 单位 | 项目<br>（课题） | 类型 | 课题编号 | 课题名称 | 批准<br>（合同签订）<br>时间<br>（年/月/日） | 负责人 |
|---|---|---|---|---|---|---|
| 信息所 | | 社科基金 | | 医学知识组织体系映射模式及其在医保中的应用服务研究 | 2013-9-14 | 李亚子 |
| 信息所 | | 卫生部其他 | | 医疗保障信息安全管理办法研究 | 2013-10-22 | 李亚子 |
| 信息所 | | 横向课题 | | 医院科学管理决策 | 2013-5-26 | 李亚子 |
| 信息所 | | 横向课题 | | 中国重要心血管病患病率调查及关键技术研究 | 2013-1-18 | 王小万 |
| 信息所 | | 横向课题 | | 社区卫生技术人员激励机制与薪酬定量研究 | 2013-10-14 | 李　建 |
| 信息所 | | 横向课题 | | 卫生领域基本民生情况和政策背景研究 | 2013-10-25 | 李　建 |
| 信息所 | | 基科费 | | 基于系统动力学模型的城市空气环境健康问题综合研究 | 2013-6-7 | 贾晓峰 |
| 信息所 | | 基科费 | | 基于专利分析的制药技术领域发展趋势研究 | 2013-12-12 | 张　婷 |
| 信息所 | | 基科费 | | 健康相关危险因素与医疗支出的关联研究 | 2013-6-7 | 毛阿燕 |
| 信息所 | | 卫生部其他 | | 卫生法起草中涉及的基本制度与关键概念研究 | 2013-11-2 | 毛阿燕 |
| 信息所 | | 国际合作 | | 云南省怒江妇幼人员师资培训项目 | 2013-1-4 | 刘晓曦 |
| 信息所 | | 卫生部其他 | | 妇幼卫生科技进展信息研究（2013年） | 2013-12-1 | 刘晓曦 |
| 信息所 | | 基科费 | | 中国科学科技发展现状研究 | 2013-12-12 | 胡志民 |
| 信息所 | | 国际合作 | | 我国重点人群重点传染病预防 | 2013-3-5 | 许培扬 |
| 信息所 | | 横向课题 | | 耳鼻咽喉头颈科学发展现状分析 | 2013-3-9 | 许培扬 |

| 单位 | 项目<br>（课题） | 类型 | 课题编号 | 课题名称 | 批准<br>（合同签订）<br>时间<br>（年/月/日） | 负责人 |
|---|---|---|---|---|---|---|
| 信息所 | | 国际合作 | | 聘请美国国立卫生研究院公众健康项目专家来华学术交流 | 2013-8-24 | 李　姣 |
| 动物所 | 科技部重大专项 | | 2012ZX100043018 | 新发传染病中西医结合临床救治研究平台 | 2012-1-1 | 刘建勋 |
| 动物所 | 科技应急防控研究专项 | | KJYJ-2013-01-04 | 人感染 H7N9 禽流感动物模型的建立及应用研究 | 2013-4-1 | 秦　川 |
| 动物所 | 人才引进基金 | | DWS201301 | The novel role of IL-37 isoformes in inflammatory and allergic diseases and infections disease | 2013-7-1 | 徐大模 |
| 动物所 | 基本科研业务费 | | DWS201302 | 实验动物解剖学标本的制作-II | 2013-7-1 | 黄　澜 |
| 动物所 | 基本科研业务费 | | DWS201303 | 实验动物微生物检测体系的国际比对研究 | 2013-7-1 | 向志光 |
| 动物所 | 基本科研业务费 | | DWS201304 | CRISPR/Cas9 技术在基因工程敲除大鼠中的应用研究 | 2013-7-1 | 马元武 |
| 动物所 | 基本科研业务费 | | DWS201305 | 人类重大疾病相关基因条件敲除小鼠资源研制 | 2013-7-1 | 秦　川 |
| 动物所 | 国家自然科学基金 | | 81301437 | Galectin-3 与 HIV-1 感染的单核－巨噬细胞凋亡 | 2014-1-1 | 薛　婧 |
| 动物所 | 国家自然科学基金 | | 81370358 | 胃泌素及其受体在盐敏感性高血压发病机制中的研究 | 2014-1-1 | 杨志伟 |
| 动物所 | 国家自然科学基金 | | 81372253 | OGR1 在 T 细胞介导的抗肿瘤免疫中的作用 | 2014-1-1 | 严立波 |
| 动物所 | 国家自然科学基金 | | 31301890 | 催产素基因表达变化对布氏田鼠和大仓鼠社会行为的影响 | 2014-1-1 | 宋铭晶 |

续 表

| 单位 | 项目<br>(课题) | 类型 | 课题编号 | 课题名称 | 批准<br>(合同签订)<br>时间<br>(年/月/日) | 负责人 |
|------|------|------|------|------|------|------|
| 动物所 | 国家自然科<br>学基金 | | 31301928 | 昆明自发突变小鼠的<br>基因定位及其发病机<br>理与自身炎症性综合<br>征的关系 | 2014-1-1 | 刘 颖 |
| 动物所 | 国家自然科<br>学基金 | | 31301932 | CYP2E1 对心脏酮体<br>利用及能量代谢的机<br>制研究 | 2014-1-1 | 吕 丹 |
| 动物所 | 国家自然科<br>学基金 | | 31370203 | 基于小鼠与雪貂模型<br>研究甲型 H1N1 流感<br>病毒基因组多态性对<br>致病性的影响及机制 | 2014-1-1 | 许黎黎 |
| 动物所 | 协和青年科<br>研基金 | | 3332013007 | 干酪乳杆菌在重症<br>EV71 小鼠模型中的<br>免疫调节与抗损伤 | 2013-7-1 | 于 品 |
| 动物所 | 协和青年科<br>研基金 | | 3332013039 | NKp44 + NK 细胞在<br>SIV/恒河猴模型肠道<br>细菌移位中的作用 | 2013-7-1 | 王 卫 |
| 动物所 | 协和青年科<br>研基金 | | 3332013040 | 脂蛋白脂酶调节造血<br>干细胞功能的机理<br>研究 | 2013-7-1 | 白 琳 |
| 动物所 | 协和青年科<br>研基金 | | 3332013041 | 苦参生物碱构效关系<br>及治疗手足口病作用<br>机制的研究 | 2013-7-1 | 杨亚军 |
| 动物所 | 协和青年科<br>研基金 | | 3332013042 | 基于 AlphaLISA 的仙<br>台病毒特异性抗原多<br>肽表位的研究 | 2013-7-1 | 向志光 |
| 动物所 | 卫生行业科<br>研专项 | | 201302006 | 新时期我国实验室生<br>物安全重要问题及其<br>对策研究 | 2013-1-1 | 武桂珍 |
| 动物所 | 人事部留学<br>回国基金 | | | 细菌性肺炎促进肿瘤<br>的肺转移 | | 严立波 |
| 动物所 | 国家 973 | | 2013BC945001 | 原始生殖细胞特化和<br>定向迁移 | | 雍伟东 |
| 动物所 | 科技部重大<br>专项 | | 2013ZX10004608003 | 艾滋病新型靶标病毒<br>构建及比较医学研究<br>关键技术创建 | | 李向东 |

| 单位 | 项目（课题） | 类型 | 课题编号 | 课题名称 | 批准（合同签订）时间（年/月/日） | 负责人 |
|---|---|---|---|---|---|---|
| 微循所 | 国家自然科学基金项目 | 面上项目 | 11274046 | 微泡产生过程的能量学和动力学以及微泡导致细胞损伤的关键因素研究 | 2012-8-1 | 仇红刚 |
| 微循所 | 协和青年基金 | 教师定向项目 | 3332013066 | ZnPP 调控前列腺癌 HO-1 核转位的机制研究及对血管新生的影响 | 2013-7-1 | 李炳蔚 |
| 微循所 | 协和青年基金 | 学生创新 | 3332013021 | EMP 在高血压时的内皮损伤机制初探 | 2013-7-1 | 胡帅帅 |
| 微循所 | 协和青年基金 | 教师竞争项目 | 3332013065 | TLR4 介导内皮细胞炎性损伤及其与微血管自律运动相关研究 | 2013-7-1 | 李爱玲 |
| 微循所 | 协和青年基金 | 学生创新 | 无 | 动脉粥样硬化血管钙化对大鼠肠系膜微血液及微淋巴自律运动的影响及基质金属蛋白酶-2、骨形态发生蛋白-2 在血管钙化中的作用 | 2013-10-28 | 赵永刚 |
| 微循所 | 协和青年基金 | 学生创新 | 3332013020 | OPG 抑制血管钙化的分子机制研究 | 2013-7-1 | 孟凡星 |
| 微循所 | 财政部基本科研业务费 | 基本科研业务费 | 无 | Bestrophins 在重大疾病微血管自律运动中的作用及机制研究 | 2013-1-1 | 韩建群 |
| 微循所 | 财政部基本科研业务费 | 基本科研业务费 | 无 | 重大疾病发病机制中的微血管、微淋巴管自律运动调控：胰岛微循环在糖尿病发病机制中的作用 | 2013-3-1 | 王　冰，刘明明，李炳蔚 |

**续  表**

| 单位 | 项目<br>(课题) | 类型 | 课题编号 | 课题名称 | 批准<br>(合同签订)<br>时间<br>(年/月/日) | 负责人 |
|---|---|---|---|---|---|---|
| 护理学院 | 中华医学会医学教育分会、中国高等教育学会医学教育专业委员会2012年度医学教育研究立项课题 | 其他基金 | 2012-FF-76 | 以自主学习为导向的讨论式教学方法在护理课程中应用的行动研究（2012-FF-76） | 2013-6-19 | 黄宝延 |
| 护理学院 | 中华医学会医学教育分会、中国高等教育学会医学教育专业委员会2013年度医学教育研究立项课题 | 其他基金 | 2012-HL-12 | 护理学专业本科生领导力教育项目 | 2013-6-19 | 陈京立 |
| 护理学院 | 中华医学会医学教育分会、中国高等教育学会医学教育专业委员会2014年度医学教育研究立项课题 | 其他基金 | 2012-HL-16 | 护理高等教育综合信息服务平台研究 | 2013-6-19 | 刘辉 |
| 护理学院 | 协和青年科研基金 | 中央高校基本业务科研费 | 3332013012 | 信息支持对减轻早产儿父亲不确定感的效果研究 | 2013-7-1 | 陈杭健 |
| 护理学院 | 协和青年科研基金 | 中央高校基本业务科研费 | 3332013013 | 以"HIV歧视机制模式"为基础的HIV/AIDS患者感知歧视现状及影响因素研究 | 2013-7-1 | 李真 |

续　表

| 单位 | 项目<br>（课题） | 类型 | 课题编号 | 课题名称 | 批准<br>（合同签订）<br>时间<br>（年/月/日） | 负责人 |
|---|---|---|---|---|---|---|
| 护理学院 | 协和青年科研基金 | 中央高校基本业务科研费 | 3332013051 | 以信息为载体的护士主导型个体化自我管理项目对稳定期慢性阻塞性肺疾病患者的效果研究 | 2013-7-1 | 马伟光 |
| 护理学院 | CMB青年教师科研基金 | 其他基金 | | 基于跨理论模型和动机性访谈的健康教育对出院COPD患者呼吸锻炼依从性的效果研究 | 2013-4-1 | 马伟光 |
| 病原所 | "艾滋病和病毒性肝炎等重大传染病防治"科技重大专项 | 课题 | 2014ZX10001001 | 艾滋病功能性治愈的免疫治疗策略研究 | 目前处于预算申诉阶段 | 赵振东 |
| 病原所 | "艾滋病和病毒性肝炎等重大传染病防治"科技重大专项 | 课题 | 2014ZX10004001 | 新型冠状病毒应急处置及相关关键技术研究 | 目前处于预算申诉阶段 | 彭俊平 |
| 病原所 | "艾滋病和病毒性肝炎等重大传染病防治"科技重大专项 | 课题 | 2014ZX10003001 | 肺结核和结核分枝杆菌潜伏感染的干预研究 | 有预算 | 高磊 |
| 病原所 | "重大新药创制"科技重大专项 | 课题 | 2013ZX09304101-005 | 重要病原菌全基因组序列的测定和信息分析 | 2013-4-17 | 杨剑 |
| 病原所 | 人感染H7N9禽流感科技应急防控研究专项 | 课题 | KJYJ-2013-01-01 | 人感染H7N9禽流感病毒溯源及变异分析研究 | 2013-5-13 | 金奇 |
| 病原所 | 卫生行业科研专项 | 课题 | 201302006 | 新时期我国实验室生物安全重要问题及其对策研究 | 2013-5-28 | 王健伟 |

续　表

| 单位 | 项目<br>(课题) | 类型 | 课题编号 | 课题名称 | 批准<br>(合同签订)<br>时间<br>(年/月/日) | 负责人 |
|---|---|---|---|---|---|---|
| 病原所 | 国家自然科学基金 | 面上项目 | 31370890 | γδT 细胞受体识别结核杆菌蛋白抗原 DXS2 的分子机制及 DXS2 和 EP 肽活化的 γδT 细胞功能研究 | 2013-8-15 | 郗雪艳 |
| 病原所 | 国家自然科学基金 | 面上项目 | 81371808 | 宿主蛋白 Rab 家族在 IFITMs 抑制病毒复制中的作用研究 | 2013-8-15 | 郭 斐 |
| 病原所 | 国家自然科学基金 | 面上项目 | 81371809 | HIV 耐药株 V018 的膜融合机制研究 | 2013-8-15 | 种辉辉 |
| 病原所 | 国家自然科学基金 | 青年科学基金项目 | 31300154 | ADP-核糖基化因子在肠道病毒 71 型复制中的作用 | 2013-8-15 | 王建民 |
| 病原所 | 国家自然科学基金 | 青年科学基金项目 | 81301438 | retromer 复合体在丙肝病毒复制过程中的功能研究 | 2013-8-15 | 洪 智 |
| 病原所 | 国家自然科学基金 | 青年科学基金项目 | 81301439 | 通过 BRET 方法研究 BST-2 与 Vpu 跨膜区相互作用 | 2013-8-15 | 胡斯奇 |
| 病原所 | 国家自然科学基金 | 青年科学基金项目 | 81301440 | HCV 通过自噬降解载脂蛋白 B 导致肝细胞脂质沉积的研究 | 2013-8-15 | 黄 鹤 |
| 病原所 | 国家自然科学基金 | 青年科学基金项目 | 81301441 | 人偏肺病毒免疫逃逸关键氨基酸位点研究 | 2013-8-15 | 李建国 |
| 病原所 | 国家自然科学基金 | 青年科学基金项目 | 81301442 | HCV 包膜蛋白与 CLDN1，OCLN 受体关键结合位点的研究 | 2013-8-15 | 司有辉 |
| 病原所 | 国家自然科学基金 | 青年科学基金项目 | 81301457 | Tim-3 调节细胞介导免疫反应在抗恶性疟感染中作用的研究 | 2013-8-15 | 侯 楠 |
| 病原所 | 国家自然科学基金 | 青年科学基金-面上项目连续资助项目 | 81370045 | 肺组织内结核分枝杆菌抗原多肽疫苗保护效果的研究 | 2013-8-15 | 于 杨 |
| 病原所 | 教育部"创新团队发展计划" | / | IRT13007 | 病原系统生物学及其应用 | 2013-11-7 | 王健伟 |

续　表

| 单位 | 项目<br>（课题） | 类型 | 课题编号 | 课题名称 | 批准<br>（合同签订）<br>时间<br>（年/月/日） | 负责人 |
|---|---|---|---|---|---|---|
| 病原所 | 教育部新世纪优秀人才支持计划 | / | NCET-12-0070 | 2012年度新世纪优秀人才支持计划（冠状病毒基因种系进化动力学及其变异特征研究） | 2012-12-26 | 任丽丽 |
| 病原所 | 教育部新世纪优秀人才支持计划 | / | NCET-13-0069 | 2013年度新世纪优秀人才支持计划（基于结构的冠状病毒入侵、感染和复制机制研究） | 2013-10-8 | 崔　胜 |
| 病原所 | 北京自然科学基金 | 面上项目 | 7132140 | 宿主蛋白ARFGAP1参与丙肝病毒复制的机制研究 | 2013-2-25 | 张磊亮 |
| 病原所 | 教育部高等学校博士学科点专项科研基金 | 博导类 | 20121106110048 | 福氏痢疾杆菌毒力激活调控因子VirB的结构生物学研究 | 2013-1-15 | 崔　胜 |
| 病原所 | 教育部高等学校博士学科点专项科研基金 | 新教师类 | 20121106120058 | ARFGAP1调控丙型肝炎病毒的复制 | 2013-1-15 | 张磊亮 |
| 病原所 | 教育部高等学校博士学科点专项科研基金 | 博导类 | 20131106110044 | 新型HIV膜融合抑制剂的基因耐药屏障研究 | 1905-7-5 | 何玉先 |
| 病原所 | 教育部高等学校博士学科点专项科研基金 | 新教师类 | 20131106120052 | Rcs系统调控y3729操纵子转录的研究 | 1905-7-5 | 孙义成 |
| 病原所 | 教育部留学回国人员科研启动基金 | / | / | 成都市男男性行为人群HPV疫苗接受度调查 | 2013-1-12 | 高　磊 |
| 病原所 | 人事部留学回国人员科技活动项目择优资助经费 | / | / | Retromer调控丙肝病毒复制的研究 | 2013-8-13 | 张磊亮 |

续　表

| 单位 | 项目<br>(课题) | 类型 | 课题编号 | 课题名称 | 批准<br>(合同签订)<br>时间<br>(年/月/日) | 负责人 |
|---|---|---|---|---|---|---|
| 病原所 | 协和青年基金 | 学生创新项目 | 3332013005 | 宿主长非编码 RNA 参与 HCV 感染及致病机制的研究 | 2013-6-5 | 李　端 |
| 病原所 | 协和青年基金 | 学生创新项目 | 3332013006 | 日本血吸虫的蛋白质修饰及与宿主之间的相互作用研究 | 2013-6-5 | 武　闯 |
| 病原所 | 协和青年基金 | 竞争性项目 | 3332013036 | 结核病治疗性疫苗 *Mycobacterium vaccae*（微卡）的磷酸化蛋白质组学研究 | 2013-6-5 | 郑建华 |
| 病原所 | 协和青年基金 | 竞争性项目 | 3332013037 | 肠道病毒 71 型人源抗体研究 | 2013-6-5 | 陈　哲 |
| 病原所 | 协和青年基金 | 定向项目 | 3332013038 | HCV 感染重要宿主因子的 shRNA 筛选及鉴定 | 2013-6-5 | 司有辉 |
| 病原所 | 协和青年基金 | 滚动支持项目 | 3332013103 | 基于结构进行 HIV 膜融合抑制剂的改造 | 2013-6-5 | 姚　雪 |
| 病原所 | 协和青年基金 | 青年骨干教师 | / | 脂酶在铜绿假单胞菌六型分泌系统中的功能研究 | | 杨国威 |
| 病原所 | 中央科研院所基本科研业务费 | 基本科研业务费项目 | 2013IPB101 | 新型 HIV 膜融合抑制剂的临床前研究 | 2013-2-25 | 何玉先 |
| 病原所 | 中央科研院所基本科研业务费 | 基本科研业务费项目 | 2013IPB102 | 基于核酸质谱的病原体高通量检测平台的建立及应用 | 2013-2-25 | 彭俊平 |
| 病原所 | 中央科研院所基本科研业务费 | 基本科研业务费项目 | 2013IPB103 | HCV 与受体相互作用的结构学与功能学研究 | 2013-2-25 | 杨　威 |
| 病原所 | 中央科研院所基本科研业务费 | 基本科研业务费项目 | 2013IPB104 | 囊泡逆运复合体调控丙肝病毒的分子机制研究 | 2013-2-25 | 张磊亮 |
| 病原所 | 中央科研院所基本科研业务费 | 基本科研业务费项目 | 2013IPB105 | 肠道病毒 71 型活化及调控炎症小体的分子机制研究 | 2013-2-25 | 赵振东 |

续　表

| 单位 | 项目（课题） | 类型 | 课题编号 | 课题名称 | 批准（合同签订）时间（年/月/日） | 负责人 |
|------|------|------|------|------|------|------|
| 病原所 | 中央科研院所基本科研业务费 | 基本科研业务费项目 | 2013IPB106 | AAV 生产系统及 HBV 持续性抗病毒治疗评估小鼠模型的建立 | 2013-2-25 | 李武平 |
| 病原所 | 中央科研院所基本科研业务费 | 基本科研业务费项目 | 2013IPB301 | 云南省鼠源性病毒病原谱的建立与新型鼠源性病毒的鉴定研究 | 2013-2-25 | 吴志强 |
| 病原所 | 中央科研院所基本科研业务费 | 基本科研业务费项目 | 2013IPB401 | EV71 拮抗天然免疫防御与其致病机制关系的研究 |  | 雷晓波 |
| 病原所 | 中央科研院所基本科研业务费 | 基本科研业务费项目 | 2013IPB402 | 血生化指标与结核分枝杆菌感染状态相关性研究 |  | 高　磊 |
| 血研所 | 课题 | 国家科技支撑 | 2014BAI09B12 | 白血病和淋巴瘤的预后分层与个体化治疗策略 | 未签订 | 秘营昌 |
| 血研所 | 课题 | 重大科学研究计划（合作） | 2013CB966902 | 干细胞分化产生的免疫原性与免疫耐受诱导 | 2013 | 郝　莎 |
| 血研所 | 课题 | 国家重大科学研究计划合作 | 2013CB966900 | 干细胞分化产生的免疫原性与耐受诱导 | 2013 | 冯晓明 |
| 血研所 | 课题 | 科技重大专项（合作） | 201109302-00701 | 儿童白血病的国际化新药临床评价研究技术平台建设 | 2013 | 竺晓凡 |
| 血研所 | 课题 | 国家自然科学基金青年 | 31301206 | MEIS2 在人胚胎干细胞造血分化中的功能和作用机制研究 | 2013 | 白　杨 |
| 血研所 | 课题 | 国家自然科学基金青年 | 81300374 | Lin-Sca-1+c-Kit low 干细胞亚群的鉴定及其功能研究 | 2013 | 郝　莎 |
| 血研所 | 课题 | 国家自然科学基金青年 | 81300388 | Vγ9Vδ2 T 细胞介导的再生障碍性贫血免疫病理机制研究 | 2013 | 葛美丽 |
| 血研所 | 课题 | 国家自然科学基金青年 | 81300375 | CCL19 在小鼠 T-ALL 发病过程中的作用研究 | 2013 | 马士卉 |

续　表

| 单位 | 项目<br>（课题） | 类型 | 课题编号 | 课题名称 | 批准<br>（合同签订）<br>时间<br>（年/月/日） | 负责人 |
|---|---|---|---|---|---|---|
| 血研所 | 课题 | 国家自然科学<br>基金青年 | 81300376 | Fbxw11 介导的细胞信<br>号调节对造血调控的<br>作用机制研究 | 2013 | 王丽娜 |
| 血研所 | 课题 | 国家自然科学<br>基金青年 | 81300436 | Rheb 在急性髓细胞白<br>血病中作用研究 | 2013 | 汪晓敏 |
| 血研所 | 课题 | 国家自然科学<br>基金青年 | 81300393 | SHP2 抑制剂在 JMML<br>iPS 疾病模型中的作<br>用机制研究 | 2013 | 杨文钰 |
| 血研所 | 课题 | 国家自然科学<br>基金青年 | 81300380 | PIG7 和 A20 的相互<br>作用在白血病发病中<br>的作用研究 | 2013 | 邢海燕 |
| 血研所 | 课题 | 国家自然科学<br>基金青年 | 81300394 | AcSDKP 对儿童原发<br>性骨髓纤维化间充质<br>干细胞的功能影响 | 2013 | 陈晓娟 |
| 血研所 | 课题 | 国家自然科学<br>基金青年 | 81300385 | CD8＋免疫调节/抑制<br>性 T 细胞在 ITP 发病<br>中的作用 | 2013 | 李慧媛 |
| 血研所 | 课题 | 国家自然科学<br>基金面上 | 81370598 | 上调转录因子 Nrf2 用<br>于造血干细胞抗氧化<br>保护的研究 | 2013 | 缪为民 |
| 血研所 | 课题 | 国家自然科学<br>基金面上 | 81370634 | 白血病相关巨噬细胞<br>性质和作用机制研究 | 2013 | 郑国光 |
| 血研所 | 课题 | 国家自然科学<br>基金面上 | 81370611 | 原发性骨髓纤维化造<br>血干细胞生物学特征<br>和分子演变研究 | 2013 | 徐泽锋 |
| 血研所 | 课题 | 国家自然科学<br>基金面上 | 81370632 | LATS2 低表达活化<br>Wnt/β-catenin 信号通<br>路在慢性淋巴细胞白<br>血病耐药中的机制<br>研究 | 2013 | 邱录贵 |
| 血研所 | 课题 | 国家自然科学<br>基金面上 | 81370606 | 再生障碍性贫血调节<br>T 细胞功能缺陷的分<br>子机制研究 | 2013 | 施　均 |
| 血研所 | 课题 | 国家自然科学<br>基金面上 | 81370599 | THPO-MPL 介导的成<br>骨细胞龛在维持白血<br>病干细胞干性中的作<br>用研究 | 2013 | 饶　青 |

续　表

| 单位 | 项目<br>（课题） | 类型 | 课题编号 | 课题名称 | 批准<br>（合同签订）<br>时间<br>（年/月/日） | 负责人 |
|---|---|---|---|---|---|---|
| 血研所 | 课题 | 国家自然科学<br>基金面上 | 81370633 | 新融合基因 TBLR1-<br>RARa 在急性早幼粒<br>细胞白血病发病中的<br>作用 | 2013 | 王　敏 |
| 血研所 | 课题 | 国家自然科学<br>基金面上 | 81370610 | 异常 T 细胞在真性红<br>细胞胞增多症发病中<br>的作用机制研究 | 2013 | 白　洁 |
| 血研所 | 课题 | 国家自然科学<br>金重点 | 81330015 | 骨髓衰竭的病理机制<br>及干预策略的基础<br>研究 | 2013 | 韩忠朝 |
| 血研所 | 课题 | 优秀青年 | 81322007 | T 淋巴细胞发育与<br>功能 | 2013 | 冯晓明 |
| 血研所 | 课题 | 海外及港澳学<br>者合作 | 81328003 | TET2 在造血系统恶<br>性肿瘤中的作用研究 | 2013 | 许明江－<br>袁卫平 |
| 血研所 | 课题 | 海外及港澳学<br>者合作 | 81328004 | 利用斑马鱼及异种移<br>植小鼠模型探索急性<br>髓细胞白血病<br>（AML）的个体化治<br>疗方案 | 2013 | Anskar<br>Yu-<br>Hung<br>Leung |
| 血研所 | 课题 | 外专局外教<br>专家 | | 白血病状态下正常造<br>血干/祖细胞的生物<br>学行为及其调控机制 | 2013 | 程　涛 |
| 血研所 | 课题 | 外专局外教<br>专家 | | 单细胞多基因定量分<br>析技术在肿瘤研究和<br>诊断中的应用 | 2013 | 程　涛 |
| 血研所 | 课题 | 天津市科技<br>支撑 | 13ZCZDSY02200 | 干细胞治疗糖尿病继<br>发周围血管病变的基<br>础与临床研究 | 2013 | 黄平平 |
| 血研所 | 课题 | 天津市应用基<br>础面上 | 13JCYBJC39400 | 体细胞重编程过程中<br>细胞周期因子调控基<br>因组稳定性研究 | 2013 | 李彦欣 |
| 血研所 | 课题 | 天津市应用基<br>础重点 | 13JCZDJC29900 | iASPP 与 FHL2 相互<br>作用对白血病细胞增<br>殖和凋亡的影响 | 2013 | 王　敏 |
| 血研所 | 课题 | 天津市应用基<br>础重点 | 13JCZDJC31200 | 多靶点联合治疗对 Ph<br>阴性骨髓增殖性肿瘤<br>作用及机制研究 | 2013 | 周　圆 |

续 表

| 单位 | 项目（课题） | 类型 | 课题编号 | 课题名称 | 批准（合同签订）时间（年/月/日） | 负责人 |
|---|---|---|---|---|---|---|
| 血研所 | 课题 | 天津市科技支撑（合作） | 12ZCDZSY120200 | 白血病移植抗排斥药物疗效基因检测试剂盒的研发 | 2013 | 韩明哲 |
| 血研所 | 课题 | 天津市应用基础面上（青年） | 13JCQNJC12800 | miRNA-15a/16 在骨髓基质细胞介导骨髓瘤耐药的机制研究 | 2013 | 郝 牧 |
| 血研所 | 课题 | 教育部博士点 | 2.01211E+13 | X 连锁遗传性铁粒幼细胞性贫血新致病基因的鉴定及功能研究 | 2013 | 竺晓凡 |
| 血研所 | 课题 | 教育部博士点（新教师） | 2.01211E+13 | 利用诱导型多潜能干细胞技术研究先天性中性粒细胞减少症 G-CSFR 在发病机制中的作用 | 2013 | 杨文钰 |
| 血研所 | 课题 | 教育部博士点（新教师） | 2.01211E+13 | 表达 WT1 的黑猩猩腺病毒疫苗对白血病人源化小鼠的保护作用的研究 | 2013 | 冯晓明 |
| 血研所 | 课题 | 教育部博士点（优先发展） | 2.01211E+13 | 骨髓增生异常综合征剪切体复合物蛋白编码基因突变的研究 | 2013 | 肖志坚 |
| 血研所 | 课题 | 人事部留学归国择优资助 | | FOXP1 对淋巴瘤细胞恶性转化、激活和增殖的调控研究 | 2013 | 冯晓明 |
| 血研所 | 课题 | 协和青年基金 | 3332013067 | Fbxw11 对造血干细胞作用机制的研究 | 2013 | 王丽娜 |
| 血研所 | 课题 | 协和青年基金 | 3332013068 | IL-35 在免疫性血小板减少症患者免疫失耐受中的作用研究 | 2013 | 李慧媛 |
| 血研所 | 课题 | 协和青年基金 | 3332013069 | 间充质干细胞介导的靶向 B-NHL 的细胞治疗研究 | 2013 | 张砚君 |
| 血研所 | 课题 | 协和青年基金 | 3332013070 | 提高血友病患儿家属家庭治疗依从性的研究 | 2013 | 崔 岩 |

| 单位 | 项目<br>(课题) | 类型 | 课题编号 | 课题名称 | 批准<br>(合同签订)<br>时间<br>(年/月/日) | 负责人 |
|------|------|------|------|------|------|------|
| 血研所 | 课题 | 协和青年基金 | 3332013071 | 干扰 CD72-CD100 相互作用对 ITP 病人异常免疫的影响研究 | 2013 | 许剑辉 |
| 血研所 | 课题 | 协和青年基金<br>(学生) | 3332013022 | BMI-1 在先天性纯红细胞再生障碍性贫血发病中作用的研究 | 2013 | 万　扬 |
| 血研所 | 课题 | 协和青年基金<br>(学生) | 3332013023 | DLK1 基因在骨髓衰竭性疾病间充质干细胞中的功能研究 | 2013 | 李　冰 |
| 放射所 | 国家基金 | 青年基金 | 31300695 | SIRT1 基因诱导肿瘤细胞辐射耐受性的机理研究 | 2014-1-1 | 曹　嘉 |
| 放射所 | 国家基金 | 青年基金 | 51303213 | 肿瘤靶向多肽纳米纤维作为疏水性抗肿瘤药物载体的研究 | 2014-1-1 | 杨翠红 |
| 放射所 | 国家基金 | 青年基金 | 81301983 | β-内酰胺酶自杀基因系统的构建及其合并放疗治疗肿瘤的研究 | 2014-1-1 | 王　浩 |
| 放射所 | 国家基金 | 青年基金 | 81302803 | DNA 修复蛋白 RAD51 和 MSH2 的合成致死作用研究 | 2014-1-1 | 杜利清 |
| 放射所 | 国家基金 | 面上项目 | 81372927 | 通过信号传导和能量代谢途径研究照射对 T 细胞功能的影响 | 2014-1-1 | 李横虹 |
| 放射所 | 国家基金 | 面上项目 | 81372928 | G-CSF 治疗急性放射病对造血干细胞功能远期影响的研究 | 2014-1-1 | 孟爱民 |
| 放射所 | 人事部基金 | 重点项目 | | 留学人员科技活动择优资助重点项目 | 2014-1-1 | 樊赛军 |
| 放射所 | 协和青年基金 | 教师类 | | | 2013-7-1 | 张晓东 |
| 放射所 | 协和青年基金 | 教师类 | | | 2013-7-1 | 龙　伟 |
| 放射所 | 协和青年基金 | 教师类 | | | 2013-7-1 | 路　璐 |

续　表

| 单位 | 项目<br>（课题） | 类型 | 课题编号 | 课题名称 | 批准<br>（合同签订）<br>时间<br>（年/月/日） | 负责人 |
|---|---|---|---|---|---|---|
| 放射所 | 协和青年<br>基金 | 教师类 | | | 2013-7-1 | 杨翠红 |
| 放射所 | 协和青年<br>基金 | 研究生类 | | | 2013-7-1 | 李程程 |
| 放射所 | 协和青年<br>基金 | 研究生类 | | | 2013-7-1 | 姜　明 |
| 放射所 | 博士点基金 | 新教师类 | 20131106120041 | RMI1 在电离辐射损伤修复中的作用研究 | 2014-1-1 | 徐　畅 |
| 放射所 | 所长基金 | 学科发展类 | | 腺病毒介导的 β-内酰胺酶自杀基因系统的构建及其与放疗联合对肿瘤治疗的实验研究 | 2013-1-1 | 王　浩 |
| 放射所 | 所长基金 | 学科发展类 | | 巯基锝法标记 T7 肽衍生物用于整合素 αvβ3 受体显像剂的实验研究 | 2013-1-1 | 贺　欣 |
| 放射所 | 所长基金 | 学科发展类 | | SIRT1 基因诱导肿瘤辐射耐受性的机理研究 | 2013-1-1 | 王　彦 |
| 放射所 | 所长基金 | 学科发展类 | | SIRT3 基因在辐射防护中的抗氧化活性机理研究 | 2013-1-1 | 曹　嘉 |
| 放射所 | 所长基金 | 学科发展类 | | 核酸外切酶 Exo1 在辐射致小鼠小肠干祖细胞损伤作用研究 | 2013-1-1 | 张俊伶 |
| 放射所 | 所长基金 | 学科发展类 | | RIP3 蛋白在间充质干细胞辐射损伤中的作用机理研究 | 2013-1-1 | 付　岳 |
| 放射所 | 所长基金 | 研究生创新 | | 健康人与直结肠癌病人血浆/血清白蛋白电子顺磁共振波谱的研究 | 2013-1-1 | 刘忠超 |
| 放射所 | 所长基金 | 研究生创新 | | $I^{131}$ 治疗甲亢患者的有效半衰期的估算与患者周围剂量率的研究 | 2013-1-1 | 崔松野 |

| 单位 | 项目<br>(课题) | 类型 | 课题编号 | 课题名称 | 批准<br>(合同签订)<br>时间<br>(年/月/日) | 负责人 |
|---|---|---|---|---|---|---|
| 放射所 | 所长基金 | 研究生创新 | | 多种肿瘤细胞表面整合素 αvβ3 受体表达量检测 | 2013-1-1 | 郝玉美 |
| 放射所 | 所长基金 | 研究生创新 | | 肿瘤靶向多肽纳米纤维作为疏水肿瘤药物载体的研究 | 2013-1-1 | 徐宏艳 |
| 放射所 | 所长基金 | 研究生创新 | | 细胞因子治疗急性放射病小鼠的研究 | 2013-1-1 | 李 佳 |
| 放射所 | 所长基金 | 研究生创新 | | 抗放利抗辐射遗传损伤作用研究 | 2013-1-1 | 李丽丽 |
| 放射所 | 所长基金 | 研究生创新 | | SIRT1 在造血干细胞衰老中的作用 | 2013-1-1 | 李程程 |
| 放射所 | 所长基金 | 研究生创新 | | Tat-SmacN7 融合肽对乳腺癌细胞辐射增敏的研究 | 2013-1-1 | 郭艳婷 |
| 放射所 | 所长基金 | 研究生创新 | | 金纳米团簇的放射增敏作用及其机理研究 | 2013-1-1 | 陈 婕 |
| 放射所 | 所长基金 | 研究生创新 | | 云锡矿工肺癌与氡及其子体相关性的 EPI-CURE 研究 | 2013-1-1 | 任冠华 |
| 放射所 | 所长基金 | 研究生创新 | | 隐丹参酮衍生物的合成及辐射增敏活性的测定 | 2013-1-1 | 李光强 |
| 放射所 | 所长基金 | 研究生创新 | | 蛇床子素对肿瘤的辐射增敏活性及其增敏机制的初步研究 | 2013-1-1 | 李卫红 |
| 放射所 | 所长基金 | 研究生创新 | | 2，2-二甲基噻唑烷、L-半胱氨酸衍生物辐射防护活性的评价、机制研究及晶体结构的培养 | 2013-1-1 | 于光允 |
| 放射所 | 所长基金 | 学科发展类 | | CKS1 对肺癌辐射敏感性的影响及机制研究 | 2013-1-1 | 王小春 |

续  表

| 单位 | 项目（课题） | 类型 | 课题编号 | 课题名称 | 批准（合同签订）时间（年/月/日） | 负责人 |
|---|---|---|---|---|---|---|
| 放射所 | 所长基金 | 学科发展专项类 | | 脂肪源间充质干细胞（ADSC-GFP-Fluc）在急性辐射损伤救治中的应用研究 | 2013-1-1 | 杨翠红 |
| 放射所 | 所长基金 | 学科发展专项类 | | Foxnl 在辐射诱导的胸腺微环境损伤中的作用研究 | 2013-1-1 | 杜利清 |
| 放射所 | 所长基金 | 学科发展专项类 | | 超小 CeO2 纳米团簇的合成及其辐射防护作用 | 2013-1-1 | 张晓东 |
| 放射所 | 所长基金 | 学科发展专项类 | | 鸸鹋油对急性放射性皮肤损伤的防治作用与机制研究 | 2013-1-1 | 龙  伟 |
| 放射所 | 所长基金 | 学科发展专项类 | | 利用 CO2 超临界萃取来源的姜油树脂用于辐射性肠病小鼠模型的保护作用研究 | 2013-1-1 | 王  彦 |
| 放射所 | 所长基金 | 学科发展专项类 | | 辐射诱导小鼠毛发色素脱失模型中皮肤色素功能损伤机制研究 | 2013-1-1 | 吴红英 |
| 放射所 | 所长基金 | 学科发展专项类 | | DIM 对造血系统辐射损伤防护作用的研究 | 2013-1-1 | 路  璐 |
| 放射所 | 引智项目 | | | 新型辐射损伤防护药物的研究 | 2013-1-2 | 樊赛军 |
| 放射所 | 引智项目 | | | HMGB1 作为一种辐射损伤的新生物剂量剂的研究 | 2013-1-3 | 樊赛军 |
| 放射所 | 引智项目 | | | ANTP-SmacN7 融合肽通过 IAPs 通路的辐射增敏机理研究 | 2013-1-4 | 刘  强 |
| 放射所 | 引智项目 | | | 辐射诱导造血干细胞氧化损伤机制研究 | 2013-1-5 | 孟爱民 |
| 放射所 | 引智项目 | | | Resveratrol 的辐射防护作用机理研究 | 2013-1-6 | 王  彦 |
| 放射所 | 引智项目 | | | 日本福岛核事故泄漏对我国沿海地区环境污染评估 | 2013-1-7 | 杜利清 |

| 单位 | 项目<br>（课题） | 类型 | 课题编号 | 课题名称 | 批准<br>（合同签订）<br>时间<br>（年/月/日） | 负责人 |
|---|---|---|---|---|---|---|
| 工程所 | 国家科技支撑计划项目 | 科技部 | 2012BAI25B03 | 实时经络监测辅助诊断系统与针灸治疗设备的研究 | 2013-2-1 | 吴金鹏 |
| 工程所 | 国家科技支撑计划项目 | 科技部 | 2012BAI16B03 | 脑-机接口中的微弱信息采集技术及产品开发 | 2013-2-21 | 徐圣普<br>刘志朋 |
| 工程所 | 科技部科技型中小企业创新基金 | 科技部 | 13C26241200388 | 面向中小企业的生物医学工程技术服务平台建设 | 2013-9-1 | 李迎新 |
| 工程所 | 国家自然科学基金青年科学基金项目 | 国家自然科学基金 | 81301288 | 多导生物电阻抗胃动力检测机制评价研究 | 2013-9-1 | 赵　舒 |
| 工程所 | 国家自然科学基金青年科学基金项目 | 国家自然科学基金 | 31300794 | 壳聚糖微囊化分泌表达血管内皮抑制素的肿瘤靶向共生菌口服治疗结肠癌的研究 | 2013-9-2 | 张海玲 |
| 工程所 | 国家自然科学基金面上项目 | 国家自然科学基金 | 51373199 | 一种新型具有酸敏感的基于聚原酸酯的DNA疫苗载体系统的研制及其作用机制研究 | 2013-9-3 | 王　淳 |
| 工程所 | 国家自然科学基金青年科学基金项目 | 国家自然科学基金 | 81301287 | 体感诱发电位术中脊髓功能监护异常逻辑判别准则的研究 | 2013-9-4 | 崔红岩 |
| 工程所 | 国家自然科学基金青年科学基金项目 | 国家自然科学基金 | 31300732 | 内源性大麻素信号传导系统在胰岛中的抗炎功效 | 2013-9-5 | 李　宸 |
| 工程所 | 国家自然科学基金青年科学基金项目 | 国家自然科学基金 | 81301309 | 用于癌症化疗的可注射酸敏感前药纳米体系及其温敏超分子水凝胶系统 | 2013-9-6 | 王伟伟 |

续　表

| 单位 | 项目（课题） | 类型 | 课题编号 | 课题名称 | 批准（合同签订）时间（年/月/日） | 负责人 |
|---|---|---|---|---|---|---|
| 工程所 | 国家自然科学基金重大研究计划项目 | 国家自然科学基金 | 91323104 | 金纳米粒子组装制造及组装体电磁场效应研究 | 2013-9-7 | 张其清 |
| 工程所 | 教育部博士后基金 | 教育部 | 2013M540062 | 双重逐级主动靶向，治疗诊断酸敏感前药纳米粒的设计 | 2013-9-8 | 王伟伟 |
| 工程所 | 人事部择优资助项目 | 人事部 | | 可程序性释放的蛋白/药物纳米冠脉支架的研究 | 2013-9-9 | 杨　菁 |
| 工程所 | 国家外专局项目 | 国际合作项目 | | 慢性脊椎退行性相关疾病的干预及规范化治疗 | 2013-7-1 | 胡　勇 |
| 工程所 | 国家外专局项目 | 国际合作项目 | | 新型双功能肽负载siRNA治疗肝癌的实验研究 | 2013-7-2 | 冷希岗 |
| 工程所 | 天津市外专项目 | 天津市人事局 | | 生物组织节电特性测试方法研究 | 2013 | 刘志朋 |
| 工程所 | 医科院引进人才配套科研基金 | 北京协和医学院 | | 光腔衰荡技术研究项目 | 2013 | 李迎新 |
| 工程所 | 天津市自然基金青年基金 | 天津市科委 | 13JCQNJC14000 | 磁声耦合成像微弱声信号的频域检测与处理方法研究 | 2013-3-29 | 张顺起 |
| 工程所 | 天津市重点项目 | 天津市科委 | 13JCZDJC30700 | 程序性释放基因药物冠脉支架的制备及抗再狭窄机理研究 | 2013-6-17 | 杨　菁 |
| 工程所 | 天津市绿色通道项目 | 天津市科委 | 13JCYBJC39300 | 内源性大麻素信号传导系统在胰岛中的抗炎功效研究 | 2013-8-14 | 李　宸 |
| 工程所 | 天津市科技型中小企业技术创新资金项目 | 天津市科委 | 13ZXCXSY15900 | 中医脉诊仪的产品化研究 | 2013-9-25 | 沙　洪 |

续　表

| 单位 | 项目<br>(课题) | 类型 | 课题编号 | 课题名称 | 批准<br>(合同签订)<br>时间<br>(年/月/日) | 负责人 |
|---|---|---|---|---|---|---|
| 工程所 | 北京市自然基金 | 北京市科委 | 7132064 | 靶向性纳米递药系统 FPA/EPI 逃逸 Kupffer 细胞吞噬的作用及机制研究 | 2013-4-10 | 周志敏 |
| 工程所 | 中央科研院所基本科研业务费 | 财政部 | | 中央科研院所基本科研业务费项目 | 2013-1 | 李迎新 |
| 工程所 | 协和青年基金 | 北京协和医学院 | 3332013061 | 诱发肌电图联合阻抗检测在椎弓根螺钉置入中的应用研究 | 2013-7-1 | 王　磊 |
| 工程所 | 协和青年基金 | 北京协和医学院 | 3332013059 | 基于 DTI 成像真实头电导率建模的 TMS 脑内感应电场分布研究 | 2013-7-2 | 李　颖 |
| 工程所 | 协和青年基金 | 北京协和医学院 | 3332013060 | 特异性靶向纳米载体负载 siRNA 治疗肝癌的实验研究 | 2013-7-3 | 董　霞 |
| 工程所 | 协和青年基金 | 北京协和医学院 | 3332013109 | PLGA 非球形微粒作为大分子药物缓释载体研究 | 2013-7-4 | 周志敏 |
| 工程所 | 北京协和医学院研究生创新基金 | 北京协和医学院 | 2013-1001-29 | 基于膀胱三维超声测容的自主排尿系统研究 | 2013-9-5 | 叶青盛 |
| 工程所 | 北京协和医学院研究生创新基金 | 北京协和医学院 | 2013-1007-21 | BODIPY 类抗肿瘤药物的构效关系研究 | 2013-9-6 | 赵力挥 |
| 工程所 | 横向项目 | 正安（北京）医疗设备有限公司 | | 半导体激光治疗仪降血脂新功能开发 | 2013-3-1 | 李迎新 |
| 工程所 | 横向项目 | 天津大学化工学院 | | 生物大分子构象及其与药物手性对映异构体之间的作用规律的检测分析 | 2013-6-1 | 吕　丰 |
| 工程所 | 横向项目 | 国医华科（天津）医疗科技发展有限公司 | | 合作建立医疗器械创新平台 | 2013-5-1 | 李迎新 |

续 表

| 单位 | 项目<br>(课题) | 类型 | 课题编号 | 课题名称 | 批准<br>(合同签订)<br>时间<br>(年/月/日) | 负责人 |
|---|---|---|---|---|---|---|
| 工程所 | 横向项目 | 北京协力润华科技有限责任公司 | | 基因检测与分析 | 2013-11-1 | 孙洪范 |
| 工程所 | 横向项目 | 中国人民武装警察部队后勤学院 | | 国家"十二五"重大课题"军队特需药"合作研究 | 2013-10-1 | 庞丽云 |
| 工程所 | 横向项目 | 珠海益瑞科技有限责任公司 | | 术中脊髓监护仪产品开发 | 2013-10-2 | 胡 勇 |
| 工程所 | 横向项目 | 国医华科（天津）医疗科技发展有限公司 | | 新型激光光动力治疗机研发 | 2013-7-1 | 杨基春 |
| 工程所 | 横向项目 | 国医华科（天津）医疗科技发展有限公司 | | 光敏药物 IBME-1 临床前研究 | 2013-7-1 | 刘天军 |
| 皮研所 | 973 计划 | 基础研究 | 2013CB531605 | 宿主适应性免疫抵御致病真菌侵染的分子与细胞机制研究 | 2012-8-31 | 刘维达 |
| 皮研所 | 科技部 | 基础专项 | 2013FY113700 | 中国医学真菌标准菌株的研建及保藏管理中心平台建设 | 2013-6-1 | 刘维达 |
| 皮研所 | 国家自然基金委 | 面上项目 | 81371735 | C 型凝集素受体 Langerin 介导变应原多糖抗原免疫应答及其在特应性皮炎经皮致敏中的作用机制研究 | 2013-8-16 | 姚 煦 |
| 皮研所 | 国家自然基金委 | 面上项目 | 81371755 | 自噬在 UVB 致角质形成细胞炎症因子分泌中作用及其分子机制 | 2013-8-16 | 顾 恒 |
| 皮研所 | 国家自然基金委 | 面上项目 | 81371750 | 白念珠菌细胞壁磷脂甘露聚糖与识别受体 TLR2 在诱导固有免疫耐受中的作用及机制研究 | 2013-8-16 | 李 岷 |
| 皮研所 | 国家自然基金委 | 面上项目 | 81371751 | 巨噬细胞极化分型在分枝杆菌感染免疫应答中的作用及其转化医学研究 | 2013-8-16 | 王洪生 |

续　表

| 单位 | 项目（课题） | 类型 | 课题编号 | 课题名称 | 批准（合同签订）时间（年/月/日） | 负责人 |
|---|---|---|---|---|---|---|
| 皮研所 | 教育部 | 博士点新教师 | 2.01311E+13 | UVB 致剂量依赖性差异调控的自噬对角质形成细胞的信号通路交联研究 | 2013-10-30 | 陈　旭 |
| 皮研所 | 国家外专局 | 引智项目 | | 慢性紫外线损伤致皮肤成纤细胞自噬发生的分子机制研究 | 2013-10-1 | 顾　恒 |
| 皮研所 | 江苏省科技厅 | 自然基金 | BK20131064 | 角质形成细胞 UVB 损伤中自噬对相关信号通路的交互对话研究 | 2013-9-15 | 顾　恒 |
| 皮研所 | 江苏省科技厅 | 自然基金 | BK20131063 | 人皮肤恶性黑素瘤组织和细胞中 HINT 基因对细胞自噬及其相关调控分子影响作用的研究 | 2013-9-15 | 孙建方 |
| 皮研所 | 江苏省科技厅 | 自然基金 | BK20130063 | EGFR 信号通路在阴道念珠菌病发病过程中的作用机制研究 | 2013-9-15 | 佘晓东 |
| 皮研所 | 北京协和医学院 | 青年基金 | 3332013056 | 干扰 Nicastrin 基因对人角质形成细胞 VEGFRs、EGFRs 相关信号通路的影响 | 2013-7-4 | 徐浩翔 |
| 皮研所 | 北京协和医学院 | 青年基金 | 3332013057 | 皮肤病研究所 NHERF1 在原发性乳房外 Paget 病组织及外周血中的表达及临床意义 | 2013-7-4 | 张　韡 |
| 皮研所 | 北京协和医学院 | 青年基金 | 3332013058 | UVB 以 MAPK 通路介导非 mTOR 依赖性途径调控角质形成细胞自噬 | 2013-7-4 | 陈　旭 |
| 皮研所 | 北京协和医学院 | 青年基金 | 3332013016 | HPV11 早期基因对宿主细胞 IFN 应答信号通路的调节 | 2013-7-4 | 孙　洋 |
| 皮研所 | 北京协和医学院 | 青年基金 | | 淋球菌对头孢曲松低敏或耐药的分子流行病学研究 | 2013-12-31 | 陈绍椿 |

续 表

| 单位 | 项目<br>(课题) | 类型 | 课题编号 | 课题名称 | 批准<br>(合同签订)<br>时间<br>(年/月/日) | 负责人 |
|---|---|---|---|---|---|---|
| 皮研所 | 北京协和医学院 | 青年基金 | 3332013017 | 淋病奈瑟菌诱导的人树突状细胞依赖 IDO-1 的免疫耐受机制研究 | 2013-7-4 | 李 赛 |
| 皮研所 | 北京协和医学院 | 学生创新项目 | | 乙酰胆碱激动剂逆转棘层松解机制的研究 | 2013-11-1 | 李志良 |
| 皮研所 | 北京协和医学院 | 学生创新项目 | | Nicastrin 基因突变的反常性痤疮患者皮损基因表达谱改变的研究 | 2013-11-1 | 肖学敏 |
| 皮研所 | 北京协和医学院 | 学生创新项目 | | 广谱防晒剂对 UVA 诱导成纤维细胞光老化影响机制的初步研究 | 2013-11-1 | 郑云鹏 |
| 皮研所 | | 所基金 | | 自噬对原发性单纯疱疹病毒 2 型感染的影响及 TLR3 在该影响中的作用 | 2013-4-1 | 曹玉萍 |
| 皮研所 | | 横向合作 | | 患者依从性干预对银屑病病情程度影响的研究初探 | 2013-8-1 | 陈 崑 |
| 皮研所 | | 横向合作 | | 细菌感染及抗菌在湿疹类疾病中作用机制的研究 | 2013-9-1 | 陈 旭 |
| 皮研所 | | 横向合作 | | 免疫皮肤病诊治技术研发推广 | 2013-1-1 | 顾 恒 |
| 皮研所 | | 横向合作 | | 荨麻疹治疗技术的研发与推广 | 2013-7-7 | 姚 煦 |
| 皮研所 | | 横向合作 | 2013X013 | 利用组织工程皮肤研究皮肤外用药物的相互作用 | 2013-8-27 | 李玲珺 |
| 皮研所 | | 横向合作 | | 术前使用 ALA 提高鲍温病，鳞癌精确切除的临床研究 | 2013-1-1 | 吴信峰 |
| 皮研所 | | 横向合作 | | 关于注射用头孢曲松钠治疗梅毒兔感染实验 | 2013-7-6 | 尹跃平 |

| 单位 | 项目<br>(课题) | 类型 | 课题编号 | 课题名称 | 批准<br>（合同签订）<br>时间<br>（年/月/日） | 负责人 |
|---|---|---|---|---|---|---|
| 皮研所 | | 横向合作 | | 他扎罗汀倍他米松乳膏小型猪皮肤药代动力学研究 | 2013-9-1 | 马鹏程 |
| 皮研所 | WHO | | chn-13-his-000932 | Assessment of std sur-veillance system in Chi-na | 2013-5-20 | 龚向东 |
| 皮研所 | UNC | 国际合作 | 5R24-HD056670-05 | Partnership for social science research on HIV/AIDS in China | | 陈祥生 |
| 皮研所 | WHO | 国际合作 | | 梅毒临床诊断标准研究 | | 王千秋 |
| 皮研所 | damien 基金会 | 国际合作 | | 麻风培训教育评估 | 2013-3-8 | 余美文 |
| 输血所 | 横向项目 | | | 单采血浆和血站分离血浆的参与风险研究 | 2013-1-11 | 刘　忠 |
| 输血所 | 横向项目 | | | 输液器药物相容性研究 | 2013-3-8 | 王　红 |
| 输血所 | 横向项目 | | | 新型代血浆研发 | 2013-3-1 | 王　红 |
| 输血所 | 横向项目 | | | 临床试验研究样本病毒核酸检测 | 2013-8-15 | 林方昭 |
| 输血所 | 横向项目 | | | 一次性使用动静脉插管增塑剂 ATBC 溶出量的研究 | 2013-5-2 | 王　红 |
| 输血所 | 横向项目 | | | 抗 D 免疫球蛋白研发 | 2013-5-20 | 宋　宁 |
| 输血所 | 横向项目 | | | 一次性使用体外循环路、一次性使用动静脉穿刺针增塑剂 DEHP 溶出量的研究 | 2013-5-24 | 王　红 |
| 输血所 | 横向项目 | | | ABO&RHD 血型固相层析卡临床考核 | 2013-5-27 | 宋　宁 |
| 输血所 | 横向项目 | | | 胎盘多肽注射液中免疫调节组分的分离鉴定和功能及其作用机理研究 | 2013-6-2 | 李长清 |

续　表

| 单位 | 项目<br>（课题） | 类型 | 课题编号 | 课题名称 | 批准<br>（合同签订）<br>时间<br>（年/月/日） | 负责人 |
|---|---|---|---|---|---|---|
| 输血所 | 横向项目 | | | 一次性使用压力输液器带针增塑剂 DINCH 溶出量的研究 | 2013-7-19 | 王　红 |
| 输血所 | 横向项目 | | | 诊断试剂病原体检测研究 | 2013-8-29 | 刘　鱼 |
| 输血所 | 横向项目 | | | 梅毒、丙肝、艾滋诊断试剂和临床前评估和企业参考品研制 | 2013-8-29 | 刘　鱼 |
| 输血所 | 横向项目 | | | 血小板去白细胞滤膜产业化项目 | 2013-8-15 | 刘嘉馨 |
| 输血所 | 横向项目 | | | 临床试验研究样本凝血因子 II、VII、IX、X 因子活性和抗体测定 | 2013-10-8 | 林方昭 |
| 输血所 | 横向项目 | | | 机采血浆质量检测 | 2013-10-21 | 王　红 |
| 输血所 | 横向项目 | | | 血红蛋白载氧药物质量标准研究 | 2013-11-21 | 刘嘉馨 |
| 输血所 | 横向项目 | | | 凝血质控品中间体研发 | 2013-3-1 | 林方昭 |
| 输血所 | 横向项目 | | | 全血过滤及血小板过滤和贮存质量研究 | 2013-11-14 | 王　红 |
| 输血所 | 横向项目 | | | 《血小板贮存袋性能第 2 部分：血小板贮存性能评价指南》标准验证 | 2013-11 | 王　红 |
| 输血所 | 横向项目 | | | 凝血因子 VIII 制品中血管性血友病因子质量评价研究 | 2013-10-8 | 李长清 |
| 输血所 | 国家自然科学基金 | 青年科学基金 | 81300395 | 献血/浆人群中人细小病毒 B19 的亲缘地理学与群体遗传学研究 | | 何　苗 |

| 单位 | 项目<br>(课题) | 类型 | 课题编号 | 课题名称 | 批准<br>(合同签订)<br>时间<br>(年/月/日) | 负责人 |
|---|---|---|---|---|---|---|
| 输血所 | 国家自然科学基金 | 面上项目 | 81370597 | 可调控模式 GATA-1 和 GATA-2 基因沉默 hES/hiPS 细胞系的建立及其向初期造血诱导分化的分子调控机制研究 | 2013-9 | 马　峰 |
| 输血所 | 国家自然科学基金 | 面上项目 | 81370669 | 冻干红细胞残余水的性质及其对红细胞冻干保存的影响 | 2013-9 | 刘　忠 |
| 输血所 | 卫生部医政医管局委托项目 | 委托项目 | | 经输血感染经血传播疾病保险分担机制研究 | 2013-9 | 李长清 |
| 输血所 | 卫生部医政医管局委托项目 | 委托项目 | | 初筛阳性献血者确证及召回策略的研究 | 2013-8 | 刘　忠 |
| 输血所 | 四川省科技厅项目 | 应用基础计划 | 2013JY0048 | MicroRNA130a 对丙型肝炎病毒复制的影响及初步分子机制研究 | 2013-3 | 李世林 |
| 输血所 | 四川省科技厅项目 | 国际合作计划 | 2013HH0013 | 病毒性肝炎个体化治疗疗效预测方法的建立 | 2013-3 | 陈利民 |
| 输血所 | 四川省科技厅项目 | 科技支撑计划 | 2013SZ0059 | 新一代多功能代血浆的研究开发 | | 刘嘉馨 |
| 输血所 | 四川省卫生厅项目 | 四川省卫生厅科研项目 | 130553 | 献血者 ALT 正常水平及适合我国献血者特征的 ALT 筛查策略初探 | 2013-4 | 刘　鱼 |
| 输血所 | 四川省卫生厅项目 | 四川省卫生厅科研项目 | 130554 | 阿尔茨海默病 β 淀粉样蛋白全人源抗体的体外筛选 | 2013-4 | 刘　彬 |
| 输血所 | 四川省卫生厅项目 | 四川省卫生厅科研项目 | 130555 | 获得性血友病相关致病基因的探索研究 | 2013-4 | 马　莉 |
| 输血所 | 四川省科技厅项目 | 技术创新工程专项 | 2013ZZ0006 | 血液代用品—人源性血红蛋白衍生物关键科学技术研究 | 2013-9 | 刘嘉馨 |

续　表

| 单位 | 项目（课题） | 类型 | 课题编号 | 课题名称 | 批准（合同签订）时间（年/月/日） | 负责人 |
|---|---|---|---|---|---|---|
| 输血所 | 科技体制改革科研项目 | 科技体制改革科研项目 | | 人类多潜能干细胞向造血干细胞和成熟血液细胞诱导分化的机制及其临床应用的研究 | 2013-5 | 马　峰 |
| 输血所 | 中央级公益性科研院所基本科研业务费 | 中央级公益性科研院所基本科研业务费 | | 临床用血的微生物组筛查和病原体鉴定 | 2013-5 | 何　苗 |
| 输血所 | 协和青年基金 | 协和青年基金 | 3332013018 | hESCs 来源红细胞在发育不同阶段 CD36 表达的差异研究 | 2013-6 | 毛　斌 |
| 输血所 | 协和青年基金 | 协和青年基金 | 3332013019 | USP18 在丙肝病毒耐受 I 型干扰素中的作用及其分子机制研究 | 2013-6 | 刘　冰 |
| 输血所 | 协和青年基金 | 协和青年基金 | 3332013062 | 利用小分子 SR1 界定 hESC/hiPSC 原始、成体造血阶段的分子表型研究 | 2013-6 | 潘美英 |
| 输血所 | 协和青年基金 | 协和青年基金 | 3332013063 | MicroRNA130a 激活宿主先天免疫抑制 HCV 复制的机制研究 | 2013-6 | 段晓琼 |
| 输血所 | 协和青年基金 | 协和青年基金 | 3332013064 | 造血干细胞移植中 HLA-DPB1 等位基因匹配研究 | 2013-6 | 王　珏 |
| 输血所 | 协和青年基金 | 协和青年基金 | 3332013110 | 人静丙质控关键技术研究 | 2013-6 | 张学俊 |
| 生物所 | 国家自然科学基金（面上） | 基础研究 | 31370192 | EV71 感染所引起的 CNS 中免疫反应与神经内分泌系统相互作用在病毒致病过程中的机理研究 | 2013-11-1 | 李琦涵 |
| 生物所 | 国家自然科学基金（面上） | 基础研究 | 81373142 | 肠道病毒 71 型感染相关的免疫分子转录组学研究 | 2013-10-28 | 刘龙丁 |

| 单位 | 项目<br>（课题） | 类型 | 课题编号 | 课题名称 | 批准<br>（合同签订）<br>时间<br>（年/月/日） | 负责人 |
|---|---|---|---|---|---|---|
| 生物所 | 国家自然科学基金（面上） | 基础研究 | 31371265 | 近35年傣族心血管疾病变化与遗传及环境的作用机制研究 | 2013-11-1 | 褚嘉祐 |
| 生物所 | 国家自然科学基金（青年） | 基础研究 | 31300143 | HSV-1 ICP22转录抑制作用分子机制及其对病毒增殖的生物学意义 | 2013-11-1 | 郭　磊 |
| 生物所 | 国家自然科学基金（青年） | 基础研究 | 81301073 | α-突触核蛋白98聚集体形成在帕金森病发病中的作用及分子机制研究 | 2013-10-28 | 马开利 |
| 生物所 | 国家自然科学基金（青年） | 基础研究 | 81301467 | 多重耐药鲍曼不动杆菌外膜蛋白成分的抗原性分析 | 2013-10-31 | 黄惟巍 |
| 生物所 | 国家发改委项目 | 应用研究 | 无 | Sabin株脊髓灰质炎灭活疫苗、手足口病灭活疫苗等儿童免疫规划系列疫苗产业化 | 2013-10-18 | 李琦涵 |
| 生物所 | 国家重大新药创制 | 应用研究 | 2013ZX09101016 | F-基因型腮腺炎减毒活疫苗临床研究及产业化开发 | 2013-6-3 | 梁　燕 |
| 生物所 | 国家重大新药创制 | 应用研究 | 2014ZX09102042 | EV71-CoxA16联合疫苗的研究及其他疫苗研究 | 2013-12-23 | 刘龙丁 |
| 生物所 | 国家重大新药创制 | 应用研究 | 2014ZX09102041-004 | 新型人用灭活轮状病毒疫苗 | 2013-12-23 | 孙茂盛 |
| 生物所 | 国家重大新药创制 | 应用研究 | 2013ZX09102035 | 白喉、百日咳、破伤风、Sabin株脊髓灰质炎四联疫苗研制及临床研究 | 2013-6-3 | 谢忠平 |
| 生物所 | 国家科技重大专项艾滋病和病毒性肝炎等重大传染病预防项目 | 应用研究 | 2013ZX10004003 | Vero细胞流感减毒活疫苗研制 | | 廖国阳 |

续　表

| 单位 | 项目(课题) | 类型 | 课题编号 | 课题名称 | 批准(合同签订)时间(年/月/日) | 负责人 |
|---|---|---|---|---|---|---|
| 生物所 | 科研院所技术开发研究专项资金 | 应用研究 | 213EG150137 | 肠道病毒 71 型灭活疫苗（人二倍体细胞）及 Sabin IPV 疫苗产业化的技术研究 | 2013-5-15 | 李琦涵 |
| 生物所 | 科技部国际合作基地 | 应用研究 | 无 | 国家科技部传染病疫苗研发及产业化国际科技合作基地 | | 李琦涵 |
| 生物所 | 博士点基金新教师类 | 基础研究 | 20121106120056 | α-突触核蛋白 98 和 α-突触核蛋白共表达对神经元突触的损伤作用及分子机制研究 | 2013-4-15 | 马开利 |
| 生物所 | 教育部留学回国人员科研启动类 | 基础研究 | 无 | 慢病毒载体介导 RNA 干扰抑制缺氧诱导因子-1α 基因表达对头颈鳞癌治疗及血管新生作用机制的研究 | 2013-5-23 | 孙强明 |
| 生物所 | 人事部留学回国人员科技活动项目（启动类） | 基础研究 | 无 | 登革热分子流行病学应急检测技术研究及应用 | 2013-5-23 | 孙强明 |
| 生物所 | 北京协和青年 | 基础研究 | 3332013083 | EV71 感染恒河猴外周血和中枢神经细胞基因表达分析研究 | 2013-9-10 | 张　莹 |
| 生物所 | 北京协和青年 | 基础研究 | 3332013082 | α-突触核蛋白聚集细胞模型的建立及抗 α-突触核蛋白聚集寡肽药物的筛选 | 2013-9-10 | 马开利 |
| 生物所 | 北京协和青年 | 基础研究 | 3332013084 | 抗菌肽与抗生素联用治疗泛耐药鲍曼不动杆菌感染 | 2013-9-10 | 刘存宝 |
| 生物所 | 北京协和青年 | 基础研究 | 3332013085 | 选择压力下云南民族群体中 HLA-DR 抗感染优势等位基因的研究 | 2013-9-10 | 孙　浩 |
| 生物所 | 云南省对外科技合作项目 | 基础研究 | 2013IA005 | 白细胞介素-13 疫苗主动免疫治疗哮喘 1 类新药临床前预研究 | 2013-10-14 | 马雁冰 |

| 单位 | 项目（课题） | 类型 | 课题编号 | 课题名称 | 批准（合同签订）时间（年/月/日） | 负责人 |
|---|---|---|---|---|---|---|
| 生物所 | 云南省重点新产品社会发展项目 | 应用研究 | 2013BC011 | 治疗2型糖尿病Ⅰ类新药生物制品RBP4临床前预研究 | 2013-11-12 | 胡凝珠 |
| 生物所 | 云南省重点新产品社会发展项目 | 应用研究 | 2013BC012 | 预防用生物制品5类新药F基因型腮腺炎减毒活疫苗Ⅰ期临床试验研究 | 2013-11-28 | 李琦涵 |
| 生物所 | 云南省重点新产品社会发展项目 | 应用研究 | | 预防用生物制品6类新药Ⅰ+Ⅲ型双价脊髓灰质炎减毒活疫苗（人二倍体细胞）临床前研究 | 2013-12-2 | 杨净思 |
| 生物所 | 云南省科技创新平台建设计划 | 应用研究 | 2013DA002 | 云南省医学实验树鼩标准化繁育平台 | 2013-11-15 | 孙晓梅 |
| 生物所 | 云南省联合支持国家项目 | 应用研究 | 2013GA018 | 甲型肝炎灭活疫苗和冻干甲型肝炎减毒活疫苗Ⅳ期临床研究 | 2013-11-28 | 孙强明 |
| 生物所 | 云南省联合支持国家项目 | 应用研究 | 2013GA019 | 新型佐剂MF-59应用于EV71灭活疫苗和脊髓灰质炎灭活疫苗（IPV）以增强其免疫原性的临床前研究 | 2013-11-28 | 董少忠 |
| 生物所 | 云南省应用基础研究重点项目 | 基础研究 | 2013FA023 | 云南不同民族群体中血红蛋白病的遗传异质性及修饰基因的系统研究 | 2013-11-15 | 杨昭庆 |
| 生物所 | 云南省应用基础研究重点项目 | 基础研究 | 2013FA024 | 人类肠道病毒71型（EV71）感染及疫苗和药物有效性及安全性评价的恒河猴婴猴模型研究 | 2013-11-15 | 李琦涵 |
| 生物所 | 云南省应用基础研究重点项目 | 基础研究 | 2013FA025 | 新型佐剂-硫酸乙酰肝素刺激DCs诱导microRNA表达谱特征研究 | 2013-11-29 | 胡云章 |

**续 表**

| 单位 | 项目<br>(课题) | 类型 | 课题编号 | 课题名称 | 批准<br>(合同签订)<br>时间<br>(年/月/日) | 负责人 |
|---|---|---|---|---|---|---|
| 生物所 | 云南省应用<br>基础研究重<br>点项目 | 基础研究 | 2013FA053 | 丙型肝炎病毒结合脂<br>蛋白在建立慢性感染<br>中的意义 | 2013-11-29 | 寸 韡 |
| 生物所 | 云南省应用<br>基础研究面<br>上 项 目<br>(2013 年) | 基础研究 | 2013FB089 | FGF21 和 INS 对 I 型<br>糖尿病的联合基因治<br>疗研究 | 2013-11-29 | 鲁帅尧 |
| 生物所 | 云南省应用<br>基础研究面<br>上 项 目<br>(2013 年) | 基础研究 | 2013FZ128 | HSV-1 ICP22 蛋白转<br>录抑制作用机制及其<br>功能研究 | 2013-4-27 | 郭 磊 |
| 生物所 | 云南省应用<br>基础研究面<br>上 项 目<br>(2013 年) | 基础研究 | 2013FZ129 | F 基因型腮腺炎病毒<br>减毒代次核苷酸变化<br>位点的研究 | 2013-4-27 | 梁 燕 |
| 生物所 | 云南省应用<br>基础研究面<br>上 项 目<br>(2013 年) | 基础研究 | 2013FZ130 | RV VP6 抗原表位疫<br>苗载体系统构建和<br>RV 嵌合疫苗研究 | 2013-4-27 | 陈元鼎 |
| 生物所 | 云南省应用<br>基础研究面<br>上 项 目<br>(2013 年) | 基础研究 | 2013FZ131 | HLA I 类基因和<br>ERPA1 基因联合作用<br>对 HCV 抗原呈递作<br>用的影响 | 2013-4-27 | 史 荔 |
| 生物所 | 云南省应用<br>基础研究面<br>上 项 目<br>(2013 年) | 基础研究 | 2013FZ132 | α-突触核蛋白 98 在帕<br>金森病发病中的作用<br>及分子机制研究 | 2013-4-27 | 马开利 |
| 生物所 | 云南省应用<br>基础研究面<br>上 项 目<br>(2013 年) | 基础研究 | 2013FZ133 | 新型佐剂——硫酸乙<br>酰肝素刺激 DCs 诱导<br>microRNAs 表达谱特<br>征研究 | 2013-4-27 | 乌美妮 |
| 生物所 | 云南省应用<br>基础研究面<br>上 项 目<br>(2013 年) | 基础研究 | 2013FZ134 | 肠道病毒 71 型减毒<br>活疫苗候选株的筛选 | 2013-4-27 | 杨 婷 |

续　表

| 单位 | 项目<br>（课题） | 类型 | 课题编号 | 课题名称 | 批准<br>（合同签订）<br>时间<br>（年/月/日） | 负责人 |
|------|------|------|------|------|------|------|
| 生物所 | 云南省应用基础研究面上项目（2013年） | 基础研究 | 2013FZ135 | 丙型肝炎病毒治疗性单克隆抗体筛选平台的初步建立 | 2013-4-27 | 岳　磊 |
| 生物所 | 云南省应用基础研究面上项目（2013年） | 基础研究 | 2013FZ136 | 引起手足口病的主要肠道病毒血清型及其分子流行学研究 | 2013-4-27 | 马绍辉 |
| 生物所 | 云南省应用基础研究面上项目（2013年） | 基础研究 | 2013FZ137 | 汉逊酵母蛋白表达优化及三种 HPV-L1 基因工程蛋白的表达 | 2013-4-27 | 刘存宝 |
| 生物所 | 云南省应用基础研究面上项目（2013年） | 基础研究 | 2013FZ138 | 基于重组蛋白嵌合病毒的丙型肝炎血清型分型 | 2013-4-27 | 寸　韡 |
| 生物所 | 云南省应用基础研究面上项目（2013年） | 基础研究 | 2013FZ139 | 重组外膜蛋白对多重耐药鲍曼不动杆菌感染的免疫防治研究 | 2013-4-27 | 黄惟巍 |
| 生物所 | 云南省应用基础研究面上项目（2013年） | 基础研究 | 2013FZ140 | 人轮状病毒疫苗毒种筛选研究 | 2013-4-27 | 吴晋元 |
| 生物所 | 云南省应用基础研究面上项目（2013年） | 基础研究 | 2013FZ141 | 流感病毒 Vero 细胞适应株的适应相关基因位点研究 | 2013-4-27 | 高菁霞 |
| 生物所 | 云南省应用基础研究面上项目（2013年） | 基础研究 | 2013FZ142 | 呼吸道合胞病毒感染模型的建立及应用研究 | 2013-4-27 | 和占龙 |
| 生物所 | 云南省应用基础研究面上项目（2013年） | 基础研究 | 2013FZ143 | 重组 IL7 增强幼期肺炎链球菌疫苗免疫反应的研究 | 2013-4-27 | 刘红旗 |

续　表

| 单位 | 项目（课题） | 类型 | 课题编号 | 课题名称 | 批准（合同签订）时间（年/月/日） | 负责人 |
|---|---|---|---|---|---|---|
| 生物所 | 云南省应用基础研究面上项目（2013年） | 基础研究 | 2013FZ144 | 版纳微型猪 Sabin IPV 无针注射器皮内减量免疫的临床前研究 | 2013-4-27 | 蔡　玮 |
| 生物所 | 云南省技术创新既是产业发展专项资金 | 应用研究 | 2013XB006 | F 基因型腮腺炎减毒活疫苗（人二倍体细胞）生产批件注册及产业化 | 2013-11-12 | 李琦涵 |
| 生物所 | 云南省科技创新强省计划 | 应用研究 | | EV71 灭活疫苗（人二倍体细胞）大规模人群免疫学效果及其相关特征的分子生物学评价研究与产品质量体系的提升 | | 李琦涵 |
| 生物所 | 云南省科技创新强省计划 | 应用研究 | | 流感病毒疫苗研制关键技术研究示范及产业化 | | 廖国阳 |
| 生物所 | 云南省发改委战略性新兴产业发展专项 | 应用研究 | | 儿童免疫规划新型疫苗产业技术创新能力提升平台建设 | 2013-9-6 | 李琦涵 |
| 生物所 | 云南省高技术产业发展项目 | 应用研究 | | 基因工程药物关键技术研究及新产品开发应用 | 2013.10.29 | 胡云章 |
| 生物所 | 云南省国际合作基地项目 | 应用研究 | | 云南省传染病疫苗研发及产业化国际科技合作基地 | | 李琦涵 |
| 生物所 | 云南省产业技术联盟 | 应用研究 | | 云南生物疫苗产业技术创新联盟 | | 李琦涵 |
| 生物所 | 昆明市西山区科技计划项目 | 应用研究 | 西科字 42 号 | EV71 病毒抗原检测试剂研发及临床应用研究 | 2013-6-17 | 龙润乡 |
| 生物所 | 昆明市西山区科技计划项目 | 应用研究 | 西科字 43 号 | 口服脊髓灰质炎减毒活疫苗（人二倍体细胞）研发项目 | 2013-6-17 | 杨净思 |
| 生物所 | 昆明市科技计划项目 | 应用研究 | | 昆明市重大传染病疫苗研究工程中心 | | 车艳春 |

| 单位 | 项目（课题） | 类型 | 课题编号 | 课题名称 | 批准（合同签订）时间（年/月/日） | 负责人 |
|------|------|------|------|------|------|------|
| 生物所 | 昆明市科技计划项目 | 应用研究 | | 昆明市生物疫苗产业技术创新联盟 | | 李琦涵 |
| 生物所 | 病原所基本科研业务费项目 | 基础研究 | | 云南省静脉吸毒人群丙型肝炎病毒基因型分布及血清型分型研究 | 2013-4-27 | 寸 韡 |
| 生物所 | 横向合作项目 | 基础研究 | 2009BC013 | 治疗男性不育中药、天然药物6类新药龟芪生精胶囊的临床前研究 | 2013-4-15 | 唐东红 |

# 2013 年度院校发表学术论文、科技著作情况统计表

单位：篇

| 单　　位 | 国外科技期刊 | 国内科技期刊 | 国际会议 | 全国会议 | 主编著作 | 参编著作 | 论文 SCI 收录情况 | |
| --- | --- | --- | --- | --- | --- | --- | --- | --- |
| | | | | | | | 总收录 | SCI≥3.0 文章 |
| 协和医院 | 366 | 1189 | | | | | 366 | 108 |
| 阜外医院 | 149 | 203 | | | 8 | | 122 | 52 |
| 肿瘤医院 | 153 | 297 | | | 5 | 7 | 120 | 47 |
| 整形医院 | 73 | 122 | 1 | | | | 195 | 4 |
| 基础所 | 91 | 37 | 76 | 128 | 4 | 3 | 91 | 64 |
| 药物所 | 134 | 145 | | | 1 | 1 | 145 | 57 |
| 生技所 | 72 | 31 | | 1 | 1 | | 72 | 20 |
| 药植所 | 135 | 274 | | | 2 | 2 | 116 | 41 |
| 信息所 | 9 | 143 | 20 | 168 | 3 | 5 | 8 | 1 |
| 动物所 | 27 | 44 | | | | | 27 | 9 |
| 微循环所 | 9 | 12 | 4 | 10 | | | 9 | 8 |
| 护理学院 | 4 | 34 | 8 | 19 | | | 4 | |
| 病原所 | 49 | | | | | | 49 | 45 |
| 血研所 | 69 | 81 | | | 1 | | 68 | 37 |
| 放射所 | 18 | 57 | 11 | 18 | 1 | 1 | 18 | 6 |
| 工程所 | 21 | 28 | 10 | 15 | | | 22 | 11 |
| 皮研所 | 40 | 138 | 10 | 25 | | | 39 | 16 |
| 输血所 | 30 | 27 | 14 | 18 | | | 26 | 8 |
| 生物所 | 22 | 89 | 4 | 6 | | 1 | 22 | 11 |

# 2013 年度院校专利、新药证书、医药器械证书情况统计表

单位：项

| 单 位 | 申请 专利项目数 | 获批 专利项目数 | 专利 项目总数 | 新药证书 西药 一类 | 二类 | 三类 | 四类 | 中药 一类 | 二类 | 三类 | 四类 | 五类 | 生物制剂 一类 | 二类 | 三类 | 四类 | 新药 证书总数 | 器械 一类 | 二类 | 三类 | 四类 | 器械 总数 |
|---|---|---|---|---|---|---|---|---|---|---|---|---|---|---|---|---|---|---|---|---|---|---|
| 协利医院 | 0 | 5 | 5 | | | | | | | | | | | | | | 0 | | | | | 0 |
| 卓外医院 | 0 | 12 | 12 | | | | | | | | | | | | | | 0 | | | | | 0 |
| 肿瘤医院 | 3 | 5 | 8 | | | | | | | | | | | | | | 0 | | | | | 0 |
| 整形医院 | 2 | 10 | 12 | | | | | | | | | | | | | | 0 | | | | | 0 |
| 基础所 | 18 | 9 | 27 | | | | | | | | | | | | | | 0 | | | | | 0 |
| 药物所 | 52 | 30 | 82 | | 1 | | | | | | | | | | | | 0 | | | | | 0 |
| 生技所 | 21 | 13 | 34 | | | | | | | | | | | | | | 0 | | | | | 0 |
| 药植所 | 42 | 17 | 59 | | | | | | | | | | | | | | 0 | | | | | 0 |
| 信息所 | 0 | 0 | 0 | | | | | | | | | | | | | | 0 | | | | | 0 |
| 动物所 | 5 | 2 | 7 | | | | | | | | | | | | | | 0 | | | | | 0 |
| 微循环所 | 0 | 0 | 0 | | | | | | | | | | | | | | 0 | | | | | 0 |
| 护理学院 | 0 | 0 | 0 | | | | | | | | | | | | | | 0 | | | | | 0 |
| 病原所 | 10 | 11 | 21 | | | | | | | | | | | | | | 0 | | | | | 0 |
| 血研所 | 1 | 1 | 2 | | | | | | | | | | | | | | 0 | | | | | 0 |
| 放射所 | 3 | 4 | 7 | | | | | | | | | | | | | | 0 | | | | | 0 |
| 工程所 | 27 | 12 | 39 | | | | | | | | | | | | | | 0 | | | | | 0 |
| 皮研所 | | 1 | 1 | | | | | | | | | | | | | | 0 | | | | | 0 |
| 输血所 | 3 | 6 | 9 | | | | | | | | | | | | | | 0 | | | | | 0 |
| 生物所 | 5 | 12 | 17 | | | | | | | | | | | | | | 0 | | | | | 0 |
| 合计 | 192 | 150 | 342 | | 1 | | | | | | | | | | | | 0 | | | | | 0 |

# 2013 年度各所院获新药（含器械）目录表

| 序号 | 新药名称 | 类别 | 新药证书号 | 批准时间<br>（年/月/日） | 项目负责人 | 备注 |
|---|---|---|---|---|---|---|
| 1 | 福多司坦 | 化药 3 类 | 国 药 证字 H20130063 | 2013-10-24 | 郑 稳 生、葛大伦 | 中国医学科学院药物研究所 |

# 2013 年度各所院科技项目执行情况统计表

单位：项

| 单位 | 结题课题数·提前 | 结题课题数·拖期 | 在研课题数·按计划 | 在研课题数·拖期 | 新中标课题数·工作已开展 | 新中标课题数·工作未开展 | 其他课题数·撤消 | 其他课题数·未进行 | 在研课题情况分类·基础研究 | 在研课题情况分类·应用研究 | 在研课题情况分类·实验发展 |
|---|---|---|---|---|---|---|---|---|---|---|---|
| 协和医院 | 107 | 0 | 340 | 0 | 35 | 66 |  |  | 137 | 203 |  |
| 阜外医院 | 97 |  | 246 |  | 69 |  |  |  | 47 | 199 |  |
| 肿瘤医院 | 122 |  | 563 |  | 26 |  | 2 |  | 224 | 339 |  |
| 整形医院 | 11 |  | 61 |  | 6 | 17 |  |  | 25 | 36 |  |
| 基础所 | 34 |  | 143 |  |  | 50 |  |  | 193 |  |  |
| 药物所 | 71 |  | 191 |  | 31 |  |  |  | 168 | 23 |  |
| 生技所 | 17 |  | 103 |  | 41 |  |  |  | 51 | 52 |  |
| 药植所 | 79 |  | 359 |  | 83 |  |  |  | 149 | 104 | 106 |
| 信息所 | 70 |  | 140 |  | 81 |  |  |  |  | 140 |  |
| 动物所 | 1 |  | 62 |  | 21 | 2 |  |  | 18 | 34 | 10 |
| 微循所 |  |  | 23 |  | 6 |  |  |  | 27 | 2 |  |
| 护理学院 | 6 |  | 8 |  | 7 |  |  |  |  | 8 |  |
| 病原所 | 4 |  | 95 |  | 43 | 0 |  |  | 95 |  |  |
| 血研所 | 20 |  | 130 |  | 23 | 23 |  |  | 108 | 22 |  |
| 放射所 | 34 |  | 74 |  | 28 |  |  |  | 63 | 11 |  |
| 工程所 | 0 |  | 54 | 0 | 27 | 9 | 0 | 0 | 41 | 10 |  |
| 皮研所 | 23 |  | 78 | 1 | 34 | 0 |  |  | 51 | 27 | 3 |
| 输血所 | 22 |  | 43 |  | 37 | 3 |  |  | 18 | 25 | 2 |
| 生物所 | 18 |  | 125 |  | 63 |  |  |  | 66 | 58 | 1 |

# 2013 年度院校到位科研经费情况统计表

| 单位 | 国家重大专项 | 科技支撑计划 | 重大科学计划 | 973计划 | 863计划 | 科技部基础条件平台建设专项 | 科技部其他计划（含国际合作专项） | 国家自然科学基金项目 | 公益性行业科研专项 | 其他 | 国家发改委项目 | 人事部项目 | 教育部项目 | 国家药监局项目 | 国家中医药管理局项目 | 其他部委项目 | 国际合作项目（非科技部） | 地方项目 | 地方研究中心、基地项目 | 其他基金 | 横向经费 | 中央院所基本科研业务费（含所长基金） | 中央高校基本科研业务费 | 合计 |
|---|---|---|---|---|---|---|---|---|---|---|---|---|---|---|---|---|---|---|---|---|---|---|---|---|
| 协和医院 | 672.34 | 2708 |  | 1740 |  | 38 |  | 1562.7 | 133.5 | 2 |  | 47 | 185 |  |  |  | 25 | 1310.6 |  | 307.4 | 4051 | 101 | 12211.2 |  |
| 阜外医院 |  | 1411 |  | 568.8 | 421 |  |  | 207.1 | 1021 |  |  | 3 | 43 |  |  | 25 |  | 448.7 |  | 56 | 3041.5 | 120 | 71 | 8038.44 |
| 肿瘤医院 | 694.14 | 37.87 |  | 534.23 | 2348.31 |  |  | 1423.7 |  |  |  |  | 23 |  |  | 10 | 203.44 | 821.031 |  | 151.3 | 90.3 | 432.5 | 68 | 6840.821 |
| 整形医院 |  |  |  |  |  |  |  | 144 |  |  |  | 3 | 9 |  |  |  |  | 115 | 4.55 | 13.1 | 4 |  |  | 360.65 |
| 基础所 | 729 | 486 | 1091 | 982 | 674 | 814 | 204 | 1501 | 3014 |  |  |  | 70 |  |  | 276 | 261 | 45 |  | 28 | 132 | 866 | 79 | 11252 |
| 药物所 | 4058.117 | 217.6 |  | 41.6 | 32 | 11 | 371 | 467.1 |  |  |  |  | 67 |  |  |  | 238.5 |  | 50 |  | 3643.21 | 111 | 89.5 | 9397.627 |
| 生技所 | 1448.01 | 46 |  | 79 | 13 | 120 |  | 650.7 | 14.44 |  |  | 3 | 22 |  |  |  | 222 | 14.8 |  |  | 326.5 | 334.8 | 105.5 | 3396.75 |
| 药植所 | 1473.32 | 156.9 |  | 0 | 120 | 0 | 0 | 900.3 | 0 |  | 580 |  | 66 | 11.56 | 14 | 778.2 | 113.74 | 267.8 | 20.8 | 132.5 | 1760 | 68 | 40 | 6506.12 |
| 信息所 | 0 | 782.91 |  | 0 | 0 | 0 | 0 | 16.8 |  | 194.24 | 0 | 0 | 4.2 | 0 |  |  | 119.16 | 40 | 0 | 98 | 651.03 | 50 | 0 | 1956.34 |
| 动物所 | 787.804 | 360 |  | 30 | 20 |  | 224.82 | 205.5 | 235.46 |  |  | 3 |  |  |  |  |  | 9.8 |  |  |  | 43 |  | 1919.384 |
| 微循环所 |  |  |  |  |  |  |  | 21 |  |  |  |  |  |  |  |  | 50 |  | 30 | 4 |  | 33.99 | 28 | 162.99 |
| 护理学院 |  |  |  |  |  |  |  |  |  |  |  |  |  |  |  |  |  |  |  |  |  |  | 16 | 20 |
| 病原所 | 2414.147 |  |  |  | 12 |  | 100 | 368.7 | 275.3852 |  |  | 3 | 23.5 |  |  |  | 342.4967 | 9.8 |  |  |  | 826 | 210.5 | 4920.75 |
| 血研所 | 613.93 |  | 476.7 |  |  |  |  | 866.37 | 93.6 |  |  | 8 | 36 |  |  |  | 9 | 308 |  |  |  |  | 56 | 2374 |
| 放射所 |  |  |  |  |  |  |  | 223.7 | 26 |  |  | 10 | 12 |  |  |  |  | 49 |  |  |  | 170 | 51 | 609.3 |
| 工程所 |  | 273.306 |  |  |  |  |  | 339.3 |  |  |  | 10 |  |  |  |  | 37.5 | 123.52 |  |  | 975.4 | 254 | 50 | 2088.026 |
| 皮研所 |  |  |  | 146 | 16 | 100 |  | 226.3 |  |  |  |  | 9 |  |  | 6 | 35.95 | 138 | 750 | 20 | 109.4 | 15.2 | 64 | 1619.85 |
| 输血所 |  |  |  |  |  |  |  | 83.8 |  | 23 |  |  |  |  |  |  | 310.6 | 72 |  | 175.5 | 275 | 75 |  | 1030.9 |
| 生物所 | 790.97 | 52.51 |  | 65 | 750.05 | 235 |  | 203.2 |  |  |  | 3 | 7 |  |  | 128 |  | 1012 | 770 | 30 | 1.2 | 40 | 50 | 4137.93 |

# 2013 年度各所院科研成果及获奖情况统计表

单位：项

| 单位 | 成果鉴定项目(含登记) 省部级 | 成果鉴定项目(含登记) 其他 | 国家级 最高奖 一 | 国家级 最高奖 二 | 国家级 最高奖 三 | 国家级 国际合作奖 一 | 国家级 国际合作奖 二 | 国家级 国际合作奖 三 | 国家级 自然科学类 一 | 国家级 自然科学类 二 | 国家级 自然科学类 三 | 国家级 科技进步奖 一 | 国家级 科技进步奖 二 | 国家级 科技进步奖 三 | 国家级 发明奖 一 | 国家级 发明奖 二 | 国家级 发明奖 三 | 省部级 特等奖 一 | 省部级 特等奖 二 | 省部级 特等奖 三 | 省部级 自然科学类 一 | 省部级 自然科学类 二 | 省部级 自然科学类 三 | 省部级 科技进步奖 一 | 省部级 科技进步奖 二 | 省部级 科技进步奖 三 | 省部级 发明奖 一 | 省部级 发明奖 二 | 省部级 发明奖 三 | 高校 特等奖 一 | 高校 特等奖 二 | 高校 特等奖 三 | 高校 自然科学类 一 | 高校 自然科学类 二 | 高校 自然科学类 三 | 高校 科技进步类 一 | 高校 科技进步类 二 | 高校 科技进步类 三 | 高校 发明奖 一 | 高校 发明奖 二 | 高校 发明奖 三 | 中华医学科技奖 一 | 中华医学科技奖 二 | 中华医学科技奖 三 | 其他社会奖 一 | 其他社会奖 二 | 其他社会奖 三 |
|---|---|---|---|---|---|---|---|---|---|---|---|---|---|---|---|---|---|---|---|---|---|---|---|---|---|---|---|---|---|---|---|---|---|---|---|---|---|---|---|---|---|---|---|---|---|---|---|
| 协和医院 | 1 | 1 |  |  |  |  |  |  |  |  |  |  | 2 |  |  |  |  |  |  |  |  |  |  |  |  |  |  |  |  |  |  |  |  | 1 |  |  | 3 |  |  |  |  |  | 1 |  | 1 |  | 1 |
| 阜外医院 | 5 | 1 |  |  |  |  |  |  |  |  |  |  |  |  |  |  |  |  |  |  |  |  |  |  | 1 |  |  |  |  |  |  |  |  | 1 |  |  | 2 |  |  |  |  |  | 1 |  | 1 |  |  |
| 肿瘤医院 | 12 |  |  |  |  |  |  |  |  |  |  |  | 1 |  |  |  |  |  |  |  |  |  |  |  | 3 |  | 1 |  |  |  |  |  |  |  |  |  |  |  |  |  |  |  | 1 |  | 1 | 2 |  |
| 整形医院 |  |  |  |  |  |  |  |  |  |  |  |  |  |  |  |  |  |  |  |  |  |  |  | 1 |  |  |  |  |  |  |  |  |  |  |  |  |  |  |  |  |  |  | 1 |  |  |  |  |
| 基础所 | 1 |  |  |  |  |  |  |  |  |  |  |  |  |  |  |  |  |  |  |  |  |  |  |  |  |  |  |  |  |  |  |  |  |  |  |  |  |  |  |  |  | 1 |  |  |  |  |  |
| 药物所 | 5 | 3 |  |  |  |  |  |  |  |  |  |  |  |  |  |  |  |  |  |  |  |  |  | 1 |  |  |  |  |  |  |  |  |  |  |  |  |  |  |  |  |  | 1 |  |  |  |  |  |
| 生技所 |  |  |  |  |  |  |  |  |  |  |  |  |  |  |  |  |  |  |  |  |  |  |  |  |  | 1 |  |  |  |  |  |  |  |  |  |  |  |  |  |  |  |  | 1 |  |  |  |
| 药植所 |  |  |  |  |  |  |  |  |  |  |  |  |  |  |  |  |  |  |  |  |  |  |  |  |  | 1 |  |  |  |  |  |  |  |  |  |  |  |  |  |  |  |  |  |  |  |  |  |
| 信息所 |  |  |  |  |  |  |  |  |  |  |  |  |  |  |  |  |  |  |  |  |  |  |  |  |  |  |  |  |  |  |  |  |  |  |  |  |  |  |  |  |  |  |  |  |  |  |  |
| 动物所 |  |  |  |  |  |  |  |  |  |  |  |  |  |  |  |  |  |  |  |  |  |  |  |  |  |  |  |  |  |  |  |  |  |  |  |  |  |  |  |  |  |  |  |  |  |  |  |
| 微循环所 |  |  |  |  |  |  |  |  |  |  |  |  |  |  |  |  |  |  |  |  |  |  |  |  |  |  |  |  |  |  |  |  |  |  |  |  |  |  |  |  |  |  |  |  |  |  |  |
| 护理学院 |  |  |  |  |  |  |  |  |  |  |  |  |  |  |  |  |  |  |  |  |  |  |  |  |  |  |  |  |  |  |  |  |  |  |  |  |  |  |  |  |  |  |  |  |  |  |  |
| 病原所 |  |  |  |  |  |  |  |  |  |  |  |  |  |  |  |  |  |  |  |  |  |  |  |  |  |  |  |  |  |  |  |  |  |  |  |  |  |  |  |  |  |  |  |  |  |  |  |
| 血研所 |  |  |  |  |  |  |  |  |  |  |  |  |  |  |  |  |  |  |  |  |  |  |  |  |  |  |  |  |  |  |  |  |  |  |  |  |  |  |  |  |  |  |  |  |  |  |  |
| 放射所 | 20 |  |  |  |  |  |  |  |  |  |  |  |  |  |  |  |  |  |  |  | 1 |  |  |  | 1 |  |  |  |  |  |  |  |  |  |  |  |  |  |  |  |  |  | 1 |  |  |  |  |
| 工程所 | 5 |  |  |  |  |  |  |  |  |  |  |  |  |  |  |  |  |  |  |  | 1 |  |  |  |  |  |  |  |  |  |  |  |  |  |  |  |  |  |  |  |  |  |  |  |  |  |  |
| 皮研所 |  |  |  |  |  |  |  |  |  |  |  |  |  |  |  |  |  |  |  |  |  |  |  |  |  |  |  |  |  |  |  |  |  |  |  |  |  |  |  |  |  |  |  |  |  |  |  |
| 输血所 |  |  |  |  |  |  |  |  |  |  |  |  |  |  |  |  |  |  |  |  |  |  |  |  |  |  |  |  |  |  |  |  |  |  |  |  |  |  |  |  |  |  |  |  |  |  |  |
| 生物所 | 1 |  |  |  |  |  |  |  |  |  |  |  |  |  |  |  |  |  |  |  |  |  |  |  |  | 1 |  |  |  |  |  |  |  |  |  |  |  |  |  |  |  |  |  |  |  |  |  |  |

# 2013 年度各所院在研科研课题分类统计表

单位：项

| 单位 | 科技部项目 | | | | | | | | | | | | | | 国家自然科学基金项目 | | 卫计委项目 | | 国家发改委项目 | 人事部项目 | 教育部项目 | 国家药监局项目 | 国家中医药管理局项目 | 其他部委项目 | 国际合作项目（非科技部） | 地方项目 | 地方研究中心、基地项目 | 其他基金 | 横向经费 | 院校科研业务费 | | | 合计 |
|---|---|---|---|---|---|---|---|---|---|---|---|---|---|---|---|---|---|---|---|---|---|---|---|---|---|---|---|---|---|---|---|---|---|
| | 国家重大专项 | | 科技支撑计划 | | 重大科学计划 | | 973计划 | | 863计划 | | 科技部基础条件平台建设专项 | | 科技部其他计划（含国际合作项目） | | | | 公益性卫生行业科专项 | 其他 | | | | | | | | | | | | 中央科研院所基本科研业务费 | 中央高校基本科研业务费 | 中央科研院所院所长基金（含院所长基金） | |
| | 主持 | 参加 | 主持 | 参加 | 主持 | 参加 | 主持 | 参加 | 主持 | 参加 | 主持 | 参加 | 主持 | 参加 | 主持 | 参加 | | | | | | | | | | | | | | | | | |
| 协和医院 | 3 | 2 | 7 | 4 | | | 1 | | 6 | 2 | 1 | | 3 | | 128 | | 8 | 1 | | 19 | 30 | | | | 1 | 76 | | 33 | | | 15 | | 340 |
| 阜外医院 | 2 | | 8 | | | | | 4 | 2 | | | | | | 39 | | 1 | | | 1 | 10 | | | | | 21 | | 14 | 118 | 28 | | | 246 |
| 肿瘤医院 | 2 | | 1 | | 2 | | 2 | 8 | 5 | | | 1 | 1 | | 94 | | | 3 | | 2 | 16 | | | 1 | 15 | 47 | | 332 | 10 | 11 | 13 | | 563 |
| 整形医院 | 1 | | | | | | | 2 | | | | | | 2 | 13 | 2 | 2 | | | 3 | 7 | | | | | 25 | 1 | | 3 | | 7 | | 61 |
| 基础所 | 25 | 14 | 4 | 1 | 9 | | 8 | | 2 | 2 | 2 | | | | 76 | | 2 | 4 | | | 20 | | | 4 | | 4 | | | | 11 | | | 143 |
| 药物所 | 6 | 16 | 3 | | | | 2 | | 3 | 1 | 3 | 1 | 7 | | 71 | 4 | | | | | 15 | 1 | | 2 | 2 | 17 | | 19 | | 15 | 5 | | 191 |
| 生技所 | 8 | 10 | 2 | | | | 2 | | 1 | | 1 | 1 | | | 50 | 1 | 1 | 1 | | | 6 | | | | 1 | 4 | | 106 | | 9 | 2 | | 102 |
| 药植所 | | | 7 | | | 0 | 1 | 1 | 0 | 1 | 1 | 1 | 3 | 1 | 90 | 3 | 1 | | 5 | 3 | 16 | 2 | | 10 | 4 | 19 | 6 | 60 | | 32 | 4 | | 359 |
| 信息所 | | | 7 | | | 1 | | | | | | | | | 3 | | | 28 | 1 | | 2 | | | | 14 | 2 | | 14 | | 9 | | | 140 |

续　表

| 单位 | 科技部项目 | | | | | | | | | | | | | | 国家自然科学基金项目 | | 卫计委项目 | | 国家发改委项目 | 人事部项目 | 教育部项目 | 国家药监局项目 | 国家中医药管理局项目 | 其他部委项目 | 国际合作项目（非科技部） | 地方项目 | 地方研究中心、基地项目 | 其他基金 | 横向经费 | 院校科研业务费 | | 合计 |
|---|---|---|---|---|---|---|---|---|---|---|---|---|---|---|---|---|---|---|---|---|---|---|---|---|---|---|---|---|---|---|---|---|
| | 国家重大专项 | | 科技支撑计划 | | 重大科学计划 | | 973计划 | | 863计划 | | 科技部基础条件平台建设专项 | | 科技部其他计划（含国际合作项目） | | 国家自然科学基金项目 | | 公益性卫生行业科研专项 | 其他 | | | | | | | | | | | | 中央科研院所基本科研业务费（含院所长基金） | 中央高校基本科研业务费 | |
| | 主持 | 参加 | 主持 | 参加 | 主持 | 参加 | 主持 | 参加 | 主持 | 参加 | 主持 | 参加 | 主持 | 参加 | 主持 | 参加 | | | | | | | | | | | | | | | | |
| 动物所 | 9 | 8 | | 2 | | | | 1 | | 1 | | | | | 14 | 2 | 2 | | | 1 | 1 | | 1 | 1 | | 3 | | | | 9 | 7 | 62 |
| 微循环所 | | | | | | | | | | | | | | 1 | 1 | 1 | | | | | 1 | | | | 2 | | 1 | | 2 | 6 | 8 | 23 |
| 护理学院 | 2 | | | | | | | | | | | | | | | | | 1 | | | | | | | 1 | 2 | | 1 | | | 5 | 8 |
| 病原所 | | 18 | | | | | 1 | 8 | 1 | 1 | | | | 1 | 17 | 2 | 2 | | | 2 | 5 | | | | 3 | 2 | | | | 17 | 14 | 95 |
| 血研所 | | 5 | | | 1 | 11 | | 8 | | 4 | | | | | 33 | 2 | 2 | | | 3 | 9 | | | | 2 | 31 | | | | | 27 | 130 |
| 放射所 | | | | | | | | | | | | | | | 12 | 3 | 1 | | | 2 | 6 | | | | | 16 | | | | 44 | 13 | 94 |
| 工程所 | | 2 | | 3 | | | | | | | | | | 1 | 22 | | 1 | | | 1 | 4 | | | | | 13 | | | 3 | 1 | | 54 |
| 皮研所 | | | | | | | | | | 1 | | 1 | | | 14 | | 1 | 2 | | 2 | 4 | | | 1 | 12 | 12 | 1 | | 15 | 1 | 13 | 78 |
| 输血所 | | | | | 1 | | 1 | 1 | | | | | | | 2 | 2 | | | | 1 | | | | | 1 | 11 | | 10 | 14 | 1 | | 43 |
| 生物所 | 7 | 2 | | 2 | | | 1 | 2 | | 1 | | 1 | | 3 | 11 | 2 | 2 | | 1 | 2 | 5 | | | | 1 | 60 | 7 | 3 | 2 | 2 | 8 | 125 |

# 2013年度各所院所新获各渠道基金项目及经费情况统计表

单位：项/万元

| 单位 | 国家重大专项 项 | 经费 | 科技支撑计划 项 | 经费 | 重大科学计划 项 | 经费 | 973计划 主持 | 参加 | 经费 | 863计划 主持 | 参加 | 经费 | 科技部基础条件平台专项 项 | 经费 | 科技部资源共享平台建设专项（含国际合作专项目）项 | 经费 | 国家自然科学基金项目 项 | 经费 | 公益性卫生行业科技专项 项 | 经费 | 其他 项 | 经费 | 国家发改委项目 项 | 经费 | 教育部项目 项 | 经费 | 人事部项目 项 | 经费 | 国家药监局项目 项 | 经费 | 国家中医药管理局项目 项 | 经费 | 其他部委项目 项 | 经费 | 国际合作项目目（科技部）项 | 经费 | 地方项目 项 | 经费 | 地方研究中心、基地项目 项 | 经费 | 其他基金 项 | 经费 | 横向经费 项 | 经费 | 中央级科研院所科研业务费（含所级院长基金）项 | 经费 | 中央高校基本科研业务费 项 | 经费 | 合计 项 | 经费 |
|---|---|---|---|---|---|---|---|---|---|---|---|---|---|---|---|---|---|---|---|---|---|---|---|---|---|---|---|---|---|---|---|---|---|---|---|---|---|---|---|---|---|---|---|---|---|---|---|---|---|---|---|
| 协和医院 | | | 1 | 499 | | | | | | | | | | | | | 48 | 2596 | | | | | | | 7 | 76 | 10 | 47 | | | | | | | | | 16 | 540.36 | | | 9 | 476.16 | 16 | 188.48 | | | 8 | | 71 | 101 | ¥6,332.52 |
| 阜外医院 | 1 | 286 | | | | | | | | | | | | | | | 32 | 2160 | | | | | | | 5 | 28 | | | | | | | | | | | 6 | 124 | | | 8 | 71 | 16 | 58.3444 | 1 | 120 | | | 69 | ¥2,977.48 |
| 肿瘤医院 | | | | | 1 | 276 | | | | | | | | | | | 26 | 1502 | | | 1 | 10 | | | 3 | 10 | 8 | 1 | | | | | | | 15 | 203.44 | 13 | 832 | 1 | | | | 8 | 58.3444 | 1 | 313 | 71 | 77 | ¥3,278.78 |
| 整形医院 | | | | | | | | | | | | | | | | | 6 | 228 | | | | | | | 2 | 8 | 1 | 3 | | | | | | | | | 5 | 100 | | | | | 2 | 40 | | | 68 | 24 | ¥481.00 |
| 基础所 | 2 | 4600 | | | | | | | | | 500 | | | | | | 28 | 2273 | | | | | | | 2 | 54 | | | | | | | 5 | 41 | | 35 | 9 | 390 | | 35 | 1 | | | | 9 | 176 | | 50 | ¥7,885.00 |
| 药物所 | 4 | 305.5 | | | | | 1 | | 74.94 | | | 1320 | 2 | 31 | 1 | | 27 | 1326 | | | | | | | 7 | 127 | | | | | | | 2 | 35 | 1 | 222 | 9 | | | | 10 | 161 | 13 | 14121.19 | 10 | 161 | 5 | 149 | ¥19,061.13 |
| 生技所 | 2 | 5946.3 | | | | | | | | | | | | | | 171 | 27 | 1926 | | | | | | | 1 | | | | | | | | | | | | | | | 4 | | 1 | | 13 | 326.5 | | 168 | 5 | 36 | 57 | ¥8,628.40 |
| 药植所 | 5 | 419.66 | 17 | | | | | | | | | | | | 1 | 170 | 26 | 1237 | | | | | 3 | 185 | 6 | 114 | 1 | 1 | 3 | 17,182 | 1 | 28 | 1 | | 5 | 113.78 | 11 | 114.2 | 2 | 28.8 | 10 | 97.5 | 25 | 8211.22 | 2 | 505 | 40 | 182 | ¥11,921.42 |
| 信息所 | 1 | 302 | | | | | | | | | | | | | | | 1 | 20 | | | 20 | 235.54 | | | | | | | | | | | | | 12 | 174.19 | 1 | 40 | | | 9 | 104 | 33 | 791.14 | 4 | 50 | 151 | 81 | ¥1,716.87 |
| 动物所 | 2 | 603.72 | | | 1 | | | 90 | | | | | | | 400 | | 7 | 314 | 1 | 446 | | | | | | | 1 | 3 | | | | | | | | | | | | | 5 | 43 | | | 5 | | 5 | 23 | ¥2,050.72 |
| 微循环所 | | | | | | | | | | | | | | | | | 1 | 34 | | | | | | | 2 | | | | | | | | | | | | | | 30 | | | 1 | 33.99 | | | 1 | | 28 | 8 | ¥125.99 |
| 护理学院 | 4 | 1990.6 | | | | | | | | | | | | | | | | | | | | | | | 8 | 435.5 | | | 3 | | | | 3 | | | | 1 | 14 | 4 | | 4 | | | | | | 16 | 7 | ¥20.00 |
| 肿瘤所 | | | | | | | | | | | | | | | | | 11 | 446 | 1 | 334 | | | | | 4 | 60 | 8 | 1 | 8 | | | | | | | | 6 | 121 | | | 9 | 610 | | | 7 | | 71 | 43 | ¥4,004.11 |
| 血研所 | 1 | 19.54 | 550 | | 2 | 157.45 | | | | | | | | | | | 22 | 1222 | | | | | | | 4 | | 1 | | | | | | 1 | 9 | | | | | | | | | | | 7 | | 56 | 46 | ¥2,202.79 |
| 放射所 | | | | | | | | | | | | | | | | | 6 | 246 | | | | | | | 1 | | | | | | | | | | 6 | 20 | | | | | | | | | 7 | 170 | 51 | 47 | ¥511.00 |
| 工程所 | 2 | 117 | | | | | | | | | | | | | | 60 | 7 | 218 | | | | | | | 1 | 4 | 1 | 18 | | | | | | | 4 | 37.5 | 5 | 52 | | | 6 | 170 | | 2935.4 | 6 | 254 | 50 | 36 | ¥1,741.90 |
| 皮研所 | | | | | | | | | 330 | | | | 1 | 328 | | | 4 | 280 | | | | | | | 1 | | | | | | | | | | 5 | 41.95 | 3 | 38 | 1 | | 1 | | 8 | 114.36 | 1 | 15 | 64 | 33 | ¥1,215.31 |
| 输血所 | | | | | | | | | | | | | | | | | 3 | 163 | | | 2 | 23 | | | 1 | 4 | | | | | | | | | | | 7 | 82 | | | 7 | 151 | 20 | 434.63 | 1 | 75 | | 40 | ¥929.63 |
| 生物所 | 5 | 2296 | | | | | | | | | | | | | | 128 | 6 | 301 | | | | | 1 | 8000 | 2 | 7.6 | | 3.0 | | | | | | | | | 36 | 1768 | 4 | 70 | 1 | 30 | 1 | 4.5 | 1 | 40 | | 63 | ¥12,698.10 |

# 2013 年度院校国际科技交流与合作情况表

## 1. 科技部国际合作项目

| 项目名称 | 负责人 | 合作经费<br>（万元） | 单位 | 合作单位 | 合作时间 | 合作方式 | 进展情况 | 经费总额<br>（万元） |
|---|---|---|---|---|---|---|---|---|
| 中国城市肿瘤防控体系建设的合作研究 | 赵 平 | 263.00 | 肿瘤医院 | 美国耶鲁大学 | 2011.1.1-2014.8.31 | 国际科技合作项目 | 按计划 | ¥263.00 |
| 广谱 HPV 及 HIV-1 嵌合病毒样颗粒疫苗 | 许雪梅 | 171.00 | 基础所 | | 2013.4.1-2016.3.31 | | 进行中 | ¥171.00 |
| 东西方结肠癌患者预后和化疗疗效相关基因的筛选及验证 | 石远凯 | ¥188.00 | 中国医学科学院肿瘤研究所 | 英国牛津大学医学院 | 2013.12.1-2016.11.30 | 合作研发 | 进行中 | ¥188.00 |
| Sabin 株脊髓灰质炎灭活疫苗（SabinIPV）关键技术研究 | 廖国阳 | 548.00 | 生物所 | 美国 CDC | 2010-2013 | 协作试验 | 完成 | |
| 细胞流感减毒活疫苗合作研究 | 李卫东 | 560.00 | 生物所 | 俄罗斯医学科学院实验医学研究所 | 2011-2014 | 技术引进 | 进展中 | ¥1,108.00 |

## 2. 其他国际合作项目

| 项目名称 | 负责人 | 合作经费<br>（万元） | 单位 | 合作单位 | 合作时间 | 合作方式 | 进展情况 | 经费总额<br>（万元） |
|---|---|---|---|---|---|---|---|---|
| 运用卡片式宫颈采样器联合 HPV 检测方法诊断宫颈病变的有效性研究 | | | | | | | | |

续 表

| 项目名称 | 负责人 | 合作经费（万元） | 单位 | 合作单位 | 合作时间 | 合作方式 | 进展情况 | 经费总额（万元） |
|---|---|---|---|---|---|---|---|---|
| 中国护士远程戒烟课程试点项目 | | | | | | | | |
| 关于开展针对中国女性的乳腺癌风险因素及风险评估模型研究的工作计划 | | | | | | | | |
| PSBH | | | | | | | | |
| SUPREMO中度风险可手术的乳腺癌病人在实施乳房切除术后进行辅助胸壁放疗的效果评估 | | | | | | | | |
| 林县帕金斯病随访研究 | | | | | | | | |
| 肝细胞癌的引导性研究 | 乔友林 | 41.44 | 肿瘤医院 | 通用电气 | 2013 | 项目合作 | 按计划 | |
| | 邹小农 | 4.96 | 肿瘤医院 | 国际肿瘤护理学会 | 2013 | 项目合作 | 按计划 | |
| | 周纯武 | 48.37 | 肿瘤医院 | 通用电气 | 2013 | 项目合作 | 按计划 | |
| | 卢爱蓉 | 3.45 | 肿瘤医院 | PSBH | 2013 | 项目合作 | 按计划 | |
| | 李晔雄 | 5.91 | 肿瘤医院 | 英国爱丁堡大学 | 2013 | 项目合作 | 按计划 | |
| 亚洲女性肿瘤全基因组关联研究 | 范金虎 | 1.49 | 肿瘤医院 | UCDARIS SCHOOL OF MEDICINE | 2013 | 项目合作 | 按计划 | ¥151.44 |
| | 赵 平 | 8.55 | 肿瘤医院 | 百时美施贵宝 | 2013 | 项目合作 | 按计划 | |
| | 乔友林 | 12.83 | 肿瘤医院 | 百时美施贵宝 | 2013 | 项目合作 | 按计划 | |
| | 蔡建强 | 9.16 | 肿瘤医院 | 百时美施贵宝 | 2013 | 项目合作 | 按计划 | |
| | 林东昕 | 15.26 | 肿瘤医院 | NCI | 2013 | 项目合作 | 按计划 | |
| 抗结核药物 | 蒋建东 | 222.00 | 生技所 | Vertex 公司 | 2013 | 共同研发 | 进展良好 | ¥222.00 |

续表

| 项目名称 | 负责人 | 合作经费（万元） | 单位 | 合作单位 | 合作时间 | 合作方式 | 进展情况 | 经费总额（万元） |
| --- | --- | --- | --- | --- | --- | --- | --- | --- |
| 中药药效组分知识产权保护战略研究 | 陈士林 | 78.78 | 药植所 | 香港浸会大学合作项目 | 2013-2014 | | | |
| 中药有效成分纳米混悬药系统的研究 | 常琪 | 8.00 | 药植所 | 澳门科学技术发展基金项目 | 2011-2014 | | | |
| 《中国药用植物（第二版）》英文版编写 | 林余霖 | 15.00 | 药植所 | 世界卫生组织项目 | 2013-2014 | | | ¥101.78 |
| 中国卫生信息化发展现状调查及国内外发展经验对比研究 | 代涛 | 51.00 | 信息所 | 世界银行项目 | 2012.9-2013.9 | 开展研究 | 按计划进行 | |
| 中国医改进展吹风会暨中国-WHO国家合作战略发布仪式等活动项目 | 代涛 | 5.29 | 信息所 | WHO | 2013.2-2013.2 | 开展研究 | 按计划进行 | |
| 《国家新农合信息平台与省级平台联通技术方案及相关政策研究》 | 代涛 | 55.84 | 信息所 | WHO2012-2013年度项目 | 2012.1-2013.12 | 开展研究 | 按计划进行 | |
| 世界卫生组织在华合作中心活动管理系统项目（2012~2013） | 代涛 | 6.61 | 信息所 | WHO | 2012.1-2012.12（2013.6月付款） | 开展研究 | 按计划进行 | |
| Creating a network system for international collaboration on health development in China (2013) | 代涛 | 7.07 | 信息所 | 世界卫生组织 | 2013.10-2013.12 | 开展研究 | 按计划进行 | |
| Mapping the road for qualified health institutions in China to participate in global health | 代涛 | 23.17 | 信息所 | 世界卫生组织 | 2013.9-2013.12 | 开展研究 | 按计划进行 | |

续　表

| 项目名称 | 负责人 | 合作经费（万元） | 单位 | 合作单位 | 合作时间 | 合作方式 | 进展情况 | 经费总额（万元） |
| --- | --- | --- | --- | --- | --- | --- | --- | --- |
| 基于文本的医学知识发现方法研究 | 王军辉 | 3.00 | 信息所 | CMB 项目 | 2013.10-2015.10 | 开展研究 | 按计划进行 | |
| WHO 数据库加工 | 方安 | 2.91 | 信息所 | 世界卫生组织 | 2011.9-2012.12 | 开展研究 | 按计划进行 | |
| WHO 培训班 | 方安 | 4.80 | 信息所 | 世界卫生组织 | 2013.12-2013.12 | 开展研究 | 按计划进行 | |
| 云南省怒江妇幼人员资培训项目 | 刘晓曦 | 9.30 | 信息所 | 联合国儿童基金会 | 2012.12-2013.1 | 开展研究 | 按计划进行 | |
| 我国重点人群重点传染病预防 | 许培扬 | 2.20 | 信息所 | 世界银行资助项目（子课题） | 2013.3-2014.12 | 开展研究 | 按计划进行 | |
| 聘请美国国立卫生研究院公众健康项目专家来华学术交流 | 李姣 | 3.00 | 信息所 | 国家外国专家局 | 2013.8 | 开展研究 | 按计划进行 | ￥174.19 |
| 新发病原体鉴别项目 | 王健伟 | 267.53 | 病原所 | 法国梅里埃基金会 | 2012.3.10-2017.3.9 | 科研项目 | 良好 | |
| 中国男男性行为人群 HPV 感染状况及对 HPV 疫苗的认知与态度 | 高磊 | 79.90 | 病原所 | 美国默沙东公司 | 2011.7-2013.6 | 科研项目 | 良好 | |
| 应用宏基因组学发现腹泻相关新的病毒和真核病原体 | 杨剑 | 93.04 | 病原所 | 比尔及梅林达·盖茨基金会 | 2011.1-2013.12 | 科研项目 | 良好 | ￥440.46 |
| 新型双功能肽负载 siRNA 治疗肝癌的实验研究 | 冷希岗 | 3.00 | 工程所 | 美国杜克大学 | 2013.9-2013.12 | 学术交流、共同研究 | 进展顺利 | |
| 慢性脊椎退行性疾病治疗中应用植入器械的评估和规范研究 | 张其清 | 3.00 | 工程所 | 芬兰亚拓大学 | 2013.7-2013.8 | 学术交流、共同研发 | 按计划进展中。 | ￥6.00 |
| 麻风培训教育评估 | 余美文 | 2.4 | 皮研所 | 达米恩基金会 | 2013.5-2013.12 | 经费技术支持 | 已完成 | |

续 表

| 项目名称 | 负责人 | 合作经费（万元） | 单位 | 合作单位 | 合作时间 | 合作方式 | 进展情况 | 经费总额（万元） |
|---|---|---|---|---|---|---|---|---|
| Partnership for social science research on HIV/AIDS in China | 陈祥生 | 11.3639 | 皮研所 | UNC | 2013.4-2015.3 | 经费支持 | 进展顺利 | |
| 先天梅毒诊断标准研究 | 王千秋 | 12.6 | 皮研所 | WHO | 2013.1-2014.12 | 经费支持 | 进展顺利 | |
| Assessment of std surveillance system in China | 龚向东 | 9.59 | 皮研所 | WHO | 2013.1-2014.12 | 经费支持 | 进展顺利 | ¥35.95 |
| REDSⅢ（献血者逆转录病毒流行病学研究-Ⅲ） | 王憬惺 | 2,581.50 | 输血所 | 霍普金斯大学 | 2011.3.21-2018.3.20 | 项目合作 | 按计划 | ¥2,581.50 |
| 无针式注射 Sabin 株脊髓灰质炎灭活疫苗临床研究及其产业化 | 廖国阳 | 823.00 | 生物所 | 盖茨基金 | 2012.5-2014.8 | 技术合作 | 进展顺利 | |
| 新型佐剂 MF-59 应用于 EV71 灭活疫苗和脊髓灰质活疫苗（IPV）以增强其免疫原性的临床前研究 | 董少忠 | 180.00 | 生物所 | 诺华公司疫苗与诊断事业部 | 2012.1-2015.12 | 合作开发 | 进展顺利 | |
| 白细胞介素 1 疫苗主动免疫治疗哮喘 1 类新药临床前预研究 | 马雁冰 | 48.00 | 生物所 | 加拿大曼尼托巴大学 | 2012.12-2015.11 | 合作研究 | 进展顺利 | ¥1,051.00 |

## 3. 引进技术人才项目情况

| 项目名称 | 负责人 | 类别 | 单位 | 受资助经费 | 交流方式 | 专家姓名 | 专家专业 | 专家国别 | 专家单位 | 经费总额（万元） |
|---|---|---|---|---|---|---|---|---|---|---|
| 胰腺癌耐药相关 miRNA 的筛选、鉴定及机制研究 | 隋晨光 | 外专局 | 肿瘤医院 | 10 | | Godefridus J. Peters | 肿瘤学 | 荷兰 | 荷兰阿姆斯特丹大学医学中心 | ￥52.00 |
| 淋巴细胞与髓样来源单核细胞在结肠炎相关直肠癌发生发展中作用的研究 | 马 洁 | 外专局 | 肿瘤医院 | 12 | | Lisa Coussens | 肿瘤学 | 美国 | Oregon Health & Science University | |
| MSX2 基因调控肿瘤侵袭转移的分子机制研究 | 李爱东 | 外专局 | 肿瘤医院 | 10 | | Robert A. Weinberg | 肿瘤学 | 美国 | Whitehead Institute/MIT | |
| 炎症促肿瘤过程中关键 MicroRNA 的筛选和功能研究 | 袁 伟 | 外专局 | 肿瘤医院 | 10 | | Mien-Chie Hun | 肿瘤学 | 美国 | MD ANDERSON | |
| 叶酸受体介导 pH 敏感抗肿瘤靶向给药系统的研究 | 赵 晨 | 外专局 | 肿瘤医院 | 10 | | Philip S. Low | 肿瘤学 | 美国 | 普渡大学 | |

续　表

| 项目名称 | 负责人 | 类别 | 单位 | 受资助经费 | 交流方式 | 专家姓名 | 专家专业 | 专家国别 | 专家单位 | 经费总额(万元) |
|---|---|---|---|---|---|---|---|---|---|---|
| 病毒性疾病的感染组学关键技术平台建立与应用 | 彭小忠 | 国家外专局课题 | 基础所 | 12 | | Eckard Wimmer | 病毒学 | 美国 | 美国纽约州立大学石溪分校 | |
| | | | | | | 李光涛 | | | | |
| 神经发育与神经肿瘤发生的分子机制研究 | 彭小忠 | 国家外专局课题 | 基础所 | 7 | | William. Lennarz | 神经发育 | 美国 | 美国纽约州立大学石溪分校 | |
| 神经伦理学 | 翟晓梅 | 国家外专局课题 | 基础所 | 12 | | Danniel Wikler | | 美国 | 美国哈佛大学公共卫生学院 | |
| | | | | | | Alexander Capron | | 美国 | 美国南加州大学 | |
| | | | | | | Sara Hull | | 美国 | 美国国立卫生研究院临床中心生命伦理学部的 | |
| | | | | | | Dominique McMahon | | 加拿大 | 加拿大多伦多大学 Munk 全球事务学院的 | |
| | | | | | | Richard Cash | | 美国 | 哈佛大学公共卫生学院、前国际健康研究伦理学项目主任 | |
| | | | | | | 蔡笃坚 | 伦理学 | 台湾 | 台北医科大学医学人文研究所 | |
| | | | | | | Ruth Chadwick | | 英国 | 英国卡迪夫大学教授、基因组学的社会和经济研究中心主任 | |
| | | | | | | Alastair Campbell | | 美国 | 新加坡国立医学院生命伦理学研究中心 | |
| | | | | | | Reidar Lie | | 挪威 | 卑尔根大学 | |
| | | | | | | Hans Martin Sass | | 美国 | 波多马克（Potomac）研究所/乔治城大学肯尼迪研究所 | |
| 典型城市机动车大气污染与健康影响评价方法及对策研究 | 许　群 | 国家外专局课题 | 基础所 | 5 | | Honglei Chen | 环境科学 | 美国 | 美国国立卫生研究院环境科学研究所 | ¥40.90 |
| | | | | | | Yang Cao | 流行病与 | 瑞典 | 瑞典卡罗琳斯卡医科大学环境医学研究院 | |
| 利用电化学碳纤电极实时监测儿茶酚胺类神经递质释放的技术研究交感神经活动诱发心律失常的机理 | 曹济民 | 国家外专局课题 | 基础所 | 4.9 | | Peng-Sheng Chen | 生物统计学 | 美国 | Indiana University School of Medicine | |
| | | | | | | Isao Inoue | 心内科 | 日本 | Tokushima University | |
| | | | | | | Jinjiang Pang | 电生理学 | 美国 | University of Rochester | |
| | | | | | | | 心血管病 | | | |

续　表

| 项目名称 | 负责人 | 类别 | 单位 | 受资助经费 | 交流方式 | 专家姓名 | 专家专业 | 专家国别 | 专家单位 | 经费总额(万元) |
|---|---|---|---|---|---|---|---|---|---|---|
| 濒危兰科药用植物资源可持续利用 | 郭顺星 | 国家外专局项目 | 药植所 | 6 | 合作研究 | 李泰秀 | 生物 | 韩国 | 韩国仁川大学生物系 | ¥12.00 |
| 中药中真菌毒素的降解和信息库的构建 | 杨美华 | 国家外专局项目 | 药植所 | 6 | 合作研究 | Zhou Ting | 生物 | 加拿大 | 加拿大圭尔夫大学食品研究中心 | |
| 白血病状态下正常造血干/组细胞的生物学行为及其调控机制 | 程涛 | 外专局外教专家 | 血研所 | 3 | 来华交流 | 程世源 | 细胞生物学 | 美国 | 西北大学 | ¥9.00 |
| 单细胞多基因定量分析技术在肿瘤研究和诊断中的应用 | 程涛 | 外专局外教专家 | 血研所 | 6 | 来华交流 | 缪为民 | 细胞生物学 | 加拿大 | 美国匹兹堡大学 | |
| HMGB1 作为一种辐射损伤的新型生物剂量计的研究 | 樊赛军 | 天津市引智项目 | 放射所 | 4 | 学术交流合作 | 王海潮 | 放射医学 | 美国 | 纽约大学医学院 Feinstein 医学科学研究所 | |
| 新型辐射损伤防护药物的研究 | 樊赛军 | 天津市引智项目 | 放射所 | 3 | 学术交流合作 | 王晨光 | 放射医学 | 美国 | 美国 Thomas Jefferson 大学 | |
| 辐射诱导造血干细胞氧化损伤机制研究 | 孟爱民 | 天津市引智项目 | 放射所 | 4 | 学术交流合作 | 周道洪 | 造血干细胞辐射损伤 | 美国 | 美国阿肯色色医科大学 | ¥20.00 |
| ANTP-SmacN7 融合肽通过 IAPs 通路的辐射增敏机理研究 | 刘强 | 天津市引智项目 | 放射所 | 3 | 学术交流合作 | 蔡露 | 放射医学 | 美国 | 美国路易斯维尔大学 | |
| Resveratrol 的辐射防护作用机理研究 | 王彦 | 天津市引智项目 | 放射所 | 3 | 学术交流合作 | Makoto AKASHI | 放射防护学 | 日本 | 日本放射线医学综合研究所 | |
| 日本福岛核事故泄漏对我国沿海地区环境污染评估 | 王冰 | 天津市引智项目 | 放射所 | 3 | 学术交流合作 | 王冰 | 放射防护学 | 日本 | 日本放射线医学综合研究所 | |

续　表

| 项目名称 | 负责人 | 类别 | 单位 | 受资助经费 | 交流方式 | 专家姓名 | 专家专业 | 专家国别 | 专家单位 | 经费总额（万元） |
|---|---|---|---|---|---|---|---|---|---|---|
| 生物组织介电特性测试方法研究 | 刘志朋 | 天津市引进技术、管理人才项目 | 工程所 | 6.5 | 来访 | S Kassab Ghassan/Yuan Xu | 生物医学工程/物理学 | 美国/加拿大 | 普渡大学生物医学工程系/瑞尔森大学物理系 | ¥31.50 |
| 光腔衰荡技术研究项目 | 李迎新 | 院校引进人才项目 | 工程所 | 25 | 帮助培养人才和实验室建设 | 王储记 | 光学 | 美国 | 密西西比州立大学 | |
| 慢性紫外线损伤致皮肤成纤细胞自噬发生的分子机制研究 | 顾　恒 | 国家外专局 | 皮研所 | 6 | | 黄菊 | 细胞生物学 | 中国 | 多伦多大学儿童医院细胞生物学中心 | ¥6 |

# 2013 年度院校新建或新成立的基地情况简表

| 实验室/中心名称 | 批准时间 | 实验室/中心主任 | 单位 |
|---|---|---|---|
| 国家临床医学研究中心 | 2013 | 胡盛寿 | 阜外医院 |
| | 2013 | 赫捷 | 肿瘤医院 |
| 国家科技部传染病疫苗研发及产业化国际科技合作基地 | 2013.11 | 李琦涵 | 生物所 |
| 昆明市重大传染病疫苗研究工程中心 | 2013.10 | 车艳春 | 生物所 |
| 昆明生物疫苗产业技术创新战略联盟 | 2013.10 | 李琦涵 | 生物所 |
| 云南省生物疫苗产业技术创新战略联盟 | 2013.05 | 李琦涵 | 生物所 |
| 云南省传染病疫苗研发及产业化国际科技合作基地际合作基地 | 2013.10 | 李琦涵 | 生物所 |

# 教学工作

# 2013 年度院校教学工作概况

2013 年是院校各项工作全面发展的一年，在各级领导的关怀和支持下，经过全校领导、教职员工的共同努力，我校在教育教学方面都取得了较大成绩。

**一、稳定招生规模，提高招生质量**

2013 年在稳定学校招生规模的基础上，在学校各级领导的重视下，学校各层次、各专业的招生工作已顺利结束，录取情况如下：

| 录取类型 | 录取人数 | 备注 |
|---|---|---|
| 研究生（含硕、博） | 1255 | 博士研究生 562 名，硕士研究生 693 名 |
| 全日制本、专科生 | 228 | 临床医学专业 88 名，护理学本科 60 名，护理学专科 80 名 |
| 成人专升本 | 482 | 医学影像学 67 名，医学检验学 72 名，护理学 343 名 |

在全日制本、专科招生工作中，学校始终坚持以保证生源质量为中心，继续加大宣传力度，积极参加北京市举办的各类招生咨询会、网上招生咨询活动及电视台、电台的招生咨询节目，向全国各地寄发北京协和医学院招生简章近千份，密切与地方招生办公室和学校的联系，使学校在 2013 年的招生工作中取得较好效果，各层次生源在同类学校居于优势。

按照教育部、卫计委两部协议，2013 年我校八年制临床医学专业招生计划仍纳入清华大学总招生计划，由两校共同完成招生录取工作。今年临床医学专业计划录取新生 90 名，分布于北京、上海、浙江、江苏等 16 个省市，实际录取 88 名，其中男生 42 名，女生 46 名；汉族 82 名，少数民族 6 名。

2013 年全日制护理学本、专科招生由我校负责。护理本科计划招生 60 名，在北京、浙江、江苏、河北和天津等 5 个省市招收，共录取学生 60 名，实际报到 58 名。根据北京市招办的统一规定，护理专科按照高会统招的形式录取，高考的科目为语文、数学、英语，会考要求物理、化学合格。为了突出以"人"为中心的整体护理理念，护理专科的招生增加面试环节，通过多站式考核方法，考查了考生的沟通交流能力、自我管理能力、关怀他人能力和基本文化素质。决定录取的总成绩为百分制，其中高考成绩（含加分）占 60%，面试成绩占 40%。按照总成绩从高到低顺序进行录取。护理专科计划录取学生 80 名，实际报到 80 名，其中理科生 60 名，文科生 20 名。

2013 年从哈尔滨医科大学、浙江大学医学院等学校七年制临床医学专业优秀学生中选拔、招收 24 人进入我校临床医学专业 7 年级继续攻读博士学位（其中含 1 人攻读医学和理学双博士学位），有 4 名护理学专业专科生顺利转入本科学习。

借助院校在教学和科研上的整体优势，学校所属各所院继续为兄弟医院培养进修医师和技术人才，继续发挥我校作为高层次医学人才培养基地和国家级继续医学教育基地的作用。

**二、教师队伍建设工作**

2013 年我校共有中国科学院院士 9 人，

中国工程院院士 16 人，长江学者特聘教授 15 人，长江学者讲座教授 3 人，博士生导师 580 人，硕士生导师 809 人。雄厚的师资为培养高质量的人才创造了有利的条件。

为表彰长期从事一线教学工作，为学校的教育事业发展做出杰出贡献的著名教师，学校决定授予"神经科教学团队""临床护理学（组）教学团队""解剖学创新教学团队"校级优秀教学团队称号。

**三、加强教育实体化建设，继续推进教育教学改革和教材建设**

根据教育部和北京市教委的部署，我校陆续开展了"质量工程"项目评审推荐工作。今年完成教改立项共获批 74 项，其中包括大学生创新项目国家级 38 项，北京市级 14 项；北京市级教育改革项目 2 项，校级教育改革 20 项，在校教学督导组的支持下，完成教改结题验收 40 项（2012 大学生创新项目）和校级教改项目的中期评审共计七十余项。

### 2013 年度北京协和医学院教育教学改革立项项目名单

| 项目申请单位 | 项目名称 | 项目负责人 |
| --- | --- | --- |
| 临床学院 | 青年教师师资培训计划 | 曾学军 |
| 基础学院 | 建立临床前综合考核体系的探索 | 陈咏梅 |
| 基础学院 | 面向临床的解剖教学改革 | 马 超 |
| 临床学院 | 基于网络平台的 PBL 教学模式在消化病学教学中的应用 | 钱家鸣 |
| 临床学院 | 互动反馈系统应用于放射诊断学课堂的探索 | 金征宇 |
| 基础学院 | 医大药理学实验课程的改革 | 朱 蕾 |
| 临床学院 | 临床应用解剖学在妇科盆底手术教学中的应用 | 朱 兰 |
| 护理学院 | 双语教学在《护理学基础》课程中的应用 | 张 慧 |
| 临床学院 | 神经科教学中基础与临床整合模式的探讨 | 彭 斌 |
| 继教学院 | 专科医师培训试点方案研究 | 何 仲 |
| 基础学院 | 多元化教学模式在医学英语课程教学中的应用和初步评估 | 杨 银 |
| 临床学院 | 模型示教在妇产科教学中的应用 | 孙智晶 |
| 临床学院 | 医学生职业化医患关系能力培训 | 魏 镜 |
| 护理学院 | 标准化病人与模拟情景联合应用对护理专业毕业生综合能力评价的研究 | 梁 涛 |
| 临床学院 | 通过临床研究实例评价作业及小组讨论等教学改革提高 8 年制学生临床流行病学教学效果 | 刘晓清 |
| 临床学院 | 临床技能强化培训在妇产科教学中的应用 | 于 昕 |
| 临床学院 | 提高标准化病人有效反馈的能力 | 沈 敏 |
| 临床学院 | 以名义团体方法探讨医学专业素养 | 李佳宁 |
| 护理学院 | 护理学院本科生领导力教育项目 | 陈京立 |
| 护理学院 | 基于课程资源理论的护理实验管理研究 | 康晓凤 |

其中陈咏梅老师的"建立临床前综合考核体系的探索"和陈京立老师的"基于课程资源理论的护理实验教学质量研究"被评为市级教育教学改革立项项目。

**四、合作与交流**

2013 年临床医学专业境外短期交流项目分为传统公派项目、新增公派项目、自行联系学校三种方式。①传统公派项目：派出 4 名同学赴美国哈佛大学医学院交流学习 2 个月；派出 4 名同学赴 UCSF 交流学习 2 个月；派出 4 名同学赴香港中文大学医学院学习 1 个月。②新增公派项目：派出 10 名同学赴加拿大老年医学中心学习 1 个月；派出 6 名同学赴法国巴黎巴黎公立医院集团学习 1 个月；派出 6 名同学赴澳大利亚墨尔本大学学习一个月；派出 5 名同学赴芝加哥大学医学院学习 1 个月；派出 4 名同学赴新加坡国立癌症中心；派出 2 名同学赴英国 UCL 学习 1 个月；派出 8 名同学赴台湾坜新医院和长庚医院学习 1 个月。③自行联系学校：其余 07 级临床同学提交申请，联系了美国哈佛大学医学院、德国柏林夏洛蒂医科大学、维也纳总医院等学院交流学习。临床医学专业出国交流学生共 70 名，其中赴国外 58 名，赴港澳台 12 名。

另有护理学院（研究生、本科、专科）出国交流学生 99 名。分别派往美国北卡大学、加拿大老年医学中心、泰国玛希敦大学、台湾马偕医学院、台湾大学、台湾阳明大学、香港大学、香港东华大学、澳门镜湖护理学院、澳门理工大学护理学院等地交流学习。

（院校教务处　潘廷芳　编
管远志　审）

联系电话：（010）69155964

# 2013 年度北京协和医学院学位授权学科专业目录

**一、博士学位授权一级学科（8 个）**

| | | |
|---|---|---|
| 0701 生物学 | 1002 临床医学 | 1007 药学 |
| 0831 生物医学工程 | 1004 公共卫生与预防医学 | 1011 护理学 |
| 1001 基础医学 | 1006 中西医结 | |

**二、博士学位授权学科、专业（58 个）**

| | | |
|---|---|---|
| 071002 动物学 | 100201 内科学（肾病） | 100218 急诊医学 |
| 071003 生理学 | 100201 内科学（风湿病） | 1002Z1 围术期医学# |
| 071007 遗传学 | 100201 内科学（传染病） | 1002Z2 变态反应学# |
| 071009 细胞生物学 | 100202 儿科学 | 1002Z3 重症医学# |
| 07101 生物化学与分子生物学 | 100204 神经病学 | 1002Z4 心理医学# |
| 071011 生物物理学 | 100206 皮肤病与性病学 | 1002Z5 干细胞与再生医学# |
| 083100 生物医学工程 | 100207 影像医学与核医学 | 1002Z7 输血医学# |
| 100101 人体解剖与组织胚胎学 | 100208 临床检验诊断学 | 100401 流行病与卫生统计学 |
| 100102 免疫学 | 100210 外科学（普外） | 100601 中西医结合基础 |
| 100103 病原生物学 | 100210 外科学（骨外） | 100602 中西医结合临床 |
| 100104 病理学与病理生理学 | 100210 外科学（泌尿外） | 100701 药物化学 |
| 100106 放射医学 | 100210 外科学（胸心外） | 100702 药剂学 |
| 1001Z1 比较医学# | 100210 外科学（神外） | 100703 生药学 |
| 100201 内科学（心血管病） | 100210 外科学（整形） | 100704 药物分析学 |
| 100201 内科学（血液病） | 100211 妇产科学 | 100705 微生物与生化药学 |
| 100201 内科学（呼吸系病） | 100212 眼科学 | 100706 药理学 |
| 100201 内科学（消化系病） | 100213 耳鼻咽喉科学 | 101100 护理学 |
| 100201 内科学（内分泌与代谢病） | 100214 肿瘤学 | 1011Z1 基础护理学# |
| | 100215 康复医学与理疗学 | 1011Z2 临床护理学# |
| | 100217 麻醉学 | 1011Z3 社区护理学# |

#为自主设置学科、专业

**三、硕士学位授权一级学科（3 个）**

| | | |
|---|---|---|
| 1003 口腔医学 | 1008 中药学 | 1205 图书馆、情报与档案学 |

**四、硕士学位授权学科、专业（66 个）**

071002 动物学

071003 生理学

071007 遗传学

071009 细胞生物学

07101　生物化学与分子生物学

071011 生物物理学

083100 生物医学工程

100101　人体解剖与组织胚胎学

100102 免疫学

100103 病原生物学

100104 病理学与病理生理学

1001Z1 比较医学#

100106 放射医学

100201 内科学（心血管病）

100201 内科学（血液病）

100201 内科学（呼吸系病）

100201 内科学（消化系病）

100201 内科学（肾病）

100201 内科学（内分泌与代谢病）

100201 内科学（风湿病）

100201 内科学（传染病）

#为自主设置学科、专业

100202 儿科学

100204 神经病学

100206 皮肤病与性病学

100207 影像医学与核医学

100208 临床检验诊断学

100210 外科学（普外）

100210 外科学（骨外）

100210 外科学（泌尿外）

100210 外科学（胸心外）

100210 外科学（神外）

100210 外科学（整形）

100211 妇产科学

100212 眼科学

100213 耳鼻咽喉科学

100214 肿瘤学

100215 康复医学与理疗学

100217 麻醉学

100218 急诊医学

1002Z1 围术期医学#

1002Z2 变态反应学#

1002Z3 重症医学#

1002Z4 心理医学#

1002Z5 干细胞与再生医学#

1002Z7 输血医学#

100401 流行病与卫生统计学

100601 中西医结合基础

100602 中西医结合临床

100701 药物化学

100702 药剂学

100703 生药学

100704 药物分析学

100705 微生物与生化药学

100706 药理学

101100 护理学

1011Z1 基础护理学#

1011Z2 临床护理学#

1011Z3 社区护理学#

010108 科学技术哲学

1002Z6 高原医学#

100302 口腔临床医学

100403 营养与食品卫生学

1007Z1 生物制品学#

100800 中药学

120402 社会医学与卫生事业管理

120502 情报学

# 2013 年度北京协和医学院学位授予专业型学位目录

**一、博士专业学位（18 个）**

105101 内科学

105102 儿科学

105103 老年医学

105104 神经病学

105105 精神病与精神卫生学

105106 皮肤病与性病学

105107 影像医学与核医学

105108 临床检验诊断学

105109 外科学

105110 妇产科学

105111 眼科学

105112 耳鼻咽喉科学

105113 肿瘤学　　　　105115 运动医学　　　　105117 急诊医学
105114 康复医学与理疗学　105116 麻醉学　　　　105126 中西医结合临床

**二、硕士专业学位（25 个）**

085230 工程硕士（生物医学　105108 临床检验诊断学　105117 急诊医学
　　　　工程）　　　　105109 外科学　　　　105126 中西医结合临床
105101 内科学　　　　105110 妇产科学　　　　105127 全科医学 （201203）
105102 儿科学　　　　105111 眼科学　　　　105128 临床病理学
105103 老年医学　　　　105112 耳鼻咽喉科学　　1052 口腔医学硕士
105104 神经病学　　　　105113 肿瘤学　　　　1053 公共卫生硕士#
105105 精神病与精神卫生学　105114 康复医学与理疗学　1054 护理
105106 皮肤病与性病学　105115 运动医学　　　　1055 药学
105107 影像医学与核医学　105116 麻醉学

#公共卫生硕士为清华大学、北京协和医学院共建的专业学位授权点

# 2013 年度北京协和医学院授予 2013 届临床医学专业毕业生博士学位名单

| 丛 杨 | 张 昊 | 肖一丁 | 靳 琦 | 张 帆 | 李冬凯 | 王 勤 |
|---|---|---|---|---|---|---|
| 张 博 | 肖伟元 | 郭 帆 | 赵 珞 | 施 浩 | 周颖磊 | 朱文佳 |
| 马 博 | 王冰清 | 杨 宇 | 李亚健 | 刘思伟 | 范思远 | 赵 宇 |
| 朱项阳 | 毕锡文 | 柏小寅 | 于 鹏 | | | |

**（以上均为男性）**

| 崔 妍 | 田 原 | 赵 雪 | 魏 冲 | 万宁辛 | 张 雪 | 张 芃 |
|---|---|---|---|---|---|---|
| 陈 思 | 刘 萱 | 韩筱煦 | 郑若冰 | 周 爽 | 张明珠 | 常 宁 |
| 孙之星 | 丁 莉 | 黄 隽 | 黄香兰 | 徐 飞 | 李 晨 | 吕倩雯 |
| 孙蒙清 | 张文文 | 江 怡 | 赵 青 | 黄 婧 | 朱 茜 | 张 清 |
| 郭梦妮 | 颜强英 | 杨莹韵 | 刘姝林 | 刘 辰 | 吴艳艳 | 张冰清 |
| 丁 宁 | 赵宇星 | 孙维绎 | 明 越 | 王亭睿 | 余晨颖 | 刘立旻 |
| 刘 赫 | | | | | | |

**（以上均为女性）**

# 2013 年度北京协和医学院授予 2013 届临床医学专业毕业生硕士学位名单

高　昕（男）

# 2013 年度北京协和医学院授予博士研究生博士学位名单

| | | | | | | |
|---|---|---|---|---|---|---|
| 王　雨 | 桂耀松 | 姜纯国 | 王　伟 | 武　峤 | 原　威 | 代从新 |
| 左　伟 | 李　政 | 蔡　锋 | 王天笑 | 文　张 | 韦颖昕 | 孟庆彬 |
| 张新宇 | 戚　征 | 贾双征 | 邹漳钰 | 崔　乐 | 贾丛伟 | 刘　飞 |
| 齐文渊 | 冯　胜 | 莫兴波 | 葛　增 | 郭　晋 | 郝永臣 | 安　涛 |
| 陈　石 | 雷　森 | 廖自立 | 刘　俊 | 裴汉军 | 王志广 | 延荣强 |
| 侯志辉 | 赵　涛 | 曹小庆 | 华　琨 | 孟刘坤 | 宋江平 | 王恩世 |
| 王振华 | 周程辉 | 李华同 | 葛科立 | 李文斌 | 刘　健 | 许成山 |
| 张绪森 | 赵　阅 | 曹邦荣 | 李　琳 | 凌　兵 | 孙　健 | 王建飞 |
| 杨　磊 | 赵　波 | 赵玉达 | 李　栋 | 孙海魁 | 邱　爽 | 吴骁伟 |
| 谷聪敏 | 胡仲冬 | 李　楠 | 魏建峰 | 戚　楠 | 毛昱嘉 | 王志富 |
| 翟天野 | 张卫奇 | 王　斌 | 安　泰 | 杨　彬 | 黄泽彬 | 田　硕 |
| 赵光年 | 阎云飞 | 王文天 | 安曦洲 | 李佐治 | 任思冲 | 茹　强 |
| 徐振彪 | 唐　军 | 沈　濂 | 薛　源 | 刘文杰 | 罗　慧 | 陈彦博 |
| 李琴山 | 李　辙 | 侯国江 | 王福鑫 | 朱枝祥 | 尤　锋 | 杨立朝 |
| 黄中麟 | 王伟平 | 李云飞 | 周政政 | 任　强 | 田　鹤 | 张志辉 |
| 汤　湧 | 郭　举 | 王　超 | 汤　佳 | 张青扬 | 卜鹏滨 | 刘晓宇 |
| 申　毅 | 詹志来 | 蔡　需 | 张　颜 | 卢诗超 | 罗　桓 | 刘彦飞 |
| 马勤阁 | 谷洪顺 | 岳　勇 | 丁广治 | 张德武 | 郭　琳 | 陈建国 |
| 刘洪涛 | 蒙建州 | 郑光辉 | 薛司徒 | 李阳彪 | 张大军 | 赵志云 |
| 贾晓健 | 姜文国 | 李　伟 | 徐　江 | 孔令提 | 陈　林 | 李思迪 |
| 李向东 | 张　坤 | 高锡强 | 常国强 | 王有为 | 杨舟鑫 | 杨　冰 |
| 刘仁平 | 陈　汉 | 杨　澍 | 洪　阁 | 施建东 | 李　骞 | 张志晓 |
| 何文辉 | 陈希凝 | 万小波 | 黄　屹 | 张家民 | 马　明 | 林贵高 |
| 潘　阳 | 郭　英 | 褚大鹏 | 王乾兴 | 高小攀 | 张　顶 | 严健华 |
| 姚　尧 | 杨晓波 | 朱希田 | 斯楼斌 | 王升儒 | 张恒岩 | 赵　欣 |

| | | | | | | |
|---|---|---|---|---|---|---|
| 孙天闻 | 张凌汉 | 丁秀勇 | 田　旭 | 金　毅 | 李　阳 | 王　丹 |
| 公茂磊 | 王景涛 | 张晓东 | 赵　杰 | 刘　峰 | 徐利明 | 阎　涛 |
| 张百华 | 孙小亮 | 张永侠 | 高玉涛 | 王介聪 | 谢林海 | 殷佳鹏 |
| 张　鞹 | 任发亮 | 刘　排 | 周剑峰 | 陈礼平 | 王　萱 | 罗晓捷 |
| 刘　垚 | 杨　力 | 孟　迁 | 张俊文 | 翟鹏飞 | 康志云 | 侯英伟 |
| 张庆友 | 王　歆 | 翟从劼 | 王　哲 | 侯　迪 | 张英驰 | 毛　卓 |
| 陈嘉瑜 | | | | | | |

**（以上均为男性）**

| | | | | | | |
|---|---|---|---|---|---|---|
| 洪俊平 | 辛海威 | 高　娜 | 张丽侠 | 师天燕 | 曹　颖 | 石　玥 |
| 章丽娜 | 马爱平 | 罗小芳 | 吴湘妮 | 张　洁 | 桂　婷 | 杨　华 |
| 周　菁 | 许　菲 | 张　旭 | 李海霞 | 马仕坤 | 张婷婷 | 关　剑 |
| 孙　洋 | 霍记平 | 刘雪会 | 刘晓艳 | 柳胜华 | 杨晋静 | 张馨予 |
| 包镜汝 | 成艳美 | 胡柔木 | 李岳华 | 孙筱璐 | 王冬雪 | 王喜梅 |
| 王怡璐 | 杨　丹 | 林琼雯 | 王　丽 | 杜　娟 | 陈　燕 | 吴　蓓 |
| 庄秀芬 | 孙　青 | 汪　颖 | 杨　梅 | 艾润娜 | 刘一臻 | 张栋栋 |
| 李　奥 | 史小雨 | 乔　艳 | 王少明 | 刘智博 | 郭　静 | 张慧丰 |
| 罗丽丰 | 刘　赫 | 武丹威 | 刘培培 | 张　玥 | 魏春燕 | 谢喜秀 |
| 王晓燕 | 殷珊珊 | 郭　莎 | 司　锘 | 张美丽 | 孙　婧 | 刘艳艳 |
| 李　慢 | 董庭婷 | 聂　黎 | 郭玉梅 | 李　芳 | 潘艳芳 | 陈　婧 |
| 杨　欣 | 崔　颖 | 阎海霞 | 王　静 | 张　妍 | 刘桂芬 | 龚佳男 |
| 梁姝颐 | 刘　丹 | 任晓霞 | 王　冰 | 赵　瑞 | 刘　虹 | 李　珂 |
| 李博宇 | 宋修云 | 李林忆 | 刘　潜 | 吕春婉 | 丁晓霜 | 张　蔓 |
| 刘智慧 | 泰文娇 | 祖　勉 | 辛文好 | 周　丹 | 郭　晶 | 白晓宇 |
| 杨飞飞 | 徐　婧 | 杨　维 | 于　然 | 邢　逞 | 刘淑聪 | 侯金凤 |
| 于金倩 | 李　菲 | 时　静 | 孙明娜 | 王　芳 | 田　晋 | 王彦改 |
| 王亚丹 | 刘　晓 | 喻冬柯 | 翟倩倩 | 卢　曦 | 李　霓 | 李青连 |
| 刘少伟 | 方晓梅 | 刘文娟 | 田新慧 | 刘　羽 | 高　昆 | 董成亚 |
| 马　莉 | 张洪菊 | 李双静 | 王立华 | 姜琳琳 | 胡蕴慧 | 及月茹 |
| 贾玉娇 | 陈一瑞 | 齐爱萍 | 陈凤华 | 张　宁 | 郑立卿 | 蒋丽琴 |
| 宿广昊 | 田蔚蔚 | 李彩霞 | 张孟丽 | 欧　霞 | 严　敏 | 张　晶 |
| 孙　宁 | 姚秀钰 | 吴丽萍 | 陈　盼 | 张　丽 | 吴　瑶 | 张丽漫 |
| 卢　静 | 韦　薇 | 赵红叶 | 古艳婷 | 孙艳丽 | 干　伟 | 陈　藜 |
| 赵　慧 | 沈　玥 | 赵立希 | 吴　敏 | 赵　君 | 王　蕊 | 郎　楠 |
| 陈西华 | 吉　宁 | 张　颖 | 庞晓静 | 程　敏 | 白慧君 | 王　蓓 |
| 孟佳子 | 郭东星 | 苟丽娟 | 金贝贝 | 刘　佳 | 杨云娇 | 崔　静 |
| 刘　琳 | 常　敏 | 王淑然 | 姜　洋 | 刘　瑛 | 王晓茜 | 蒋　湘 |
| 陈　娜 | 杨艳丽 | 孙　青 | 任　翠 | 王亚红 | 张晓燕 | 许连军 |
| 郝素芳 | 赵　婷 | 丁晓燕 | 李　倩 | 徐慧敏 | 付思祺 | 付　苏 |
| 解　芳 | 蔡　晴 | 管海宏 | 仓　田 | 李　惠 | 袁田杨 | 艳　辉 |

| 李 菲 | 常丽贤 | 陈书连 | 邢立杰 | 崔 蕊 | 陈悦丹 | 张天佼 |
|---|---|---|---|---|---|---|
| 阮 杨 | 刘晓丽 | 王文雅 | 田小兰 | 陈 芳 | 郭文娟 | 曹妍婷 |
| 应益昕 | 匡 莹 | 郭 淑 | 王丽芝 | 徐晓兰 | 郑庆霞 | 吴丽真 |
| 马 培 | 孙 静 | 秦 蒙 | 贾红梅 | 钱晓菁 | 赵 真 | 曹慧丽 |
| 杨春媛 | 李爱花 | 殷 娟 | 冯年花 | 黄 卉 | 张洁雯 | 韦 超 |
| 向 丽 | 赵明明 | 叶 磊 | 杨杰凌 | 高亚威 | 赵 婷 | 樊丽姿 |

**（以上均为女性）**

# 2013 年度北京协和医学院授予硕士研究生硕士学位名单

| 李 康 | 李天佳 | 翟仰魁 | 杨 亮 | 李 凯 | 田 雨 | 李震南 |
|---|---|---|---|---|---|---|
| 孙 腾 | 孙 鑫 | 蔡怀卿 | 段长恩 | 洪 亮 | 田 忠 | 魏 嵬 |
| 张培德 | 沈启明 | 胡书生 | 窦利州 | 郑 超 | 周 鑫 | 董 平 |
| 吴 朝 | 吴晓峰 | 王冠洲 | 张 亮 | 程志斌 | 薛毅博 | 秦 涛 |
| 许三岗 | 田 昊 | 朱洪波 | 张 韵 | 霍连超 | 张新伟 | 郭 晓 |
| 王晓良 | 王胜鹏 | 黄 萍 | 李康宁 | 霸明宇 | 黄 超 | 邵现奇 |
| 王辉强 | 白银磊 | 张志鑫 | 王林林 | 李思阳 | 张志明 | 崔佳飞 |
| 李 兵 | 钟明亮 | 李兴博 | 李长禄 | 梁 良 | 王 响 | 高进权 |
| 尉明晓 | 鞠 斌 | 夏光辉 | 李 阳 | 崔俊杰 | 张 浩 | 李济洋 |
| 马也亭 | 孙晓彤 | 肖 元 | 卢 勇 | 刘洪卿 | 李 松 | 蔡泓志 |
| 谢振锋 | 陈 旭 | 谢 波 | 殷昆仑 | 程龙飞 | 周 猷 | 李志广 |
| 楚光华 | 常志力 | 王梦一 | 王 超 | 何发伟 | 刘 超 | 戴 维 |
| 杜 丰 | 姚雪松 | 刘 昊 | 黄 帅 | 秦 琼 | 闫 超 | 唐 源 |
| 胡小东 | 熊文龙 | 刘 越 | 杨仁凯 | 赵 洲 | 赵东岳 | 黄泓泰 |
| 吴居泰 | 包琦锋 | 郭 强 | 孙轶然 | 朱大强 | 康荣彦 | 许 轲 |
| 贾元熙 | 陈 朋 | 刘宇飞 | 李 俊 | | | |

**（以上均为男性）**

| 曾 妮 | 程兆晶 | 孙 菲 | 阮燕萍 | 吴 蕾 | 邹 毅 | 段希洁 |
|---|---|---|---|---|---|---|
| 刘 建 | 刘容吉 | 孙程成 | 宋娟娟 | 孟德敬 | 田丛娜 | 汪 蕾 |
| 焦若男 | 代 珍 | 杨 琳 | 赵梓彤 | 王佳佳 | 许 新 | 宋媛媛 |
| 王梦菡 | 管 乐 | 段 婧 | 包 雯 | 赵阿妮 | 马 雯 | 牛凤鹤 |
| 杨丹丽 | 吴 佳 | 曹蓓蓓 | 刘 敏 | 刘 浏 | 李占稳 | 刘建玉 |
| 黄田喜 | 成 洁 | 陈香梅 | 李 沙 | 刘 莹 | 祝 红 | 石玉镯 |
| 朱灵芝 | 贾 晶 | 林瑞竹 | 田 瑶 | 刘巾玮 | 汪 瑾 | 张倩倩 |
| 李静雅 | 高佳娣 | 李人则 | 宋 莉 | 张 婷 | 马艳丽 | 黄淑琼 |

| | | | | | | |
|---|---|---|---|---|---|---|
| 王　菲 | 孙亚男 | 江春迎 | 马婧怡 | 习　聪 | 金　滢 | 朱　虹 |
| 李慧仙 | 张天齐 | 周伟玲 | 冯章英 | 姜智换 | 袁素娟 | 杨晓萌 |
| 王　丽 | 顾林娟 | 李新娅 | 杨康敏 | 王　瑶 | 罗　灿 | 孙业欣 |
| 申佳佳 | 聂　璐 | 崔　靖 | 陈　阳 | 王　硕 | 张　琳 | 唐　丹 |
| 董珍珍 | 牛云云 | 郭育卿 | 周丽思 | 林培燕 | 侯　蕾 | 艾汝经 |
| 魏晓兰 | 沈寿茂 | 闫利利 | 张丽梅 | 赵晓玲 | 佟鹤芳 | 张晓阳 |
| 徐文娟 | 江艳华 | 王　晗 | 高蒙蒙 | 刘　芳 | 吉恋英 | 王　露 |
| 徐洁森 | 王文洁 | 苏爱华 | 刘荣梅 | 王　倩 | 蔡佳音 | 毛燕娜 |
| 史园园 | 李　萌 | 严晓玲 | 鲁丽静 | 郭海红 | 郭文姣 | 崔胜男 |
| 周　琴 | 张玉娟 | 孙文宣 | 王晓娟 | 张权娥 | 徐乔竹 | 祁瑞哲 |
| 张梦楠 | 张孝云 | 王丽娜 | 冯　丽 | 唐　泉 | 于程程 | 屈喜梅 |
| 王丽琴 | 白佳利 | 刘晓美 | 刘巧艳 | 李　丹 | 雍雅琴 | 陈永霞 |
| 任　征 | 王　颖 | 崔艳丽 | 王　琼 | 刘正玲 | 王　芳 | 尹梦梦 |
| 杨丽娟 | 郭莉莉 | 王丽萍 | 王　越 | 岳耀斐 | 徐　娟 | 黄晓燕 |
| 何永勤 | 张　华 | 张　威 | 辛友盼 | 何　悦 | 郭金玉 | 张　艳 |
| 张思嘉 | 王英杰 | 陈　燕 | 杨子樱 | 刘　淼 | 李春红 | 张　莹 |
| 吴　际 | 杨　雪 | 程雪佳 | 王丽丽 | 郭　颖 | 辛晓娜 | 赵　瑾 |
| 甄　伟 | 张彦西 | 马　娟 | 葛　莉 | 徐洪丽 | 李　訢 | 李宁宁 |
| 王雪霏 | 王　乐 | 张新媛 | 刘思邈 | 吴琳琳 | 古文娟 | 刘兆祥 |
| 徐　园 | 梁文华 | 范小晶 | 袁　莹 | 秦君平 | 李　卓 | 孙夏媛 |
| 韩　颖 | 陶云霞 | 王　方 | 尹　一 | 支文雪 | 贾英华 | 王　珏 |
| 吕玲玲 | 刘媛媛 | 李雅进 | 薛文丽 | 屈文静 | 田　蒙 | 陈　琨 |
| 姬东硕 | 曹艺美 | 田　甜 | 王　烨 | 段紫钰 | 惠　云 | 林　笛 |
| 张　倩 | 周芳芳 | 林小婷 | 金　朋 | 杨文睿 | 张晓瑜 | 索苗苗 |
| 马剑娟 | 朱　迪 | 刘丽丽 | 李光艳 | 庞素蕾 | 王英婵 | 张玉杰 |
| 李梦丹 | 陈　洁 | 苏　娜 | 景　静 | 朱　琳 | 周　琳 | 祁　旺 |
| 冯围围 | 胡晓凤 | 蒋慧惠 | 罗思童 | 赵梦娇 | 刘　菲 | 林　琳 |
| 董贝贝 | 宋渝丹 | 曾新颖 | | | | |

**（以上均为女性）**

# 2013 年度北京协和医学院授予以同等学力申请博士学位人员博士学位名单

| | | | | | | |
|---|---|---|---|---|---|---|
| 茅江峰 | 胡明明 | 白　明 | 刘继海 | 戴　毅 | 张志永 | 王　剑 |
| 孙　昊 | 黑飞龙 | 吉冰洋 | 沈　捷 | 马国林 | 刘加春 | 宋会军 |
| 刘　鹏 | 赵世俊 | 王　鑫 | 贾兴元 | 张　洋 | | |

（以上均为男性）

| | | | | | | |
|---|---|---|---|---|---|---|
| 李　娅 | 谭　蓓 | 彭琳一 | 杨　萌 | 孙　欣 | 冯晓莉 | 杨　琳 |
| 石　蕾 | 张宏丽 | 陈晓娟 | 陈　涓 | 章　璐 | 唐　彬 | 谢　静 |
| 杨　菁 | 刘志朋 | 张　瑞 | 崔　娜 | 甄璟然 | 王　靖 | 梁　颖 |

（以上均为女性）

## 2013 年度北京协和医学院授予以同等学力申请硕士学位人员硕士学位名单

| | | | | | | |
|---|---|---|---|---|---|---|
| 邹文博 | 王　萌 | 王　志 | 张　涛 | 罗晓亮 | 李汉美 | 然　鋆 |
| 李　军 | 张　喆 | 郭智星 | 刘天峰 | 钟雪峰 | 王向阳 | 任建伟 |
| 崔保松 | 万俊义 | 李林林 | 鲁　力 | | | |

（以上均为男性）

| | | | | | | |
|---|---|---|---|---|---|---|
| 国秀芝 | 王　倩 | 佴　静 | 魏　凡 | 杨　萍 | 马　琳 | 吴晓霖 |
| 郭欣颖 | 薛　梅 | 陈亚萍 | 王　景 | 毕娅兰 | 刘　洁 | 卿　平 |
| 胡小莹 | 孙晓昕 | 徐　楠 | 张家芬 | 崔勇丽 | 郭丹丹 | 邱　蕾 |
| 谭晓明 | 陈爱群 | 孙　颖 | 何海青 | | | |

（以上均为女性）

## 2013 年度北京协和医学院授予 2013 届专升本毕业生学士学位名单

| | | | | | | |
|---|---|---|---|---|---|---|
| 王雷超 | 乔　宇 | 郭志超 | 徐　朝 | 钟　海 | 刘鲲鹏 | 李明星 |
| 李　哲 | 米　佳 | | | | | |

（以上均为男性）

| | | | | | | |
|---|---|---|---|---|---|---|
| 李高洋 | 张志敏 | 王国静 | 张颖静 | 李　群 | 付菲菲 | 王　峰 |
| 张京京 | 靳燕华 | 赵亚丽 | 杜　月 | 全飞飞 | 安春鸽 | 王　伟 |
| 冯　佳 | 刘　洁 | 宿建新 | 李雪娇 | 曲祎玫 | 张　飒 | 张国荣 |
| 张　岩 | 周振华 | 张小艳 | 侯彦苗 | 刘　琪 | 张清叶 | 吴　倩 |
| 周寇扣 | 赵　莹 | 徐晶晶 | 赵育凌 | 李秋红 | 薛文娟 | 张　灿 |
| 王　雁 | 王　莹 | 赵　淼 | 陈维维 | 孙　萌 | 张慧贤 | 韩玮玮 |
| 刘丽红 | 李　尚 | 杨海竹 | 刘　君 | 王玫瑰 | 李二冉 | 王　利 |
| 汤雯倩 | 王　帆 | 赵小芳 | 高　媛 | 陈海娜 | 张玉芳 | 张瑞莉 |
| 何香云 | 何　萍 | 张新悦 | 郭爱美 | 袁朝英 | 王培培 | 王晓芳 |

| 王　岩 | 范菲菲 | 穆静宜 | 韩彦粉 | 潘星星 | 邢馨樱 | 马　健 |
| 李月娟 | 周广静 | 马鹏云 | 刘春燕 | 郝中玲 | 褚　茸 | 贾　楠 |
| 刘　然 | 刘晓茜 | 石彦玲 | 王　坤 | 王东梅 | 王洋洋 | 李国英 |
| 王　丽 | 李　萌 | 闫　语 | 吴艳红 | 田　飞 | 徐姣姣 | 王雨辰 |
| 刘　柳 | 张　昆 | 郝洪超 | 李　红 | 赵　颖 | 刘红岩 | 刘丽娟 |
| 刘金玉 | 任美吉 | 沈丹丹 | 李海清 | 刘黎洁 | 刘云飞 | 唐　蓉 |
| 孟玉莲 | 甄飞飞 | 杨　猛 | 常少青 | 李美然 | | |

**（以上均为女性）**

## 2013 年度北京协和医学院授予 2012 届高等教育自考本科学士学位名单

韩遵海（男）

| 李立梅 | 刘春萍 | 刘　坤 | 黄宝莉 | 赵桂京 | 李　娜 | 高海红 |
| 史　娜 | 徐海珊 | 郑玉萍 | 王　毓 | 王婷婷 | 戴婷婷 | 张庆来 |
| 毛文娟 | 徐昕鑫 | 郑　旭 | 鲁玉苗 | 冯丽丽 | 李凤先 | 耿苗苗 |
| 景岩森 | | | | | | |

**（以上均为女性）**

## 2013 年度北京协和医学院授予 2013 届护理专业本科毕业生学士学位名单

徐晓华　陈钦洁　杜　旸
**（以上均为男性）**

| 瞿天伊 | 李欣欣 | 管亚飞 | 李　越 | 贺　欣 | 王晓旭 | 贾俊颖 |
| 王焕然 | 林　梦 | 李雅楠 | 谢超宇 | 李　陈 | 潘文婷 | 方　乐 |
| 郑　柳 | 邵　静 | 柳　祎 | 陈晓晓 | 李思嘉 | 冯伟芳 | 房　芳 |
| 祝晨曦 | 吴翠婷 | 韩　雪 | 杨　逸 | 房毓婷 | 沈志云 | 孙　琳 |
| 鲁　霞 | 罗　丹 | 王　月 | 陈翠霞 | 刘　亚 | 张晓晴 | 马雪飞 |
| 王卫宁 | 张　也 | 田　甜 | 杨金超 | 何程远 | 刘欣萌 | 王　宪 |
| 王　超 | 陈晗茝 | 李初初 | 张倚绮 | 吴静娴 | 夏文娜 | 黄　韵 |
| 徐楚莹 | 陈　静 | 唐　悦 | 费　凡 | 许亚楠 | 徐　倩 | 朱　玲 |
| 汤　艳 | 吴啊萍 | 赵晓婕 | 杨　颖 | | | |

**（以上均为女性）**

# 医疗卫生工作

# 2013 年度院校医疗卫生工作概况

在"十八大"和十八届三中全会精神指引下，在卫生和计划生育委员会和院校领导的正确指挥下，院校围绕深化医药卫生体制改革工作，在提高医疗质量、保障医疗安全、以病人为中心、改善患者就医体验、减轻患者负担、积极探索公立医院改革、推动医院管理创新等方面积极发挥国家队的作用，不断促进医院的内涵建设和健康发展。

**一、医院主要医疗指标持续增长，再创新高**

全院校医务人员在院校领导的带领下，发扬努力拼搏、开拓进取、默默奉献的精神，在 2012 年工作的基础上，再创新高，圆满地完成了 2013 年的工作任务。2013 年院校六所医院门急诊量达 5462809 人次，较 2012 年增长 9.73%；开放床位 5328 张，较 2012 年增长 3.54%；年出院病人 209134 人次，较 2012 年增长 7.88%；年手术量为 89971 人次，较 2012 年增长 11.51%。

**二、院校各医院在中国医院排行榜中成绩斐然**

在 2013 年复旦大学医院管理研究所发布的"2012 年度中国医院排行榜"中，院校各医院成绩斐然，27 个专科进入各专科榜单前 10 名：其中北京协和医院再度稳居榜首，已经连续四年摘取"中国最佳医院综合排行榜"桂冠；在"最佳专科排行榜中"，阜外心血管病医院的心血管病、心外科、肿瘤医院的胸外科、肿瘤科以及血液病医院的血液科也连续三年蝉联最佳专科，协和医院的风湿病、妇产科、普通外科、神经内科也在各专科中名列榜首。

**三、加强医疗质量管理、多种手段保证医疗安全，落实以人为本，方便群众看病就医**

2013 年院校各医院积极贯彻落实深化医药卫生体制改革的各项工作，以"十八大"精神为指导，落实"群众路线"，以实际行动方便群众看病就医。加强机制、体制建设，加强医疗安全、医疗质量控制，优化诊疗流程，取得较好成绩。

**（一）拓展渠道、优化流程，让患者受益**

北京协和医院与工商、建设、中国、交通四大银行合作不断扩大银医卡的范围，在院内设置近百台自助挂号机全天候服务，并实现病人在全市范围 1350 多个营业网点的 3400 余台自助终端服务机预约未来 7 天号源，形成电话 114、银行自助机、院内自助挂号机"三位一体"的模式。增加门诊出诊和预约检查专项考核，患者综合满意度达 97.60%。

阜外医院先后成立血栓性疾病与心血管病诊治中心、分子影像实验室，筹划心血管疾病-肾病中心（心肾中心）等心血管疾病相关学科；与吉林省卫生厅合作共建的阜外吉林诊疗中心正式投入运营；与云南省政府、河南省政府签署合作框架协议，云南项目完成商讨选址、规划设计及先期培训等工作，河南项目开展规划设计招标工作；新搭建 9 个心血管技术培训中心，将"阜外"优质资源输往全国，造福广大患者。通过开展国产人工心脏植入术、经皮左心室重建减容术、左心耳封堵术、非造影下的介入封堵术、基于药物基因组学预测华法林服用的稳定剂量、CY2C9 和 VKORC1 基因检测等临床诊疗新技术，满足不同患者的医疗需求，让更多患者享受到了医学发展的成果。

肿瘤医院通过将周六简易门诊扩大为全功能门诊，坚持节假日门诊，增加专家出诊人次；增设肿瘤营养、心理门诊；合理优化门诊布局结构，增加灯箱式导医标志；继续开展电话、网络、窗口及复诊预约多种形式的预约诊疗服务，开通绿色通道等方式方便患者就医。

整形医院实现了银医服务正式上线、统一患者身份标识等工作；完善了医院急诊绿色通道的管理；门诊咨询室建立并完善随访工作制度，并建立随访患者数据库，随访患者满意度 97.34%。为医院继续改进患者服务工作提供了依据。

血液病医院以三级医院评审为契机加强制度建设，提高精细化管理水平，加强门诊工作管理，持续改善门诊就医流程，方便患者就医。

皮肤病医院的新门诊综合楼建设主体封顶，为今后改善医院就诊环境打下了基础。

**（二）加强监管，严控院内感染，提高医疗质量，保障患者安全**

1. 多措并举，规范抗菌药物使用 北京协和医院抗菌药物分级管理信息系统上线运行；I 类切口预防使用抗菌药物比例首次达标；全年报告传染病 2407 例；加强手卫生宣传和督察工作，洗手正确率达 99.00%，医院感染现患率 6.3%。

阜外医院制定并严格落实《2013 年抗菌药物临床应用专项整治活动方案》要求；加强对临时使用特殊级抗菌药物的采购管理，使用电子麻醉单质控规范预防用药时机，开发电子信息系统提示程序规范预防用药品种选择、强化治疗用药管理，开发住院病人抗菌药物医嘱使用统计报表实现实时监测。同时，定期开展网络和现场培训，加强督查，持续改进，实现了住院、门急诊、手术患者抗菌药物使用量、使用强度显著下降。

整形医院继续强化抗菌药物规范使用和临床路径管理，制定《整形外科医院 2013 年抗菌药物临床应用专项整治活动方案》，与临床科室主任签订了《2013 年抗菌药物应用目标责任书》，抗菌药物合理使用的 12 项指标全部达到卫计委规定的标准。

皮肤病医院根据糖皮质激素类药物和抗菌药物分级管理制度，加大对医务人员进行宣传培训力度，认真做好药品不良反应监测与处理工作。加强抗菌药物管理，成立抗菌药物临床应用专项整治领导小组，将抗菌药物使用纳入绩效考核严格执行抗菌药分级管理制度，每月进行处方和医嘱点评、抗菌药物专项点评和 I 类切口预防用抗菌药点评。由药剂科定期对各类药物使用情况、抗菌药物使用率、不合格处方及其不合格原因等项目进行统计与分析，将优秀处方与不合格处方进行展览，以达到取长补短、褒优弃劣的作用。

2. 以制度规范管理、加强医疗质量控制与监管、加强院内感染控制，多种抓手保障患者安全 北京协和医院发布了《手术医师手术资格授权管理规定》《基数药品管理制度（试行）》等 20 项新医疗规章制度；建立院级医疗质量指标数据分析平台，实时监测住院死亡、住院重返等七大类 297 项医疗指标数据；强化临床用血管理，在手术量大幅攀升的同时，实现全院用血量零增长；探索实施医疗风险和病人安全管理关口前移的管理思路，持续推行不良事件和病人安全隐患报告制度，率先在国内开展手术风险评估预警管理，完成手术风险评估 2 万余例，完善临床危急值管理和报告制度。加强对非计划二次手术和长期住院患者的关注，实现手术等高风险操作项目医师授权管理的信息化。严抓病历内涵质控，建立运行病历和病案首页信息监控系统，建立 47 个质控信息点，自动采集质控问题，检查的病案中，甲级病案率98.5%。

阜外医院以信息化为基础，加强医疗服务与质量监管。通过建立"个人—科室—医院"三级技术数据档案、定期考核病房医疗质量及效益指标、开展循证护理及品管圈工作等重要举措，提高医疗质量和医疗服务水平，从而实现了手术量、治疗好转率及患者满意度地的不断提升。同时，在门诊与住院病历电子化方面，增加英文版电子病历及英文化验结果浏览界面，实现检验结果双语浏览；完成电子病历数字签名（U-key）准备与试点及门、急诊病案首页系统改造与信息上报工作，实现住院病案首页数据实时上传HQMS系统，提高工作效率及准确率。2013年医院还获得国家卫生计生委电子病历系统功能应用水平分级评价五级医院的荣誉称号。

肿瘤医院新制定了《医疗技术风险及损害处置预案》《重大手术报告审批制度与流程》等24项医疗制度；完善绩效考评体系，新增40余项指标；对所有手术科室医师实行手术分级准入管理；12个新技术获准入，新增医疗收费项目12项；启动病历专项整治工作，甲级病案率99%。

整形医院规范医疗技术操作规程，完善、修订《整形外科医院医疗核心制度》、《临床科室管理手册》，建立持续提高医疗质量长效机制；为严格落实首诊负责制和三级医师查房等医疗安全核心制度，编写《应知应会》临床医师作用手册，有效防范医疗纠纷，切实保障医疗安全。完成病历、各项微生物、抗菌药物应用等各项院感指标的监测和统计，为院感消毒和防护提供依据。对重点部位医院感染及耐药菌感染情况进行持续监测，及时干预。组织各种院内感染知识讲座和院内疾控知识培训及考核，考核参加率为100%，考核合格率为100%。制作健康教育展板和健康教育宣传，完成传染病监测

和网络直报工作。

血液病医院规范血液病诊疗，初步拟定临床各科室绩效考核方案，进一步完善医疗安全、抗生素应用、院内感染、医疗统计、传染病及死亡报告管理工作，制定医疗技术准入相关的规章制度，完成医师人员准入管理工作。贫血诊疗中心、白血病诊疗中心、淋巴瘤诊疗中心、血栓止血诊疗中心、造血干细胞移植中心、MDS诊疗中心、儿童血液病诊疗中心、综合诊疗中心等各中心分别在各自专业方向稳定发展，从患者收治到十二五国家科技支撑计划课题申报，从全国性的专业会议到基层医疗机构的合理用药培训，从科研文章到治疗方案等方面均取得了一定的成果。

皮肤病医院在等级医院年度评价的基础上，夯实医疗质量基础管理。完善病案管理相关制度，明确质控流程，强化病案检查力度，显著改善病案管理和质量；及时组织科室做好新技术与新项目的申报及准入管理；在工作中，及时发现、分析、反馈医疗安全隐患，制作《医疗安全提示》，引导临床医师依法、安全行医。定期组织病案检查和三基考试，按时上报《医院质量监测系统》和《预约诊疗服务信息管理系统》信息。

3. 落实相关政策，积极推进临床路径和单病种管理　北京协和医院共有24个科室开展临床路径，涉及45个病种；全年收治病例3057例，入组后完成率达97.19%；HIS系统建立了6个单病种质量指标数据填报界面，并建立完成冠状动脉旁路移植术、急性心肌梗死、脑梗死数据分析系统。

阜外医院共开展21个临床路径病种管理工作，全院入选临床路径管理的病例数达10357例，占出院病人总数的23.7%，完成率达98.9%。单病种管理以"缩短平均住院日，提高效率与质量"为重点，通过加强日

常监测与公示、落实绩效考核与奖惩等有效措施，使医院监测的 CABG、急性心肌梗死、PCI、高血压病单病种在"北京地区 18 所三甲医院检查"中医疗服务能力全市横向评价中名列前茅。

肿瘤医院重点细化临床路径实施的组织架构，初步建立了临床路径的信息分析平台。

整形医院有 9 个病种入组临床路径，其中适合入组患者 2625 例，实际入组患者 2427 例，科室完成率上升为 97.03%。

血液病医院完善了临床路径管理，加入卫计委医疗质量监测系统，完成医疗质量监控数据的网络直报。

皮肤病医院各病区也严格按临床路径管理要求收治相关病种患者。

**（三）加强护理工作，继续开展优质护理服务，强化护理管理、研究、交流**

1. 推进院校护理工作交流，提升医院护理工作水平　院校举办了优秀护理论文征文活动，各医院积极响应、认真组织，经过筛选、初审、择优推荐了 16 篇优秀护理论文参加院校"5·12"国际护士节纪念大会暨优秀护理论文报告会。报告会评出了一等奖 2 名、二等奖 3 名、三等奖 5 名、优秀奖 6 名，并举行了颁奖仪式。报告会上，论文作者们简明流畅地阐述了各自研究的过程和结果，是自身学术能力的展示，同时也是院校护理同仁学术交流的难得机会。

2. 各医院从护理管理、科研、优质护理服务等反面继续加强护理工作　北京协和医院坚持护理质控常态检查，修订护理工作制度 28 项、质量考核标准 16 项；转变督查模式，加强不良事件上报和分析；创新性开展"品管圈"活动，深化护士分层管理，细化责任护士考核晋级指导原则，完成护士技术操作分层考核；加强第三方患者对护理工作满意度调查，患者满意度 98.66%；危重症护理合格率 91.93%、基础护理合格率

91.93%、护理文件书写合格率 100%、急救物品完好率 100%、无护理事故。

阜外医院通过开展循证护理及品管圈工作、举办中国心血管疾病荷花论坛首届护理分会等方式强化护理工作。

肿瘤医院开展优质护理病房覆盖比例达 93.10%。确立三级护理管理组织体系，实现移动护理系统的应用，建立"护理不良事件直报系统"。举办继续教育项目 62 项；年度各护理指标合格，无护理事故发生。

整形医院深化优质护理服务，重新编印了《护理制度和职责》；编印下发了《护士应知应会》。护理部将工作归纳为组织管理、制度规范、人力资源、绩效管理、护理安全、护理质量、优质护理服务、护理教学、护理科研 9 个条目，分类整理出 70 余项具体实施工作项目，并将工作记录存档。发表核心期刊论文 10 余篇；获得协和青年基金 1 项。

血液病医院继续加强护理队伍建设，选拔和培养护理骨干人才；深化优质护理服务内涵，制订护士分层级管理制度、护士分层培训计划和考核重点，病房继续实施责任制分工方式，开展了"深化优质护理服务内涵、提高专科护理水平"为主题的展示活动；加强护理人员的培训，完成国家级继续教育"血液病静脉治疗护理新进展"培训班；调整"护理质量管理委员会"和"护理质控组"，做好护理不良事件的上报工作。

皮肤病医院以持续改进护理质量、提高患者满意度为目标，以病人需求为导向，实行护士分层管理，合理调配护理人力资源，规范健康教育制度、流程，制作患者《住院指南》手册，确保措施的有效性。加强护理人文建设，规范护理人员语言行为，细心观察患者病情和心理状态变化，全程针对性地开展健康教育、咨询和指导，拓展服务内涵，为患者提供优质护理服务。

## 四、对口支援、救灾、义诊，体现"国家队"责任

### （一）创新工作，不忘传统，继续做好"十二五"期间的对口援藏工作

援藏工作是院校长期以来一直坚持的一项政治任务，也已经成为院校医疗工作中的常规活动之一。自1951年以来，院校通过派出医疗队、举办讲座、接收进修生、专项资金支持等方式，已坚持援藏62年。

1. 2013年援藏临床医疗工作情况　院校2013年援藏医疗队由来自协和医院、阜外医院和肿瘤医院的8位专家组成。他们分别来自于消化内科、内分泌科、输血科、神经内科、心内科、肿瘤内科、检验科以及放射科。医疗队员在西藏自治区人民医院除开展常规医疗工作外，还对所在科室的人员进行培训。对于自治区人民医院技术力量薄弱的科室，医疗队员还具体进行了技术及制度化方面的管理。对血库工作区域功能分区、提高对常规微生物标本检测中疑难菌的鉴定提出指导意见或整改建议。医疗队还协助自治区人民医院的消化科和检验科分别召开了"全藏区第四届消化病暨第一届超声内镜研讨会"和"全国细菌耐药监测网西藏地区技术培训班暨临床合理用药研讨会"。医疗队员们还指导自治区人民医院的医务人员如何申请基金及书写申请书等，提出了"建立高原地区食管和直肠肛门动力正常值""高原地区糖尿病患者糖化血红蛋白水平研究""高原地区骨质疏松、痛风患病率""高原地区冠心病特点""高原地区菌株及药敏特点"等研究思路和方向。

医疗队在藏期间的工作量：诊疗（含阅片、出检验报告）4280人次；会诊及疑病例讨论200次；学术讲座全院8次、科室40次、其他10次；业务培训301人次；教学查房73次；义诊465人次。

2. 接收西藏自治区人民医院进修生　2013年院校所属北京协和医院、阜外医院、肿瘤医院共接收西藏自治区人民医院进修生14名，包括7名医师、6名护士以及1名医技人员。进修科室包括了CCU护理、先心病介入、心血管手术麻醉、耳鼻喉科、听力测试、内分泌科、内分泌科护理、头颈部肿瘤等14个专业。

3. 研究生的招生、培养　"十二五"对口支援协议中，在自治区人民医院设立高原医学硕士点及培养定向临床研究生也是对口支援的重要工作之一。院校与西藏自治区人民医院经过多次沟通及协调，自治区人民医院两位导师即将于2014年开始招生。

4. 成立中国医学科学院高原医学研究中心（功能性）的工作　经过双方的多次沟通，成立该中心的相关报告已由西藏自治区人民医院报送西藏自治区卫生厅，相关工作正在稳步进行中。

5. 科室人才培养工作　培养西藏自治区人民医院的优秀住院医师、管理人员、高级护理人员事宜与接收自治区人民医院进修生工作合并进行中。

### （二）组织医疗专家组支援雅安地震灾区

4.20雅安7.0级地震发生后，院校临危受命，按照国家卫生计生委要求，当日即组建了一支由协和医院和肿瘤医院组成的16人国家医疗专家组随时待命准备奔赴灾区。专家组的第一批由4人组成，于4月21日20：00飞赴灾区。专家组一行紧急集结飞抵成都后，立即赶往四川省卫生厅参加抗震救灾紧急会议直至凌晨。4月22日，专家组白天主要在华西医院等六家成都地区定点救治医院会诊指导工作，夜里又赶回省卫生厅参加总结部署协调会议。4月23日，冒着余震等次生灾害的危险，专家组又奔赴雅安市人民医院等四家灾区重点救治医院继续巡查指导，探望受伤群众和会诊治疗工作。

在国家需要我们、人民需要我们的时候，作为医学科学的国家队，我们义不

容辞！

**（三）落实党的群众路线教育实践活动，参加国家"服务百姓健康行动"大型义诊**

为深入开展党的群众路线教育实践活动，国家卫生计生委、中医药管理局、总后卫生部联合在全国范围内开展"服务百姓健康行动"大型义诊活动周。院校组织了来自协和医院、阜外医院和肿瘤医院的13名医生、1名护士及医务管理人员放弃周日个人休息时间在方庄芳群园一区街心花园参加首都医务工作者大型义诊活动。国家卫生计生委李斌主任、马晓伟副主任等领导主持全国义诊启动并发表讲话，协和医院赵玉沛院长、阜外医院杨跃进副院长、肿瘤医院赫捷院长、董碧莎书记、王艾副院长、付凤环副书记等医院领导出席了义诊启动仪式。

院校参加义诊的医务人员从上午9点开始到下午4点结束，全天约咨询了410人次、测量血压80余人次、测血糖41人、发放健康防病宣传资料约750份。随后协和、阜外、肿瘤医院分别组建的3支国家专家医疗队（每队10人）分别在于晓初副院长、杨跃进副院长、赫捷院长、王艾副院长率领下，分赴新疆、青海、内蒙古各2个县，为偏远贫困且缺医少药地区的老百姓开展为期一周的义诊活动。

该项活动是落实党的群众路线教育实践活动的一项有益尝试，有利于提高人民群众的健康水平，帮助患者以及亚健康人群解除疾病痛苦，并提高整体人群的健康保健意识，推动卫生计生事业科学发展。

**（四）其他对口支援工作及公益活动**

除承担了院校牵头的对口支援工作外，各医院还有本单位的对口支援任务，有的医院结合自身情况，积极开展公益活动。

北京协和医院深入开展"服务百姓健康行动"，共派出各级医师104人次，学术讲座培训53次，参加培训人员536人次，门诊接诊患者15人次，示范教学查房11次，指导、参加疑难病例讨论266次；在院区组织大型义诊周活动，400余人参与，服务7000余人次；全年共派出医护人员600余人，完成援蒙、援藏、援疆等多项对口支援任务，完成赴山西、宁夏、内蒙古国家医疗队医疗工作；对平谷区医院、平谷区妇幼保健院等10个社区卫生站进行帮扶；参与青岛石油管道爆炸事件、甘肃和四川地震等重大灾害事故的救援工作。

肿瘤医院派出专家赴内蒙古赤峰市开展讲课、带教等；赴云南滇西腾冲县人民医院进行义诊；派出4名医师完成援疆援藏任务；在四川雅安地震中选派6名医护人员组成抗震救灾医疗队伍。

皮肤病医院利用自身资源积极开展公益活动。号召医院职工为麻风患者捐衣捐被，共收到捐款1.28万元，衣物被子437件，及时分类整理送至四川凉山州西昌市麻风村小学和安徽和县梅山医院的麻风患者手中。精心制作常见皮肤病宣传海报和健康教育处方，定期开展常见皮肤病健康知识讲座，普及防治知识和简便易行的保健方法。组织共产党员、民主党派专家成立义诊医疗队分赴南京山西路广场、盐城大丰市和山东邹城开展义诊和性病、麻风病防控技术指导，直接为群众服务700余人次，发放健康教育处方1300多份。12月1日是第26个世界艾滋病日，医院组织了"环湖健康走，宣传防艾行"公益活动，号召更多的人行动起来，向"零"艾滋迈进。通过系列的公益活动的开展，有效提升了医院的社会影响力和美誉度。

**五、搭建平台，加强医管行业经验交流与学习，促进共同提升**

本着加强沟通交流、取长补短、互相学习的目的，积极搭建平台，加强院校系统内各医院之间交流以及与系统外医疗机构的经验交流。

1. 举办"协和、北医、首医系统门急诊、医务管理人员研讨会"　来自院校各医院以及北京市各医院门急诊、医务管理部门人员近百人参加本次会议。本次研讨以组织各医院参会人员现场参观协和医院的新门急诊大楼、由协和医院专人现场解答与会者的问题与协和医院门诊部、急诊科经验介绍相结合的方式进行。会议得到了与会者的极大好评，很多人表示一直想找机会来参观一下协和的新门急诊大楼，通过这次活动不仅参观了大楼，还听到了详细的介绍，并且学习到了协和的门诊流程再造以及急诊科的管理，收获颇多，对在本单位今后开展工作有很大的启发。

2. 学习先进经验，搭建与国际一流医院管理者的经验交流平台　为了在新环境下让医院的高层管理人员适应更新、更高的领导力挑战，院校举办了"优秀医学院与医院卓越领导力论坛"。本次论坛主题为"改革、质量、发展"。论坛邀请了国家卫生计生委体制改革司司长梁万年、北京协和医学院校长曾益新、北京协和医院副院长于晓初以及美国麻省总医院首席医务官 Dr. Mort、梅奥诊所首席医务官 Dr. Swensen 作主题演讲。为了扩大受众面，论坛定向邀请了北京市内各大医院的院长、副院长、医务处长等共 60 余人。演讲嘉宾从十八届三中全会以后医改以及公立医院改革如何推进、研究型医院如何进行学科建设、北京协和医院是通过什么样的管理手段能够连续获得中国最佳医院排名榜首的经验、麻省总医院通过哪些工作成为了一流的医院以及梅奥诊所是如何创造自身价值等方面做了精彩的发言，让与会者享受了一场丰盛的医院管理饕餮。

通过论坛，我们希望能够搭建一个面向高级别医院管理者的学习沟通平台，增加国内外一流医院管理者的经验交流，希望对中国的医疗体制改革以及公立医院改革工作起到积极的推动作用。

十八届三中全会为我们今后的工作规划了蓝图，院校所属医院将继续在国家卫生计生委和院校的坚强领导下，围绕医改目标，在缓解"看病难、看病贵"、狠抓医疗质量、保障医疗安全等各方面积极探索，以完善管理体制、优化运行机制为重点，坚持在前进中调整创新，促使经济效益、社会效益全面提升。在深化医药卫生体制改革的大背景下，院校将以"十八大"和十八届三中全会精神为指导，积极实现国家医改及公立医院改革的目标，进一步提高各医院的管理水平，完善医疗服务措施，创新服务模式，为患者提供更加优质的医疗服务，使院校医疗工作再上新台阶。

# 2013 年度院校医疗卫生工作统计表

| 2013 年 | 门诊人次 | 急诊人次 | 床位数 | 出院人次 | 手术人次 | 平均住院日 | 床位使用率% | 住院患者死亡率% |
|---|---|---|---|---|---|---|---|---|
| 协和医院 | 2 817 805 | 227 691 | 2004 | 79 972 | 40 858 | 8 | 91.9 | 0.7 |
| 阜外医院 | 564 951 | 26 251 | 962 | 48 208 | 22 217 | 7.8 | 108.3 | 0.3 |
| 肿瘤医院 | 677 196 | 9 144 | 1 368 | 51 113 | 16 519 | 9.55 | 95.75 | 0.49 |
| 整形医院 | 107 767 | 2 414 | 328 | 11 387 | 9 995 | 12.46 | 76.97 | 0.01 |
| 血液病医院 | 124 692 | 21 809 | 616 | 17 416 | 63 | 13.2 | 103 | 0.2 |
| 皮肤病医院 | 883 089 | 0 | 50 | 1 038 | 319 | 19.34 | 111.9 | 0 |
| 院校合计 | 5 175 500 | 287 309 | 5 328 | 209 134 | 89 971 | | | |

说明：比较 2012 年主要医疗指标，院校各医院门诊量、急诊量、出院人次、手术人次分别上涨 9.01%、24.66%、7.88%、11.51%。

（唐 尧 编 王海涛 审）

联系电话：（010）65105946

# 产业工作

# 2013 年度院校产业工作概况

## 一、院校企业概况

截至 2013 年 12 月，院校及所属各单位投资设立和参股的企业共有 76 户，涉及生物制药、医药贸易、图书音像、科技开发、后勤服务等众多经营领域。其中非公司制的全资企业 16 户，有限责任公司 46 户，股份有限公司 6 户，中外合资企业 6 户，中外合作企业 1 户，股份合作制企业 1 户。以北京协和医学院（原中国协和医科大学）作为实际出资人的企业共有 4 户。

## 二、院校企业资产与经营状况

### （一）企业资产状况

根据 2013 年度企业财务会计决算和企业国有资产报表统计，纳入院校国有资产基础管理范围的国有全资、国有控股和国有出资比例在 10% 以上的企业共 54 户，其中国有全资企业 34 户，占上报企业的 62.9%；国有控股企业 5 户，占上报企业的 9.3%；国有参股企业 15 户，占上报企业的 27.8%。

2013 年度，54 户企业的资产总额为 408 923.32 万元，比去年增长 24.27%；负债总额为 188 862.97 万元，比去年增长 31.14%；所有者权益总额为 220 060.35 万元，比去年增长 18.92%；企业资产负债率为 46.19%，比去年减少 2.42%，资产状况良好。

54 户企业中，资产总额在 1000 万元以上（含 1000 万元）的有 31 户，比去年增加了 1 户，占全部企业的 57.4%。其中超过亿元的企业 6 户，与去年持平，占全部企业的 11.1%；亿元以下 5000 万元以上的企业 14 户，比去年增加 3 户，占全部企业 25.9%；5000 万元以下 1000 万元以上的企业 11 户，比去年减少 2 户，占全部企业的 20.4%。1000 万元以下 100 万元以上的企业 14 户，比去年减少 3 户，占全部企业 25.9%。100 万元以下的企业 9 户，比去年减少 1 户，占全部企业 16.7%。

资产总额排名前六位的企业如下：

| 排序 | 企业名称 | 所属所院 |
|---|---|---|
| 1 | 协和干细胞基因工程有限公司 | 血研所 |
| 2 | 北京协和制药二厂 | 药物所 |
| 3 | 北京协和药厂 | 药物所 |
| 4 | 北京联馨药业有限公司 | 药物所 |
| 5 | 四川新生命细胞科技股份有限公司 | 输血所 |
| 6 | 江苏康淮生物科技有限公司 | 生物所 |

2013 年，54 户企业年末国有资产总额为 173 707.23 万元，比去年增长 17.41%；国有资本保值增值率为 124.57%，比去年增加 3.81%，实现了国有资产保值增值。有 40 户企业实现国有资产保值或增值。

2013 年度，企业总资产报酬率为 13.53%，净资产收益率为 19.89%，均比去年略有增长。

2013 年度，15 户国有参股企业的资产总额为 173 625.04 万元，占全部资产的 42.45%；负债总额为 113 125.21 万元，占全部负债的 59.89%，所有者权益总额为 60 499.82 万元，占全部权益总额的

27.49%，其中在55 234.46万元实收资本中国家及国有法人资本为21 710.80万元，占全部实收资本的39.31%。国有参股企业年末国有资产总额为25 169.82万元，占院校所属企业年末国有资产总额的14.49%。

## （二）企业经营状况

2013年度，54户企业营业收入总额为196 427.76万元，比去年增长16.43%，其中主营业务收入189 809.83万元，比去年增长15.05%。营业收入在1 000万元（含1 000万元）以上的企业有20户，比去年增加3户，占全部企业的37.04%。其中亿元以上的企业有5户，比去年减少1户，占全部企业的9.26%；1 000万元以下100万元以上的企业有15户，比去年减少7户，占全部企业的27.28%；100万元以下的企业有14户，比去年增加3户，占全部企业的25.93%，其中10万元以下的企业3户，比去年增加2户，占全部企业的5.56%；5户企业为零收入，比去年减少2户，占全部企业的9.26%。

2013年度，15户参股企业的营业收入总额为47 694.63万元，比去年增长10.74%，其中主营业务收入总额45 522.66万元，比去年增长7.14%。

营业收入总额排名前六位的企业如下：

| 排序 | 企业名称 | 所属所院 |
|---|---|---|
| 1 | 北京联馨药业有限公司 | 药物所 |
| 2 | 北京协和药厂 | 药物所 |
| 3 | 北京协和制药二厂 | 药物所 |
| 4 | 四川新生命细胞科技股份有限公司 | 输血所 |
| 5 | 协和干细胞基因工程有限公司 | 血研所 |
| 6 | 北京医科整形美容门诊部有限责任公司 | 整形医院 |

2013年度，54户企业实现利润总额50 480.79万元，比去年增长32.17%。实现净利润40 870.35万元，比去年增长31.71%。2013年院校企业职工人均利润186 758.38元/人。

54户企业中，盈利企业40户，比去年减少2户，占全部企业的74.1%。其中利润总额在亿元以上的企业2户，比去年增加1户，占全部企业的3.7%；利润总额在10 000万元以下1 000万元以上的企业4户，与去年持平，占全部企业的7.4%；利润总额在1 000万元以下500以上的企业4户，占全部企业的7.4%；利润总额在500万元以下100万元以上的企业12户，比去年增加3户，占全部企业的22.2%；利润总额在100万元以下10万元以上的企业7户，比去年减少1户，占全部企业的13%；利润总额在10万元以下的企业11户，比去年减少5户，占全部企业的20.4%。

利润总额排名前六位的企业如下：

| 排序 | 企业名称 | 所属所院 |
|---|---|---|
| 1 | 北京协和制药二厂 | 药物所 |
| 2 | 北京协和药厂 | 药物所 |
| 3 | 北京联馨药业有限公司 | 药物所 |
| 4 | 协和干细胞基因工程有限公司 | 血研所 |
| 5 | 四川新生命细胞科技股份有限公司 | 输血所 |
| 6 | 北京华阜康生物科技股份有限公司 | 动研所 |

2013年度，院校亏损企业13户，比去年减少2户，占全部企业的24.1%，其中亏损额在100万元以上的企业有4户，占全部企业的7.4%，亏损额在100万元以下的企业9户，占全部企业的16.7%。有1户企业未经营，占全部企业的1.8%。

2013年度，企业上缴国家税金共计

22 528.39 万元，人均实际上缴税金 96 068.42元/人。

### 三、校办企业资产状况

根据 2013 年度校办企业统计，截至 2013 年底，北京协和医学院出资设立和参股的企业共有 4 户。学校企业资产总计为 7 113万元；归属于学校方股东的所有者权益总计3 576万元。

### 四、院校全资企业改制情况

1. 截至 2013 年 12 月，院校原有 58 户非公司制的全民所有制企业中，完成注销的企业 31 户，已经改制为有限责任公司的企业 11 户，正在改制过程中和尚未改制的企业 16 户。

2. 印发《关于进一步推进全资企业改制工作的通知》（医科产发〔2013〕5 号），要求院校尚未完成改制的全资企业尽快启动改制程序。同时加强对各单位全资企业改制的政策指导，2013 年对放射所、药物所等全资企业改制工作进行了调研和具体工作指导。

### 五、科技产业政策研究制定

1. 根据《中共中央国务院关于深化科技体制改革加快国家创新体系建设的意见》、国家科技创新大会和《院校关于促进科技产业创新与发展的指导意见》的精神和要求，向院校各单位广泛征集意见，补充修改《院校关于促进科技成果转化的管理办法》（征求意见稿），并就其中有关重点问题深入兄弟高校和科研院所进行调研。根据调研结果和各单位意见，对《促进科技成果转化的管理办法》（征求意见稿）做了进一步修改补充。

2. 根据 2013 年国家卫计委发布的《卫计委预算管理单位国有资产处置管理暂行办法》，对院校已经发布的相关管理规定进行梳理和研究。

3. 积极协助国家卫计委制定国有资产管理相关政策。对《国家卫生计生委预算管理单位国有资产使用管理暂行办法》（征求意见稿）和《国家卫生计生委预算管理单位对外投资管理暂行规定》（征求意见稿）认真研究，并结合实际，提出具体修改意见。

### 六、校办产业管理

2013 年，学校全资企业中国协和医科大学出版社荣获两项国家级奖项：《皮肤分枝杆菌病学》荣获第四届"三个一百"原创图书出版工程奖；《中国人生理常数与健康状况调查报告》3 册获第四届中华优秀出版物奖。荣获部级奖两项：《细胞病理学》获第三届中国大学出版社图书奖优秀学术著作奖一等奖；《2011 年中国医药卫生体制改革报告》获第三届中国大学出版社图书奖优秀学术著作奖二等奖。承担的国家重点出版项目《中华医学百科全书》经过三年的努力有了重大突破，《病理生理学》于 2013 年 10 月正式出版。

学校两户参股企业同时还承担着两个内设研发中心的任务。苏州方舟生物医药研发中心和细胞工程研发中心进展良好，在探索产学研协同创新方面取得较好成绩。截至 2013 年底，研发中心有外聘教授 11 人，研究生导师 9 人，其中博导 5 人，入选中组部千人计划 3 人，获得全球 100 位首届华侨华人专业人士"杰出创业奖"1 人。截至 2013 年底，研发中心共培养研究生 27 名，已毕业 11 名，全部就业；目前在读研究生 14 人，其中博士 4 人，硕博连读生 3 人，硕士 7 人；与基础所和血研所联合培养博士后 4 人。2013 年，研发中心获得校级管理类项目资助 2 项（共 1.5 万元），其中一项已完成结题并答辩通过，一项已结题在汇报总结中。2013 年，研发中心获得国家科研课题 3 项，总计科研经费1 932.33万元；发表文章 6 篇，会议论文 3 篇，专利申请 4 项。

### 七、产业常规管理工作

1. 完成对外投资和国资监管上报审批

事项，包括：

（1）完成药物所"北京协和药厂"增加5 318.85万元注册资本的报批，已获财政部批复。

（2）完成输血所转让所持"四川新生命干细胞科技股份有限公司"全部股权（10%）的报批，已获卫计委批复。

（3）完成输血所无偿划转"天海大市场有限公司"持有的"四川协和公司"12.71%股权的备案工作，已获卫计委备案。

（4）同意并批复输血所注销"天海大市场有限公司"。

（5）完成注销"天海大市场有限公司"资产处置材料向卫计委备案工作。

2. 完成资产评估备案审核上报项目4项，评估值达32 119.38多万元，包括：

（1）完成生物医学工程研究所用知识产权投资设立企业进行追溯性评估结果备案工作，评估值为82.5万元。

（2）完成输血研究所转让所持四川干细胞公司10%股权资产评估结果备案工作，评估值为3 043.17万元。

（3）完成输血研究所转让所持成都协和生物技术有限责任公司部分股权项目的评估结果备案工作，评估值为净资产1 565.03万元。

（4）完成药用植物研究所转让所持国药药材股份有限公司股权项目的评估结果备案工作，评估值为净资产27 428.68万元。

3. 完成企业产权登记审核上报项目3项。

4. 完成中央国有资本经营预算的项目申报、企业国有资本收益收取、经营预算支出项目计划编报工作。

（1）完成药物所所属企业北京协和药厂、北京协和制药二厂2014年中央国有资本经营预算支出项目计划编报工作，共申请6个项目，拟申请财政安排支出总计为954万元。

（2）完成药物所所属企业北京协和药厂和北京协和制药二厂上交2012年度国有资本收益申报工作，申报金额792.24万元，并已办理收益缴纳国库手续。

（3）完成卫计委布置的关于报送中央国有资本经营预算单位预算结转资金和财政拨款预算执行情况清查工作，包括北京协和药厂和北京协和制药二厂。

5. 完成2013年度院校企业财务会计决算和企业国有资产报表审核上报分析工作。由于在组织工作得力、报表编制规范、数据真实可靠、材料报送及时等方面表现突出，我院校被评为2013年度企业决算先进单位，并受到国家卫生计生委通报表扬。

6. 协助卫计委完成对委预算单位企业2013度财务决算和国有资产统计报表的审核上报分析工作。

7. 完成2013年度校办企业年报统计工作和向北京市校办产业管理中心定期上报我校校办产业信息工作。

（洪　健　编　贾淑英　审）

联系电话：（010）65105966
E-mai：chanyechu2013@sina.com

# 人才建设与培养

# 中国医学科学院　北京协和医学院
# 及各所院党政领导干部名单

## （2013）

### 中国医学科学院 北京协和医学院

| | | |
|---|---|---|
| 院长、副校长 | 曹雪涛 | 教授 |
| 常务副院校长 | 李立明（兼） | 教授 |
| 校长、副院长 | 曾益新 | 研究员 |
| 副院校长 | 徐德成 | 研究员 |
| | 詹启敏 | 教授 |
| | 赵玉沛（兼） | 主任医师 |
| 党委书记 | 李立明 | 教授 |
| 党委副书记 | 林长胜 | 研究员 |
| 顾问 | 顾方舟 | 教授 |
| | 巴德年 | 教授 |

### 北京协和医院（临床医学研究所、临床学院）

| | | |
|---|---|---|
| 名誉院（所）长 | 方圻 | 教授 |
| 院（所）长 | 赵玉沛 | 主任医师 |
| 副院（所）长 | 于晓初 | 研究员 |
| | 姜玉新（兼） | 主任医师 |
| | 王以朋 | 主任医师 |
| | 柴建军 | 副研究员 |
| | 李冬晶 | 主任医师 |
| | 张抒扬 | 主任医师 |
| 总会计师 | 向炎珍 | 高级会计师 |
| 党委书记 | 姜玉新 | 主任医师 |
| 党委副书记 | 陈杰 | 主任医师 |

## 阜外心血管病医院（心血管病研究所）

| 院长 | 胡盛寿 | 主任医师 |
|---|---|---|
| 副院长 | 杨跃进 | 主任医师 |
| | 王希振 | 高级工程师 |
| | 李惠君（兼） | 主任医师 |
| | 顾东风 | 研究员 |
| 党委书记 | 李惠君 | 主任医师 |
| 党委副书记 | 王 峥 | 副研究员 |

## 肿 瘤 医 院（肿瘤研究所）

| 院长 | 赫 捷 | 主任医师 |
|---|---|---|
| 副院长 | 石远凯 | 主任医师 |
| | 王明荣 | 研究员 |
| | 王绿化 | 主任医师 |
| | 王 艾 | 研究员 |
| | 蔡建强 | 主任医师 |
| 党委书记 | 董碧莎 | 研究员 |
| 党委副书记 | 付凤环 | 副研究员 |

## 整形外科医院（整形外科研究所）

| 院（所）长 | 曹谊林 | 研究员 | |
|---|---|---|---|
| 副院（所）长 | 赵振民 | 主任医师 | |
| | 赵唯萍 | 副研究员 | |
| | 吴 念 | 主任医师 | |
| | 祁佐良 | 主任医师、教授 | （2013.06） |
| 党委书记 | 王建国 | 副主任医师 | |
| 党委副书记 | 王晓芳 | 副研究员 | （2013.06） |

## 基础医学研究所（基础学院）

| 代理所长 | 王 恒 | 研究员 |
|---|---|---|

| 院长 | 沈　岩 | 研究员 | |
|---|---|---|---|
| 副所（院）长 | 李利民 | 教授 | |
| | 刘　英 | 研究员 | |
| | 彭小忠 | 研究员 | （2013.06） |
| 党委书记 | 王　恒 | 研究员 | |
| 党委副书记 | 安道彩 | 助理工程师 | （2013.06） |

## 药物研究所

| 所长 | 蒋建东 | 研究员 | |
|---|---|---|---|
| 副所长 | 庾石山 | 研究员 | |
| | 陈晓光 | 研究员 | |
| 党委书记 | 刘　煜 | 研究员 | |

## 医药生物技术研究所

| 常务副所长 | 邵荣光 | 研究员 | |
|---|---|---|---|
| 副所长 | 赵立勋 | 研究员 | （2013.03 免） |
| | 李卓荣 | 研究员 | |
| 党委副书记 | 于　滨 | 研究员 * | |

## 药用植物研究所

| 名誉所长 | 肖培根 | 研究员 | |
|---|---|---|---|
| 副所长 | 孙晓波 | 研究员 | |
| | 魏建和 | 研究员 | |
| | 刘克明 | 无 | （2013.06） |
| 党委书记 | 田　力 | 高级政工师 * | |
| 党委副书记 | 付　洁 | 副研究员 | |

## （云　南　分　所）

| 名誉所长 | 李学兰 | 研究员 | |
|---|---|---|---|
| 所长 | 马小军 | 研究员 | |

| 副所长 | 段立胜 | 副研究员 * | （2013.03 免） |
| | 里　二（兼） | 副主任技师 * | |
| | 陈　曦 | 副研究员 | |
| | 斯建勇 | 研究员 | （2013.04 免） |
| | 张丽霞 | 副研究员 | （2013.05） |
| 党委书记 | 里　二 | 副主任技师 * | |

## （海 南 分 所）

| 所长 | 魏建和（兼） | 研究员 | |
| 常务副所长 | 甘炳春 | 研究员 | |
| 副所长 | 杨美华 | 研究员 | |
| 党委书记 | 冯锦东 | 研究员 * | （2013.10 免） |
| 党委副书记 | 甘炳春 | 研究员 | |

## 医学信息研究所/图书馆

| 名誉所（馆）长 | 陆如山 | 研究员 |
| 所（馆）长 | 代　涛 | 研究员 |
| 副所（馆）长 | 池　慧 | 研究员 |
| | 朱金生 | 经济师 |
| 党委书记 | 赵　熙 | 讲师 |
| 党委副书记 | 胡志民 | 副研究员 |

## 医学实验动物研究所（实验动物学部）

| 所长（主任） | 秦　川 | 研究员 |
| 副所长（副主任） | 张连峰 | 副研究员 |
| | 刘云波 | 研究员 |
| 党委书记 | 陈小凡 | 高级政工师 |

## 微循环研究所

| 所长 | 修瑞娟 | 教授 |

## 护 理 学 院

| 院长 | 刘华平 | 教授 |
|---|---|---|
| 副院长 | 陈京立（兼） | 教授 |
| | 吴欣娟（兼） | 主任护师 |
| | 李　峥 | 教授 |
| | 刘　辉 | 助理研究员 |
| 党委书记 | 陈京立 | 教授 |

## 病原生物学研究所

| 所长 | 金　奇 | 研究员 |
|---|---|---|
| 副所长 | 王健伟 | 研究员 |
| 党委书记 | 张　烈 | 高级政工师 |
| 党委副书记 | 刘海鹰 | 副研究员 |

## 公共卫生学院

| 院长 | 刘远立 | 教授 | （2013.06） |
|---|---|---|---|
| 副院长 | 江　宇 | 副研究员 | （2013.06） |

## 血液病医院（血液学研究所）

| 常务副院（所）长 | 程　涛 | 教授 | |
|---|---|---|---|
| 副院（所）长 | 常子奎（兼） | 研究员 | |
| | 王建祥 | 主任医师 | |
| | 肖志坚 | 主任医师 | （2013.06） |
| 党委书记 | 常子奎 | 研究员 | |
| 党委副书记 | 姜艳玲 | 高级政工师 | |

## 放射医学研究所

| 名誉所长 | 王世真 | 教授 |
|---|---|---|

| 所长 | 樊飞跃 | 研究员 |
| 副所长 | 樊赛军 | 教授 |
| 党委书记 | 张剑虹 | 副研究员 |
| 纪委书记 | 刘　方 | 助理工程师 |

## 生物医学工程研究所

| 副所长 | 李迎新（兼） | 教授 |
| | 孔德领 | 教授 |
| | 徐圣普 | 研究员 |
| 党委副书记 | 李迎新 | 教授 |

## 皮肤病医院（皮肤病研究所）

| 院（所）长 | 王宝玺 | 主任医师 |
| 副院（所）长 | 顾　恒 | 主任医师 |
| | 杨雪源 | 主任医师 |
| | 高保平 | 助理研究员 |
| 党委副书记 | 陆明霞 | 护师 |

## 输血研究所

| 所长 | 郑忠伟 | 研究员 |
| 副所长 | 马　峰 | 研究员 |
| | 陈勇军 | 副研究员 |
| | 刘　忠 | 主任技师 |
| 党委书记 | 肖小璞 | 主任技师 |
| 党委副书记 | 刘嘉馨 | 研究员 |

## 医学生物学研究所

| 所长 | 李琦涵（兼） | 研究员 |
| 副所长 | 杨净思 | 主任技师 |
| | 董少忠 | 研究员 |

|  | 谢忠平 | 主任技师 |
|---|---|---|
| **党委书记** | 李琦涵 | 研究员 |
| **党委副书记** | 游　丹 | 研究员 |

＊为任职资格

［院校人力资源处（组织部）　朱　明　编　徐秀珍　侯　健　审］

# 2013 年度院校人才队伍建设与培养工作概况

**一、高层次人才队伍建设**

2013 年，院校通过实施"千人计划"、"万人计划"、"长江学者奖励计划"、"协和学者与创新团队发展计划"等一系列人才支持计划，以高层次人才为重点，通过高端引领，统筹推进院所各类人才队伍建设与发展，紧紧抓住卫生人才培养、吸引、使用三个环节，逐步探索建立科学有效的人才考核评价机制，加大人才队伍经费投入，构建了定位明确、层次清晰、衔接紧密、促进优秀人才可持续发展的培养和支持体系。

**（一）以高层次人才为重点，推进五个层次人才队伍建设**

1. 组织推荐和遴选中国科学院和中国工程院院士候选人。院校共有 3 人当选，分别是肿瘤医院赫捷同志当选中国科学院院士，阜外心血管病医院胡盛寿、肿瘤医院林东昕 2 位同志当选中国工程院院士。

2. 组织推荐第十批"千人计划"人选。院校共有 6 人入选，分别是阜外心血管病医院引进人才寿伟年入选第十批"千人计划"（创新人才长期项目）；阜外心血管病医院引进人才周洲、肿瘤医院引进人才焦宇辰和吴晨，基础医学研究所引进人才王婧和杨隽入选第十批"千人计划"（青年项目）。

3. 2013 年继续实施"协和学者与创新团队发展计划"和"协和新星人才支持计划"，资助了 5 个创新团队，聘任了 12 名协和学者特聘教授、5 名协和学者讲座教授，资助了 10 名协和新星。共资助经费 1 574.5 万元。

### 2013 年协和创新团队一览表

| 序号 | 单位 | 创新团队带头人姓名 | 研究方向 |
|---|---|---|---|
| 1 | 肿瘤医院 | 李晔雄 | 肿瘤放射治疗先进技术的研究与应用 |
| 2 | 基础所 | 彭小忠 | NMO 早期诊断分子标记物的筛选及机制的研究 |
| 3 | 药物所 | 刘玉玲 | 药物制剂及新型释药系统 |
| 4 | 放射所 | 樊赛军 | 急性电离辐射损伤防护与救治的研究 |
| 5 | 输血所 | 马　峰 | 人类多能干细胞向造血细胞诱导分化的基础及其应用研究 |

### 2013 年协和学者特聘教授与讲座教授人选一览表

| 序号 | 单位 | 姓名 | 聘任岗位名称 | 类别 |
|---|---|---|---|---|
| 1 | 协和医院 | 谭先杰 | 妇产科学 | 特聘教授 |
| 2 | 协和医院 | 杜　斌 | 重症医学 | 特聘教授 |
| 3 | 阜外医院 | 荆志成 | 内科学（心血管病） | 特聘教授 |

| 序号 | 单位 | 姓名 | 聘任岗位名称 | 类别 |
|---|---|---|---|---|
| 4 | 肿瘤医院 | 张海增 | 外科学（肿瘤） | 特聘教授 |
| 5 | 整形医院 | 尹宁北 | 外科学（整形） | 特聘教授 |
| 6 | 基础所 | 常永生 | 生物化学与分子生物学 | 特聘教授 |
| 7 | 基础所 | 王晓月 | 生物化学与分子生物学 | 特聘教授 |
| 8 | 基础所 | 石　磊 | 生物化学与分子生物学 | 特聘教授 |
| 9 | 基础所 | 赵经纬 | 神经生物学 | 特聘教授 |
| 10 | 药物所 | 戴均贵 | 生药学 | 特聘教授 |
| 11 | 药物所 | 卢　多 | 结构分子生物学 | 特聘教授 |
| 12 | 血研所 | 冯晓明 | 免疫学 | 特聘教授 |
| 13 | 病原所 | 梁　臣 | 病原生物学 | 讲座教授 |
| 14 | 血研所 | 解向群 | 药理学 | 讲座教授 |
| 15 | 放射所 | 蔡　露 | 放射医学 | 讲座教授 |
| 16 | 输血所 | 吴燕云 | 输血医学 | 讲座教授 |
| 17 | 工程所 | 王　淳 | 药剂学 | 讲座教授 |

### 2013 年协和新星一览表

| 序号 | 单位 | 姓名 | 从事专业 |
|---|---|---|---|
| 1 | 协和医院 | 庄乾宇 | 外科学（骨科） |
| 2 | 肿瘤医院 | 吴　晨 | 肿瘤学 |
| 3 | 肿瘤医院 | 李　霓 | 流行病与卫生统计学 |
| 4 | 整形医院 | 张国佑 | 外科学（整形） |
| 5 | 基础所 | 刘长征 | 生物化学与分子生物学 |
| 6 | 药物所 | 林　生 | 药物化学 |
| 7 | 药生所 | 王菊仙 | 药物化学 |
| 8 | 病原所 | 孙义成 | 微生物学 |
| 9 | 病原所 | 种辉辉 | 病原生物学 |
| 10 | 工程所 | 吕　丰 | 生物医学工程 |

4. 博士后研究人员是院校"五个层次"人才培养与支持体系的一部分。院校充分利用博士后这一发现人才、培养人才的成熟机制，创造条件，扩大博士后人员的招收，加大流动人员，减少固定人员，选择优秀博士后人员作为学术技术带头人的后备军。

（1）博士后招收情况：2013 年博士后60 人，其中，与工作站联合招收 5 人；博士后出站 47 人，其中，10 人留校工作，退站 5 人。截至 2013 年底，共有在站博士后167 人，其中男性 79 人，占在站博士后总人数的 47.3%，女性 88 人，占在站博士后总人数的 52.7%。在站博士后中生物学 29 人，占 17.4%；基础医学 35 人，占 21%；临床医学 33 人，占 19.7%；药学 64 人，占 38.3%；公共卫生与预防医学 2 人，占 1.2%；生物医学工程 4 人，占 2.4%。

（2）博士后科研工作：2013 年继续组织开展院校博士后科学基金资助工作，10 名博士后研究人员获得基金资助，共资助平台经费 50 万元。该项目的实施，对于鼓励博士后研究人员进行交叉学科的研究，不断提高自主创新能力具有重要的意义，在院校内形成了积极参与竞争、迎接挑战的良好学术氛围。

### 2013 年院校博士后科学基金资助一览表

| 序号 | 单位 | 姓名 | 课题名称 |
| --- | --- | --- | --- |
| 1 | 协和医院 | 陈 俊 | 先天性脊柱侧凸致病基因 Zic3 新发突变的功能研究 |
| 2 | 肿瘤医院 | 贺 欢 | KLF4 在乳腺癌微环境中的功能和机理研究 |
| 3 | 肿瘤医院 | 陈 杰 | NOX4 调控食管鳞癌 EMT 转化及其侵袭转移的实验研究 |
| 4 | 基础所 | 王蓉蓉 | 单基因病致病基因的识别及功能研究 |
| 5 | 药物所 | 唐忠海 | 飞龙掌血化学成分及活性研究 |
| 6 | 药植所 | 邢小燕 | 临床有效中药冠心丹参方对缺血心肌保护作用新靶点——miRNA-106b 的分子机制研究 |
| 7 | 药植所 | 卢晓红 | 人参红皮病病原菌的多样性及定量检测 |
| 8 | 动研所 | 姚艳丰 | 中东呼吸综合征冠状病毒（MERS-CoV）大鼠感染模型建立 |
| 9 | 血研所 | 顾海慧 | 应用基因非整合方法将人外周血细胞高效重编程为 iPS 细胞的研究 |
| 10 | 工程所 | 王伟伟 | 肿瘤组织聚集与渗透，荧光标记的酸敏感前药纳米粒的设计与应用 |

院校还积极组织在站博士后研究人员申报中国博士后科学基金第 6 批特别资助和第 53 批、54 批面上资助。4 名博士后申请中国博士后科学基金第 6 批特别资助，1 人获得资助，申请成功率 25%；49 名博士后申请中国博士后科学基金第 53 批和第 54 批面上资助，7 人获得一等资助，9 人获得二等资助，申请成功率 32.7%；共获得基金资助 116 万元人民币。

2013 年，在站博士后研究人员以课题负责人身份申请并获得国家自然科学基金资助 16 项，其他省部级项目 6 项，主持经费共计 570 万元人民币。共发表论文 113 篇，其中 SCI 收录 83 篇，影响因子合计 292.75。获得专利授权 4 项。

5. 院校坚持"人才使用与培养并重"的原则，于 2013 年 11 月启动了"协和创新团队、协和学者及协和新星"系列培训。鉴于培训对象工作繁忙的特点，院校探索分期分模块的培训方式，根据培训对象效果评价和需求反馈，设计下一期培训课程，课程设计兼顾不同层次人员的需求，学员可自由选择培训课程。旨在提升高层次人才在医疗、教学、科研和管理等方面的综合能力，提高院校人才队伍的整体素质。

为提升院校的科技竞争力，不断加强内涵建设，拓展国际视野，推进国际化进程，结合当前院校工作实际和中青年科研人员对提升在国际一流杂志发表科技论文写作能力的培养需求，院校于 2013 年 12 月 9 日举办"Nature 出版集团麦克米兰科技写作（MacMillan Science Communication，MSC）培训班"，邀请 Nature 系列杂志两名资深编辑就 Nature 等国际高端杂志论文写作、投稿等相关事宜进行培训。院校以此为契机，搭建与高端杂志编辑面对面交流平台，帮助中青年科研人员梳理科研方向，不断取得一流科技成果，并提高科技论文写作能力，加大高水平论文发表力度。青年科学家联盟首届理事会理事、协和学者特聘教授、协和新星、长江学者特聘教授、国家杰出青年科学基金获得者、优秀青年科学基金获得者、青年千人计划入选者等共 80 余人应邀参加了培训。

6. 院校逐步探索建立科学有效的考核评价机制，实行聘期目标管理，坚持聘期年度和期末考核工作，注重绩效评价，避免"重量不重质"的人才评价，设定考核等级，注重考核结果应用，对于考核结果优秀，科研任务进展和完成情况好的高层次人才，延长聘期、加大经费持续资助力度。

**（二）细化管理，做好专家服务管理工作**

1. 北京协和医院崔丽英、整形外科医院曹谊林等 2 位同志被授予第十一批"北京市有突出贡献的科学、技术、管理人才"荣誉称号。

2. 组织推荐第十三届中国青年科技奖候选人。阜外心血管病医院张浩和肿瘤医院吴晨等 2 位同志获得第十三届中国青年科技奖。

3. 组织推荐 2013 年度"公共卫生与预防医学发展贡献奖"。原院校长顾方舟、北京协和医院李太生等 2 位同志荣获 2013 年度"公共卫生与预防医学发展贡献奖"。

4. 组织推荐 2013 年度北京市优秀人才培养资助个人项目资助人选。北京协和医院李军、阜外心血管病医院侯剑锋、肿瘤医院吴晨和车轶群、药物研究所林生和刘睿、药用植物研究所李奇等 7 位同志获得资助。完成张洋同志项目结题考核，姚勇、李晓光、马良坤、周惠光、王丽、朱海波和张丹等 7 位同志项目进展考核工作。

**二、专业技术人才队伍建设**

1. 完成 2013 年国家卫计委直属单位卫生系列高级专业技术资格考试申报工作，申报 260 人，其中正高 74 人，副高 186 人，副高考试合格 130 人，通过率为 69.89%。

2. 完成 2013 年国家卫生计生委直属单位专业技术资格评审申报工作，申报 376 人，293 人取得了所申报的专业技术资格，总体通过率为 77.93%。

3. 组织完成 2013 年院校专业技术职务聘任工作。院校对所院人才队伍情况进行了摸底调查，根据所院自然减员情况、通过专业技术资格评审情况及外语考试通过情况、援疆人员和支援西部边远地区的实际情况制定了院校聘任指标方案。经所院和院校高级专业技术职务聘任委员会评审，院校专业技术职务聘任工作领导小组审核，共聘任 73 人高级正职专业技术职务、165 人高级副职专业技术职务。

**三、师资和专业干部支援西部项目**

**（一）师资队伍建设与教师评优**

1. 根据北京市教育委员会《关于表彰北京市优秀教师北京市优秀教育工作者的决定》（京教人〔2013〕17 号），院校姜玉新、张学、李杨三名教师被授予"北京市优秀教师"称号。

2. 院校教学名师、优秀教师、优秀教育工作者评选工作

（1）为表彰长期从事一线教学工作，治学严谨，学风端正，在教学实践中不断更新教育思想和观念，锐意创新，注重教学改革与实践，教学方法先进，教学经验丰富，教学水平高，教学效果好，为学校的教育事业发展做出杰出贡献的著名教师，院校高志强、顾东风、王明荣、翟晓梅、王晓良五位教授被授予"北京协和医学院教学名师"荣誉称号。

（2）为表彰我校优秀教师和优秀教育

工作者在全面落实科学发展观、深化教育改革、推进素质教育、实施教育创新等方面做出的成绩和贡献，弘扬高尚师德，并进一步激发广大教师和教育工作者的积极性、创造性，努力开创学校教育工作的新局面，院校授予李航等33名同志"2013年北京协和医学院优秀教师"称号；授予赵峻等10名同志"2013年北京协和医学院优秀教育工作者"称号。

### 2013年北京协和医学院
### 优秀教师名单（33人）

| 李　航 | 王晓军 | 曹冬焱 | 宋红梅 | 朱慧娟 |
| 徐英春 | 尹　佳 | 翟海昕 | 赵世华 | 王绿化 |
| 栾　杰 | 尹宁北 | 曹济民 | 马　超 | 姜晶梅 |
| 高　扬 | 赵秀丽 | 张培成 | 司书毅 | 肖春玲 |
| 魏建和 | 黄利辉 | 邓　巍 | 王懿晴 | 邹海欧 |

何玉先　程　涛　张其清　刘　强　孙建方
刘维达　陈利民　孙强明

### 2013年北京协和医学院
### 优秀教育工作者名单（10人）

赵　峻　黑飞龙　马继光　陈晓光　田　力
杨雪源　管远志　曹　宁　王维铭　霍燕南

### （二）支援西部工作

1. 根据卫计生委关于做好第七批援疆干部第二次轮换工作的通知要求，院校按照文件规定的人选条件和有关要求选派援疆干部。协和医院、阜外医院、肿瘤医院药物所、药物所、药植所、血研所等单位深刻认识选派援疆干部的重要性，共选派10位优秀专业技术人员赴新疆工作，赴疆工作一年。

中国医学科学院选派第七批援疆干部（2013年度）

| 选派单位 | 姓　名 | 专业技术职 | 从事专业 | 派往单位 |
|---|---|---|---|---|
| 北京协和医院 | 李　雷 | 主治医师 | 妇产科 | 兵团医院 妇产科 |
| 北京协和医院 | 许志勤 | 副主任医师 | 神经外科 | 兵团医院 |
| 北京协和医院 | 茅江峰 | 主治医师 | 内分泌科 | 新疆医科大学第一附属医院内分泌科 |
| 阜外医院 | 邱　洪 | 副主任医师 | 心内科 | 新疆兵团总医院 心内科 |
| 肿瘤医院 | 程　敏 | 副主任医师 | 妇科肿瘤 | 新疆维吾尔自治区肿瘤医院 |
| 肿瘤医院 | 邢学忠 | 主治医师 | 重症医学 | 新疆维吾尔自治区人民医院 |
| 药物所 | 黄　伟 | 副研究员 | 药物制剂 | 新疆药物研究所 |
| 药物所 | 弓亚玲 | 助理研究员 | 药物化学 | 新疆药物研究所 |
| 药植所 | 刘新民 | 研究员 | 中药药理 | 新疆维吾尔自治区维吾尔医药研究所药理室 |
| 血研所 | 张益枝 | 副主任医师 | 血液病 | 新疆维吾尔自治区克拉玛依市中心医院 |

2. 根据中组部、卫计委关于做好"西部之光"人才培养工作的有关要求，院校高度重视、认真落实学者安置工作。院校2013年由协和医院、阜外医院、肿瘤医院、药物所等4家单位共同承担和接收10位西部地区的访问学者的培养任务。努力选派学术一流的导师、提供更为舒适便利的生活条件，使访问学者通过一年的学习和工作，能够更系统地掌握专业知识，通过临床实践、参与科研工作，显著提高业务水平，进一步

了解本学科的最新发展动态，在回到原单位时能够充分发挥骨干带头作用。我院校在西部人才培养工作中起到了表率作用，受到了中组部和卫计委等上级单位的肯定。

3. 根据《国家卫生和计划生育委员会人事司转发关于开展第 14 批博士服务团成员选派工作的通知》（卫人才便函〔2013〕45 号）中的选派条件和要求，院校推荐我院校协和医院齐振红同志为第十四批博士服务团成员，赴阿坝州人民医院任副院长职务。

4. 根据国家卫生和计划生育委员会关于继续选派医护人员赴澳门承担保健工作的要求，院校推荐马文君同志（主治医师）赴澳承担驻澳门工委随行保健任务。

（张洪文　编　徐秀珍　审）

联系电话：（010）65105931

# 关于成立中国医学科学院神经科学中心的通知

各所院：

根据《国家中长期科学和技术发展规划纲要》提出的"自主创新、重点跨越、支撑发展、引领未来"的指导方针，结合国家的重大需求、国际前沿学科的发展趋势，以及院校的发展规划，经 2013 年 5 月 9 日院长办公会研究决定，成立"中国医学科学院神经科学中心"（以下简称"神经科学中心"）。

## 一、机构任务

神经科学中心将针对国家需求，着眼院校发展，注重学科交叉和转化医学研究，注重跨所院的科研协作和团队建设，整合内部资源，争取外部资源，积极承担国家任务，对严重威胁人民健康并给社会带来沉重经济负担的神经精神疾病进行深入、广泛的创新研究，并实现自身的可持续发展。

## 二、机构管理

神经科学中心是院校内设的功能性跨所院中心，依托单位基础医学研究所，实行理事会领导下的主任负责制。聘请鲁白教授为主任，许琪教授为常务副主任，崔丽英教授和陈乃宏教授为副主任，聘期为三年。

中国医学科学院

2013 年 5 月 14 日

（信息公开形式：内部公开）

院校党政办公室　2013 年 5 月 15 日印发

# 关于成立中国医学科学院
# 系统医学研究中心的通知

各所院：

根据《国家中长期科学和技术发展规划纲要》提出的"自主创新、重点跨越、支撑发展、引领未来"的指导方针，结合国家的重大需求、国际前沿学科的发展趋势，以及院校的发展规划，经 2013 年 6 月 27 日院长办公会研究决定，成立"中国医学科学院系统医学研究中心"（以下简称"系统医学中心"）。

## 一、机构的任务

系统医学中心将针对国家需求，着眼院校发展，有效整合内部资源，积极争取外部资源，搭建开放共享的系统医学研究平台，注重跨所院的团队建设和协同创新，积极承担国家重大任务；将融合系统生物学和转化医学的新理念和新技术，形成基础研究、临床转化、应用研发为一体的新机制，在重大疾病的机理研究、诊断和预防等方面开展创新性研究，并实现自身的可持续发展。

## 二、机构的管理

系统医学中心是院校内设的功能性跨所院中心，依托单位基础医学研究所，实行理事会领导下的主任负责制。聘请程根宏教授为主任，聘期为 3 年。

中国医学科学院

2013 年 7 月 29 日

（信息公开形式：内部公开）

院校党政办公室　2013 年 7 月 31 日印发

# 已故专家介绍

## 罗 会 元

罗会元，男，生于 1923 年 9 月 10 日，江西省九江县人。

罗会元教授是我国医学遗传学奠基人之一、中国医学科学院基础医学研究所北京协和医学院基础学院医学遗传学系创始人、著名医学遗传学家。

罗会元教授曾就读于约翰·霍普金斯大学医学院，后在约翰·霍普金斯医院工作，任实习医师、住院医师；1955 年回国后在北京协和医院内科工作，任住院医师、医师、主治医师，期间受委托组建医学遗传学组；1970 年罗会元教授在甘肃天水地区人民医院内科及清水职业病防治医院内科工作；1973 年在北京日坛肿瘤医院内科，任主治医师、副主任医师；1978 年在中国医学科学院基础医学研究所医学遗传研究室，任主任，副研究员、研究员、博士生导师；1989 年 6 月退休；1991 年享受国务院特殊津贴；2013 年 9 月 8 日在北京协和医院病逝，享年 90 岁。

罗会元教授是我国医学遗传学主要学科带头人之一，在解决遗传病的诊治与预防方面做出了开创性的贡献。在罗会元教授任医学遗传教研室第一届主任任期内，他将该室逐步建成一个既包括临床遗传组、又有细胞遗传、生化遗传与分子遗传组，集科教研和临床服务于一体的国内门类齐全的高水平医学遗传室，1987 年被命名为"中国遗传医学中心（北京）"。

在临床工作方面，1980 年在北京协和医院开设了遗传咨询门诊。他丰富的内科临床经验与广博的遗传病知识使他与他的团队能多次诊断出国内尚未报道过的罕见遗传病，并培养出多名高级临床遗传医师。

在科研工作方面，他带领团队积极钻研在我国较常见、严重影响健康与（或）智力的遗传病的诊断与产前诊断方法，取得了重大成绩。80 年代建立国内第一个代谢病诊断实验室，进行溶酶体贮积症和有机酸血症与氨基酸代谢病的诊断及产前诊断。两次获得卫生部科技进步三等奖。其后，他带领团队建立起分子遗传诊断实验室，承担国家攻关课题，开展常见单基因病的临床诊断与产前诊断，10 多项研究成果获得卫生部、国家科技进步奖。

在罗会元教授的带领下，北京协和医学院医学遗传学系成为国内最早开展本科生与研究生医学遗传学教学单位之一。他编写的中、英文讲义被评为学校的优秀教材。他因在培养硕士与博士研究生中的突出成绩，三次被评为中国协和医科大学"教书育人"先进工作者。因其在国际交流和医学遗传学教育上的突出贡献，于 1999 年获得 Johns Hopkins 医学院的国际医学教育成就奖。

在社会任职方面，罗会元教授曾担任"母婴保健法"起草委员会专家咨询组组长、中华医学会医学遗传学分会副主任与主任委员。1987 年，卫生部委任他为北京中国遗传医学中心主任、优生优育咨询委员会主任委员。先后担任中国优生优育协会专家委员会主任、中华医学会医学遗传名词审定组组长。1986、1991 年他被推选为第 7、8 两届国际人类遗传学会常务理事，并担任第 8 届国际人类遗传学大会副主席。他还曾担任 American Journal of Medical Genetics 通讯编委；中华医学遗传学杂志、中国优生优育杂志、中华医学（英文版）杂志的副主编；

中国科学、科学通报、遗传学报的编委。中国医学科学院学报（英文版）与 Chinese Medical Sciences Journal 的编委。

罗会元教授一生发表论文 100 余篇，主要著作 5 部。退休后，他依然积极投入医学遗传学科研教学工作，组织翻译了医学遗传学之父 V. A. McKusick 教授的巨著《Mendelian Inheritance in Man》（第 11 版），获国家优秀图书奖。还组织翻译了医学遗传学权威著作《Human Genetics，Problems and Approaches》（第 3 版）。

# 黄　量

黄量，女，1920 年 5 月出生，上海市人。中国医学科学院药物研究所研究员，博士生导师。中国科学院院士。享受国务院政府特殊津贴专家。曾被评为全国三八红旗手、北京市先进工作者，先后当选为第五、六、七届全国政协委员。是我国著名的有机化学家、药物化学家。

黄量院士 1942 年毕业于上海圣约翰大学化学系，1943 年从上海到重庆先后在中央工业试验所和上海医学院（重庆）化学系工作，1946 年赴美国康乃尔大学学习，1949 年获博士学位。后在康乃尔、布林莫尔等大学从事化学研究。1956 年回国，1957 年 2 月到中国医学科学院药物研究所合成药物化学研究室工作，历任副研究员、研究员，曾任合成药物化学研究室主任。1980 年当选为中国科学院院士。还先后担任中国化学会第 21、22 届常务理事，中国癌症研究基金会副理事长，全国肿瘤防治研究领导小组、全国计划生育科技专题委员会及国家新药研究与开发协调领导小组专家委员会顾问等职，并兼任北京大学医学部药学院"天然产物及仿生药物国家重点实验室"学术委员会副主任委员。1984 年她被选为发展中国家的国际化学组织（IOCD）委员。

是《Chinese Chemical Letters》（《中国化学快报》）副主编，《肿瘤杂志》《中国医学论坛报》等学术刊物编委。2013 年 11 月 21 日，黄量院士在美国因病逝世，享年 93 岁。

黄量院士回国 50 多年来，始终孜孜不倦地工作在科研第一线，从事过抗高血压、抗肿瘤、抗病毒、计划生育等药物和天然产物化学的研究。20 世纪 50 年代，她指导研究并试制出了新中国第一个降血压药物——"降压灵"。她指导并参加了我国第一个鉴定的抗肿瘤药物氮甲（N-甲酰溶肉瘤素）的研究。70 年代，她参加并指导了具有抗肿瘤作用的高三尖杉酯碱的化学研究，高三尖杉酯碱的半合成研究在我国首先获得成功。她还指导了对靛玉红衍生物的合成及研究，开发出了治疗慢性粒细胞白血病新药"甲异靛"。她与医科院肿瘤所合作，对食管癌的病因物质进行了研究，并组织研制了肿瘤预防、治疗新药"维胺酯"，结束了我国没有自己创制的维甲类药物的历史。我国第一个抗病毒合成新药"酞丁胺"就是她在研究抗病毒药物时与他人共同完成的抗病毒化合物。80 年代，她首先成功地将具有男性抗生育作用的消旋棉酚拆分，并将高光学纯度棉酚提供给了国内外进行药理试验。"九五"期间她与戴立信院士共同主持了国家自然科学基金委重大项目"手性药物的化学与生物学研究"，在负责的子课题"手性黄皮酰胺的化学和生物学研究"中，提出了生源假说及仿生合成路线并完成了 16 个立体异构体的合成，对相关立体化学问题也进行了深入研究，丰富了我国药物化学的研究内容。

黄量院士回国后实现了她为国家培养人才的理想。为了帮助药物所的科技人员尽快掌握药物研究的新理论和先进技术，她除了担任各项科研任务外，还与其他专家一起举办学术讲座介绍各种有关知识和最新进展。她积极促进了药物所新研究领域的建立，如计算机辅助药物设计，手性药物的研究以及组合化学等。她共计培养了 36 名硕士、博士及博士后。她要求学生十分严格，但又非常尊重学生的兴趣和意愿。她重视人才的培养，关注所里引进的人才和青年学者。她与药物所其他四名院士共同设立了"梁周黄于刘"青年科技奖，鼓励年轻的科技工作者勇于创新不断攀登。她撰写过多部著作，并在 1987 年担任了我国"中国医学百科全书"中"药物学和药理学"分册的主编。她严谨治学、刻苦工作、不倦好学的精神感动和影响着她身边的每一个人，她以自己的正直和对科学孜孜不断地追求，在药物所广大科技人员中树立起了一个高尚的科学家的形象，得到了人们的信赖与敬佩。

她在国际上享有盛誉，多次应邀参加国际会议并介绍我国药物及天然药物的研究情况及成果。曾在联合国科教文组织的《科学对社会的贡献》杂志上，发表"天然产物及其对中国人民健康的贡献"一文，曾担任英国佩格蒙出版社出版的《综合药物化学》一书的名誉编委，扩大了我国药物研究成就在国际上的影响。

她为国家培养了一批科研骨干和人才，她将自己的一生融入了中国药学事业的发展中，是中国医学科学院药物研究所的奠基人和创业者，也是我国药学事业的开拓者和领军人。她的科研工作获国家科技进步一等奖等国家及部委奖励 14 项。1994 年荣获吴阶平-保罗·杨森医学药学奖，1998 年被授予"何梁何利基金科学与技术进步奖（医学药学奖）"。2012 年获得中国医学科学院/北京协和医学院科技大会"终身成就奖"。

黄量院士热爱祖国，热爱为之奉献一生的药学研究事业。她品德高尚，为人正直，一生追求科学，淡泊名利，实事求是，坚持真理，她是后来者永远学习的榜样和楷模。

# 国际交流与合作

# 2013 年度院校国际与合作工作概况

根据 2013 年医科院及协和医学院的工作部署，现将 2013 年我处外事工作概况汇报如下。

**一、贯彻"八项规定"，改进因公出国（境）管理工作**

根据卫计委和院校对因公出（国）境的管理规定，始终践行对院校因公出（国）境申报材料的仔细审核并报批。2013 年，我处审核办理所院上报因公出国（境）任务批件 280 人次，因公赴台手续 14 批，71 人次；院校领导及机关重要出访 26 人次。另外，安排各所院做好卫计委下达的《关于临时因公出国信息公开和经费先行审核相关要求》，拟定医科院的具体实施细则，与所院沟通做好新规定的实施工作。

**二、提升出访水平及来访接待工作，做好访问交流服务与管理**

访问交流工作是院校外事常规工作之一，也是建立和发展良好国际关系的重要途径。近年来，随着院校不断拓宽合作交流渠道，访问交流工作日益增多，共接待来访 34 批 165 人次，邀请 200 余名外宾到院直和下属所院进行学术交流。办理外国专家证件及签证 12 次。其中重大访问交流活动下列如下：

**（一）来访**

1. 2013 年 1 月 9 日，曹雪涛院长会见了澳大利亚国立健康与医学研究理事会 NHMRC 首席执行官 Warwick Anderson 教授和澳大利亚驻中国使馆公使衔参赞 Cathryn Hlavka 女士。

2. 1 月 27 日，柳叶刀主编 Horton 博士来访，与曹雪涛院长会谈。

3. 2 月 25 日，陈竺副委员长会见宴请英国 AP 集团主席 David Newbiggings 爵士，曹雪涛院长陪同会见。

4. 3 月 18 日，NCI 主任 Varmus 博士来访与曹雪涛院长和曾益新校长会谈。

5. 3 月 26 日，曾益新校长会见加拿大蒙特利尔大学校长 Dr. Guy Breton 及家庭医学系主任 Dr. Jean Pelletie 等一行。

6. 4 月 16 日，李斌主任会见柳叶刀主编 Horton 博士。

7. 4 月 15 日，瑞典卫生大臣访问医科院肿瘤医院，詹启敏副院长会见来访外宾。

8. 6 月 25 日，曾益新校长会见来访的汉城大学医学院院长，乔友林等陪同会见。

9. 6 月 26 日，曾益新校长会见美国德克萨斯大学 Poster 教授，刘华平等陪同会见。

10. 6 月 27 日，曾益新校长会见密西根大学医学院副院长 Kolars 来访，并且签署合作备忘录。

11. 7 月 10 日，曹院长会见德国莱布尼茨研究所 Karl Ulrich Mayer 教授。

12. 7 月 23 日，曾校长会见来访的澳大利亚 Monash 大学 Thomas 教授等一行。

13. 9 月 10 日，曾校长会见来访的加拿大卡尔加里大学副校长 Janaka Ruwanpura 教授。

14. 9 月 24 日，芝加哥大学全球副校长 Solomen 和杨大利等来访，曾校长会见和座谈。

15. 10 月 8 日，曹院长会见来访的密西根大学医学院 Kunkel 和 Grieb。

16. 10 月 15 日，曹院长会见来访的法国梅里埃基金会 Miribel 理事长。

17. 10 月 21 日，曾校长会见墨尔本大学医学院 Doris Young 一行。

18. 10 月 22 日，法国巴黎公立医院集团国际长 Florence VEBER 率大型代表团来访，安排参观协和医院和阜外医院。

19. 10 月 29 日，协助组织卫计委李斌主任接见诺贝尔奖得主戴维·巴尔的摩博士。

20. 11 月 7 日，曹院长会见首次来访的英国医科院院长、UCL 大学副校长 Sir John Tooke。

21. 11 月 11 日，曹院长会见英国 Barts 肿瘤中心的 Nicolas Lemoine 教授等一行。

22. 11 月 13 日，Cell Host & Microbe 杂志主编 Lakshmi Goyal 来访，与曹雪涛院长会谈。

23. 11 月 22 日，接待牛津大学 Darren Nash 一行。

24. 同日下午，曾校长会见来访的加拿大多伦多大学 Whiteside 院长一行。

**（二）重要出访**

1. 4 月 3 日，曹院长随同陈竺副委员长访问美国 UCLA 和美国癌症研究基金会。

2. 6 月 8 日，曹雪涛院长一行赴美国 NIH 参加 HIROs 会议和 GACD 董事会；拜访 Science 出版集团并进行会谈。陪同人员包括阜外医院蒋立新主任和医科院孙集宽副处长。

3. 11 月 28 日，曹院长率团赴法参加第三届中法传染病论坛。

4. 12 月 9 日，曹院长率团赴伦敦参加 HIROs 会议、GACD 董事会和英国 MRC 成立百年庆祝活动。

**（三）重要外事活动**

1. 1 月 26 日，协助洛克菲勒基金会在京举办百年庆典系列活动。

2. 4 月 2 日，牛津大学 Nuffield 医学院 Darren Nash 一行来访，签署成立中英免疫转化医学合作中心的备忘录。

3. 4 月 16 日，与柳叶刀杂志合办中国疾病负担研讨会。

4. 7 月 29 日，曾益新校长与来访的墨尔本大学医学院 Doris Young 签署合作备忘录。

5. 8 月 21 日，李斌主任会见 WHO 陈冯富珍主任，曾益新校长陪同会见。

**三、组织高端国际学术会议，不断提升院校国际地位**

1. 大师讲堂系列活动　年内与相关单位共同承办组织了五场医科院协和大师讲堂：3 月 27 日开始举办首场大师讲堂，邀请了 NIH 前主任、NCI 现任主任，诺贝尔奖得主 Varmus 做讲座。4 月 9 日，邀请 2011 年诺贝尔奖获得者 Bruce Beutler 教授讲座；5 月 15 日，邀请著名美籍神经学家蒲慕明教授演讲；7 月 24 日，邀请美国国家科学院、国家工程院、国家医学研究所及艺术和科学院四院院士 Jain 博士在肿瘤医院演讲；8 月 12 日，加拿大多伦多大学玛格丽特公主癌症中心麦德华（Tak W Mak）教授演讲。

2. 5 月 14 日，举办 Sceince 杂志行政总监 Bill Moran 的讲座，介绍如何在该刊发表文章。

3. 6 月 11 日与阜外牛津中心合作，在京举办全球慢病联盟（GACD）管理委员会和糖尿病项目书编委会会议（GACD Diabetes Call Development meeting）。

4. 协助医科院输血所举办第 14 届国际血液代用品及缺氧性疾病治疗学术研讨会。

5. 进一步落实和推动与哈佛大学医学院的合作，做好 2013 年度引进国外技术、管理人才项目申报工作，成功申请了高端项目"医科院-哈佛癌症转化医学联合项目"和重点项目"重大疾病转化医学创新引智基地项目"。

**四、切实做好国际教育和培训工作，不断开拓新途径**

1. 继续根据院校与郑裕彤和吴阶平基金会交换生项目，分别组织 5 名学生赴香港中文大学和哈佛大学进行进修，接待交换学生 8 名，派出 8 名。吴阶平基金会交换生项目：2013 年香港中文大学来我校交换生 1 人，我校选派到香港中文大学实习学生 4 人，双方分别进行了为期一个月的学习。

2. 在暑期与教务处合作共联系 16 所海外知名医学院校，为 40 余名学生办理 6 所国外高校暑期见习相关手续，分别为伦敦大学学院、法国巴黎公立医院集团、澳大利亚墨尔本大学、美国 MD ANDERSON 肿瘤中心和美国芝加哥大学、新加坡国立癌症中心，以及多伦多大学医学院的 Baycrest 老年医学中心等。同时还在积极联系其他一流大学，拓宽选择范围。

3. 和人事处合作尝试组织协和新星和协和学者海外培训工作。联合哈佛大学公管学院和医学院为院校特制课程。因故初次申报未果后争取通过了外专局的中期补报审批和资助。但因项目资金列为"三公"经费而搁置。

**五、外国文教专家工作和名誉/客座教授聘请工作**

今年申报外专项目 55 项，获得外专项目资金 583 万元（包含 111 引智基地专项拨款 90 万元）。首次成功申报外专局培训管理司的审批类出境培训项目一个。组织申请外专局高端外国专家项目一个，经技类外专项目一个。

2013 年共办理外籍名誉教授 1 人，客座教授 3 人。与我校新聘 17 位国外教育顾问联系，颁发委任书。

**六、主要开展的项目合作**

1. CMB　CMB 个人资助项目：申报 4 个，批准 3 人。获批 3 个项目共 58.64 万美元。选派教师出国进修 15 人，今年实际成行出国 2 人。

2. 亚联董（United Board）　今年收到 2013～2014 年度资助经费共计 15 682.96 美元，分别资助生化专业领域和肿瘤领域专业人员交流、培养和参加国际学术会议等活动，现已分别拨付所院。按时组织有关单位撰写经费使用报告和财务报表提交亚联董。

3. 中法新发传染病项目　圆满完成中法新发传染病项目结题工作，协调完成项目结题报告的撰写、印刷工作，做好项目结题表和经费决算表的填写和上报工作。

4. 工程院院士咨询项目　与规划发展处合作，成功申请《慢性炎症性疾病的防控战略研究》的中国工程院院士咨询项目，在工程院国际合作局领导下，组团参加在法国安纳西召开的第三次中法传染病论坛。

5. 与牛津大学纳菲尔德医学院在基础所合建中英转化免疫学中心。与基础所共同举办院校-牛津首届免疫学研讨会，共有 20 余人参加了会议。

**七、外事管理工作**

1. 建设维护院校英文网站，成功试运行。

2. 改版升级院校英文幻灯介绍。整理归档录入了国合处全部外宾名片，建立了方便查询的国际合作网络资料。为今后工作打下了坚实的基础。在去年工作基础上补充更新对外协议、备忘录等历史文件，建立了对外协议和重要文件的原件归档和电子档案管理制度，并且指定专人负责。

**八、台港澳工作**

延续了与台大医学院的学生互访的工作，派出了 8 名同学赴台大访问，接待了 2 批台大师生来访。

（崔长弘　编　孙集宽　审）

联系电话：（010）65105934

学　术　交　流

# 中国疾病负担与健康政策研讨会

主持单位：北京协和医学院、美国华盛顿大学健康测量评估研究中心、《柳叶刀》杂志、中华医学基金会（CMB）

承办单位：北京协和医学院

时　　间：2013 年 4 月 15~16 日

地　　点：北京丽晶酒店

参加人员：100 多位国内外公共卫生及临床医学领域的专家、学者及卫生部门相关政策的决策者

纪　　要：会议报告和讨论了由中国疾病预防控制中心、中国医学科学院基础医学研究所、美国华盛顿大学健康测量和评估研究所及澳大利亚昆士兰大学利用《2010 年全球疾病负担研究》中有关 G-20 国家的数据，将中国和其余 18 个国家 1990 年和 2010 年的疾病负担的结果进行分析比较。该项研究对中国的疾病变化模式提供了全面解读，并探讨伴随着我国三大健康转变（即人口学模式、流行病学模式和伤残模式的转变）的重大决策意义。与会代表积极开展交流对话，为我国下一步的疾病预防、控制及投资重点提出了宝贵的意见。同时，宣布成立了中国疾病负担研究与推广中心。

# 第三届吴宪吴瑞国际学术研讨会

主办单位：医学分子生物学国家重点实验室和中国医学科学院基础医学研究所生物化学与分子生物学系联合主办

协办单位：中国医学科学院基础医学研究所、国家自然科学基金委和北京生物化学与分子生物学会等协办。

时　　间：2013 年 7 月 14~16 日

地　　点：中国医学科学院基础医学研究所新科研楼八层报告厅及东单三条礼堂

参加人员：刘德培院士、沈岩院士和曹雪涛院士为会议共同主席。王琳芳院士与强伯勤院士为会议学术顾问委员会共同主席。本次会议邀请美国科学院院士、国家医学研究所、霍华德-休斯医学研究所 John Kappler 教授，美国科学院院士、多国外籍院士、国家医学研究所、霍华德-休斯医学研究所 Philippa Marrack 教授，美国科学院院士、长江特聘讲座教授、美国哈佛大学谢晓亮教授，中国工程院院士、中国医学科学院北京协和医学院院校长曹雪涛教授做特邀报告。吴宪教授的孙子、吴瑞教授的儿子 Albert Wilson Shu-Pen Wu 教授和吴瑞先生的义女吴虹教授作为特邀嘉宾讲述吴宪、吴瑞教授的科研历程以激励现在的研究人员为祖国的科研事业做出贡献。此外，还邀请了加利福尼亚大学的 Eric Verdin 教授、Albert Einstein 医学院 Dongsheng Cai 教授、科罗拉多丹佛分院医学院的 Gongyi Zhang 教授、Illiinois 大学的 Ning Wang 教授、肯塔基大学医学院的 Guo-Min Li 教授、国立 Jewish 健康中心的

Garrett Crawfordf 教授、Nebraska 医学中心大学的 Zhixin（Jason）Zhang 教授、Weill Cornell 医学院的 Pengbo Zhou 教授、Xiaoyu Hu 教授和 Yueming Li 教授、中山大学同时也是美国德州大学 MD Anderson 癌症中心免疫系兼职教授的秦晓峰教授。数十名协和教职员工，数十位京内其他院所的专家教授、两百余名协和学子等皆与会。

纪　　要：2013 年是吴宪先生诞辰 120 周年，为了更好地纪念吴宪先生并继续推进科研交流，吴宪教授的孙子、吴瑞教授的儿子 Albert Wilson Shu-Pen Wu 教授和吴瑞先生的义女吴虹教授作为特邀嘉宾讲述吴宪、吴瑞教授的科研历程以激励现在的研究人员为祖国的科研事业做出贡献。会议邀请中美两国的 4 位院士及多位国内外著名专家学者介绍了他们的最新研究成果。

# 第十四届国际血液代用品
# 与缺氧性疾病治疗学术研讨会

主办单位：中国医学科学院 北京协和医学院

承办单位：中国医学科学院输血研究所

时　　间：2013 年 10 月 18~21 日

地　　点：望江宾馆

参加人员：来自美国、法国、瑞典等 9 个国家和地区的 200 余名注册代表参会

纪　　要：本次会议为期 3 天，会议以"血液替代与生命健康"为主题，对涵盖血液代用品、缺氧性疾病治疗、血液安全与血液保存新技术、干细胞诱导血细胞、微循环、纳米医学等 6 大相关学术领域的科学问题进行了广泛和深入的交流讨论。大会共进行了 34 场特邀嘉宾的学术报告、12 篇口头报告，以及 23 篇海报展示。王正国院士、张明瑞教授（加拿大）、杨成民教授等 16 位专家、学者做了会议主旨报告，对血液代用品及其相关领域的现状、问题及发展方向作了精辟阐述和交流，美国 FDA 的三位审评专家通过视频方式在工作会议上做了报告并参与讨论。本次国际会议的成功召开为国内外从业人员提供了一个高起点、大范围、多领域的学术交流平台，对创新研究学术氛围的营造起到了重要作用，实现了本届会议开阔视野、启迪智慧、促进发展、增进友谊的目标。

# 规划发展工作

# 2013 年度院校规划发展工作概况

## 一、组织开展中国医学科学院医学创新基地专项论证工作并形成报告

为更好提供保障全人口健康的科技支撑，中国医学科学院提出设立医学创新基地专项，强化在人口健康科技发展中的国家队作用。规划发展处牵头起草《中国医学科学院医学创新基地专项论证报告》。在多次征求多方意见的基础上，确定了报告的整体框架和各自分工，从广泛收集资料、深入调研到具体撰写，逐步开展起草工作，最终汇总成文。报告从医科院的功能与定位、新时期医科院发展思路与目标、重点部署、发展任务、积极争取经费支持五个方面详细地展示了医科院在过去、现在和未来对中国医学卫生事业所做的和将要做出的贡献及发展蓝图。

## 二、协助院校进行国家医学科技创新体系暨中国医学科学院分院建设工作

落实分院建设工作坚持从院校整体规划出发，总体布局，规划发展处配合院校完成前期谈判和举办签约仪式等工作。

### （一）中国医学科学院天津分院签约

规划发展处配合党政办完成举办《关于合作建设中国医学科学院创新园区暨天津分院的项目合作战略框架协议书》签约仪式等工作。

### （二）配合院校完成中国医学科学院江苏分院签约、中国医学科学院系统医学研究所共建协议签署等筹备工作

规划发展处在院校领导的率领和党政办的支持下，与江苏方面经过多次协商和实地考察，并配合院校成功举办《中国医学科学院 江苏省卫生厅 江苏省科技厅关于共建共管中国医学科学院江苏分院的框架协议》签约仪式。

为落实上述江苏分院协议，在曹雪涛院长的领导下，规划发展处多次参与和苏州方面的谈判沟通、实地考察，协助程根宏团队向院校班子会和国家卫生计生委汇报，并配合院校成功举办系统医学研究所签约仪式。院校指派规划发展处朱成斌副处长出任苏州系统医学研究所法人代表，推进系统医学研究所的相关建设工作。

## 三、联合相关部门顺利开展院校系列学术品牌活动

### （一）举办中国医学科学院协和学术沙龙

为了加快院校新形势下的医教研全面发展，在中国医学科学院协和学术沙龙学术委员会的倡导与支持下，规划发展处与科技管理处、基础所黄波教授实验室共同合作组织学术沙龙。2013 年举办 27 期，截至 2013 年 12 月 31 日已陆续举办 35 期。

中国医学科学院协和学术沙龙情况一览表（2013 年）

| 期数 | 时间 | 主　题 | 报告人 | 报告题目 |
|---|---|---|---|---|
| 第 9 期 | 2013.1.2 | 免疫与疾病 | 李太生 | 人免疫功能评价平台建设及临床应用 |

续　表

| 期数 | 时间 | 主　题 | 报告人 | 报告题目 |
|------|------|--------|--------|----------|
| 第 10 期 | 2012.1.9 | 糖代谢与疾病 | 黄　波 | 疾病的免疫学原理：从巨噬细胞的角度剖析 |
| | | | 常永生 | 糖代谢与疾病 |
| | | | 胡卓伟 | 肿瘤代谢调节 |
| 第 11 期 | 2013.3.6 | 实验动物和疾病模型 | 秦　川 | 实验动物、疾病模型与医学创新研究 |
| | | | 佟伟民 | 模式动物在生物医学研究中的作用 |
| 第 12 期 | 2013.3.13 | 非编码 RNA 功能与疾病 | 彭小忠 | 非编码 RNA 在神经发育和神经肿瘤中的分子机制 |
| | | | 张　勇 | 长非编码 RNA（lncRNA）对细胞命运决定（Cell lineage specification）的调控 |
| 第 13 期 | 2013.3.20 | 纳米医学 | 许海燕 | 纳米材料的免疫学效应 |
| | | | 杨祥良 | 温敏纳米凝胶在纳米肿瘤学中的应用 |
| 第 14 期 | 2013.3.27 | 血管损伤机制与治疗策略 | 朱　毅 | 血流剪切力与血管内皮功能调控 |
| | | | 孔德领 | 血管组织工程 |
| 第 15 期 | 2013.4.3 | 肿瘤转移的遗传与微环境 | 秦志海 | 肿瘤微环境 |
| | | | 李利民 | 肿瘤转移的遗传和微环境 |
| 第 16 期 | 2013.4.10 | 肺组织炎症与损伤 | 徐凯峰 | mTOR 信号通路与肺纤维化 |
| | | | 蒋澄宇 | A 型流感病毒导致急性肺损伤的分子机理 |
| 第 17 期 | 2013.4.17 | 生物信息与医学研究 | 陈润生 | 关于生物信息学的一些想法 |
| | | | 单广良 | 国民健康数据采集和造假辨识 |
| | | | 杨啸林 | 国民体质与健康数据库的应用 |
| 第 18 期 | 2013.4.24 | 自身免疫反应机制与疾病 | 董　晨 | 自身免疫中 T 细胞亚群 |
| | | | 张奉春 | IgG4 相关性疾病 |
| 第 19 期 | 2013.5.8 | 神经科学前沿热点、发展趋势与我国发展战略 | 鲁　白 | 神经科学前沿热点、发展趋势与我国发展战略 |
| | | | 崔丽英 | 从临床看神经病学的研究热点和发展趋势 |
| 第 20 期 | 2013.5.15 | 生物样本库与转化医学 | 郜恒骏 | 转化医学的本质与实践——标准化生物样本库与组织芯片的关键作用 |
| | | | 吕有勇 | 肿瘤基因组学与转化医学 |
| 第 21 期 | 2013.5.22 | 医学影像前沿与发展趋势 | 金征宇 | 医学影像的发展趋势与思考 |
| | | | 吕　滨 | 冠心病变特征与风险 |
| 第 22 期 | 2013.5.29 | 肿瘤研究前沿热点与发展趋势 | 曾益新 | 肿瘤研究面临的主要问题和发展方向 |
| | | | 黄　波 | 我们为什么不容易得恶性肿瘤？——部分答案与思考 |
| 第 23 期 | 2013.6.5 | 生殖医学 | 李宏军 | 男性不育的进展与研究现状 |
| | | | 郁　琦 | 生殖内分泌研究的现状和进展 |

续 表

| 期数 | 时间 | 主 题 | 报告人 | 报告题目 |
|---|---|---|---|---|
| 第 24 期 | 2013.6.19 | 肝脏生理与疾病 | 毛一雷 | 肝脏外科的进步：一种新的肝功能评估系统的介绍 |
| | | | 王 林 | 肝细胞极性，膜生物学及内质网稳态 |
| 第 25 期 | 2013.6.26 | 基因组编辑 | 黄 粤 | 转基因、基因打靶、基因组编辑 |
| | | | 张连峰 | 基因组编辑 |
| 第 26 期 | 2013.10.23 | 系统医学 | 刘德培 | 系统生物医学 |
| | | | 程根宏 | 控制炎症反应的基因程序 |
| 第 27 期 | 2013.10.30 | 非编码 RNA 研究 | 彭小忠 | 医科院的非编码 RNA 研究 |
| | | | 张 勇 | 非编码 RNA 研究技术 |
| 第 28 期 | 2013.11.6 | PM2.5 相关疾病的跨学科探讨 | 朱 昕 | 可吸入颗粒物 PM2.5 与 PM10 中的微生物宏基因组学研究 |
| | | | 徐凯峰 | PM2.5 与肺损伤和肺纤维化 |
| | | | 肖新华 | 环境污染与糖尿病关系 |
| | | | 冯瑞娥 | 非职业环境致肺粉尘着症 2 例讨论 |
| | | | 蒋澄宇 | 纳米材料-碳纳米管引起肺组织病理损伤 |
| 第 29 期 | 2013.11.13 | 疾病诊断新策略 | 陈 杰 | 个体化分子病理检测在临床中的应用 |
| | | | 李智立 | 血液中的脂类代谢物：慢病标志物 |
| 第 30 期 | 2013.11.20 | 临床药物不良反应机理与对策 | 石乐明 | 过敏性严重药物不良反应的分子机制及应对策略 |
| | | | 晋红中 | 重症药疹的发生机制及防治对策 |
| 第 31 期 | 2013.11.27 | 营养与代谢 | 李 蓬 | 脂代谢和疾病发生发展 |
| | | | 马 方 | 疾病状态下的营养代谢调节 |
| 第 32 期 | 2013.12.4 | 间充质干细胞 | 庞希宁 | 间充质干细胞旁分泌机制与再生医学 |
| | | | 赵春华 | 成体干细胞新药研发和临床转化 |
| | | | 韩忠朝 | 间充质干细胞的异质性及其在转化医学中的作用 |
| 第 33 期 | 2013.12.11 | 医学研究前沿技术 | 程和平 | 超高时空分辨微型化双光子在体成像系统 |
| | | | 韩平畴 | CTC-assay：segregation and recovery of circulating tumor cells from the peripheral blood of cancer patients |
| | | | 曾绍群 | 神经网络的高分辨率光学成像 |
| 第 34 期 | 2013.12.18 | 慢性炎症 | 曹雪涛 | 炎症与肿瘤 |
| | | | 陈乃宏 | 神经炎症与神经疾患 |
| | | | 董竞成 | 中医药干预炎症性疾病 |
| 第 35 期 | 2013.12.25 | 大数据的机会与挑战 | 朱伟民 | 生物医学大数据：没有贡献就没有访问权？ |
| | | | 蒋太交 | 大数据时代的计算生物学研究 |
| | | | 曾大军 | 健康大数据（Health Big Data） |

## （二）联合启动中国医学科学院协和大师讲堂

规划发展处与国际合作处合作，并联合研究生院、学生处等部门举办中国医学科学院协和大师讲堂。自 2013 年 3 月 18 日举办首期中国医学科学院协和大师讲堂以来，规划发展处共参与组织 3 期大师讲堂。

## 四、联合相关部门共同完善中国医学科学院中英文网站群

为加强医科院科技文化交流平台建设，扩大医科院在国内外的影响，规划发展处牵头组织宣传部、国际合作处、科技管理处、信息中心共同参与，广泛征求各部门对院校网站的建设意见，制订院校网站群建设工作计划和条件支持方案，协调完善中国医学科学院中英文网站群建设。2013 年，院校中文网站的改版已完成初步设计和测试，待发布机制完善后再上线测试；院校英文网站已经完成准备工作，上线试运行。在相关部门大力支持和积极配合下，中英文网站群建设取得积极进展，我处将继续配合院校推动相关建设工作。

## 五、有序推进中国医学科学院青年科学家创新联盟工作

在院领导的倡导和支持下，规划发展处负责协调中国医学科学院青年科学家创新联盟各项活动。2013 年规划发展处配合青年科学家联盟理事会成功举办三次全体会议。2013 年 1 月 14 日，中国医学科学院青年科学家创新联盟首届理事会第二次全体会议在肿瘤医院召开，以"青年科技创新团队建设"为主题。2013 年 11 月 20 日，中国医学科学院青年科学家创新联盟首届理事会第三次全体会议在阜外医院召开，以"创新及人才培养和引进"为主题。2013 年 12 月 5 日晚，中国医学科学院青年科学家创新联盟首届理事会第四次全体会议在广西南宁召开，会议重点就十八大三中全会关于科技体制改革和医药卫生体制改革的最新要求进行了讨论。

## 六、协助院校领导参与科技部人口与健康领域技术预测相关作

在科技部人口与健康领域技术预测工作小组组长李立明书记、副组长詹启敏副院长的领导下，院校开展科技部人口与健康领域技术预测工作，规划发展处配合信息所重大疾病防治信息研究室、科技管理处完成问卷调查、报告初稿撰写工作。

（院校规划发展处  宁  婕  张  倩  编
                        池  慧  审）

联系电话：（010）65105530

# 各所、院工作概况

# 北京协和医院

## （临床医学研究所、临床学院）

（北京市东城区帅府园 1 号，100730）

### 一、基本情况

职工 4 169 人，其中专业技术人员 3 854 人（卫生专业技术人员 3 530 人，其他专业技术人员 324 人）。正高级职称 251 人，副高级职称 393 人，中级职称 1 286 人，初级职称 1 924 人，其他 315 人。院士 5 人，突出贡献专家 13 人，享受政府特殊津贴专家 144 人，"百千万"人才国家级人选 6 人，全国青年岗位能手 5 人，中国医师奖 5 人，南丁格尔奖 1 人。

### 二、获奖情况

四度蝉联复旦大学医院管理研究所中国最佳医院排行榜第一名，被北京市卫生计生委评为"2013 年首都卫生系统文明单位"。

### 三、机构设置

1 月，设立心衰门诊，将发热与肠道门诊、肝炎门诊并入感染内科；3 月，设立垂体专病门诊；4 月，成立核医学科体外放射分析实验室。

### 四、改革与管理

落实中央八项规定，把勤俭节约作为医院年度重点工作之首。成立支付项目性价比评估小组，成立医院运营管理小组；开展规范试剂管理、强化垃圾分类回收、减少能源消耗支出、压缩人力成本、加强设备电器和家具保养、强化工程廉洁自律、宣传营造勤俭持家文化氛围、推行无纸化办公、执行上午无会制。

组织职代会全院投票，确定院区整体规划布局方案；全面启用新外科楼，内科楼改造见新，改善病人就医条件和医护办公环境；实行病房封闭式管理，改善病房秩序；立足西院区地理优势，强化资源整合，进一步探索公立医院改革办医新模式。

积极开展党的群众路线教育实践活动，召开医院领导班子对照检查材料通报会、专题民主生活会以及专题民主生活会情况通报会，处级以上党员干部范围召开组织生活会，深入开展批评与自我批评，查找问题，提出具体整改方案。颁布《北京协和医院关于改进医院工作作风的规定》《北京协和医院医务人员医德考评暂行办法补充规定》《关于办理捐赠出国参会的补充规定（试行）》，制订《纪检监察信访工作应急预案》等。

以党的群众路线教育实践活动为契机，院领导带队深入全院 52 个科室，开展医院第三次大规模学科调研；组织科主任等 6 个核心群体召开十余场专题座谈会。

与工商、建设、中国、交通四大银行合作推出银行卡、银医卡预约挂号服务，在院内设置近百台自助挂号机全天候服务，并实现病人在全市范围 1 350 多个营业网点的 3 400 余台自助终端服务机预约未来 7 天号源，形成电话 114、银行自助机、院内自助挂号机"三位一体"的模式。增加门诊出诊和预约检查专项考核，患者综合满意度达 97.60%。

制订《北京协和医院员工招聘管理办法》；组织 196 位新员工入职培训，举办 30 场讲座；全年外派"百人计划"学员 109 人；执行首批青年管理人员轮转计划；开设

2013～2014 年度管理培训班，组织授课 10 次。

出台《综合绩效考核办法（2013 年修订稿）》，制订《大型仪器设备评价管理办法》《临床应用体外诊断试剂管理办法（试行）》，修订《医院招待费及餐费的报销管理办法》；完善财务自助平台建设，完成财务预算及项目预算管理信息系统建设，实现病人欠费控制系统上线；深入开展治理医药购销领域商业贿赂专项工作和"小金库"专项治理工作；开展经济活动监督重大项目50 余项，实现工程、设备、资助零投诉。

继续举办协和"名家讲坛"；开设"老专家话协和"专栏；举办机关人员管理实务培训；举办"我的梦·协和梦·健康梦·中国梦"系列活动；创建模范职工小家；与 CCTV《走基层》合作，拍摄播出《协和——蹲点日记》系列专题片；与《养生堂》等栏目合作，完成专题卫生科普宣教节目300 余期；充分利用院史馆的文化载体作用，接待海内外参观者7 300 余人。

创建"医院消防安全两级管理"模式；加大消防培训、演练、自查、互查和每日巡查，实现消防火险零发生；配合警方拘留、劳教号贩子、医托，抓获违法犯罪人员 104 人；及时清理闲散人员 749 人；与相关科室合作，处置医患纠纷 49 起。

**五、医疗工作**

门诊3 046 437人次，急诊227 941人次，急诊危重症抢救3 173人次，抢救成功率90.9%；床位 2004 张，入院80 331人次，出院79 972人次；平均病床使用率 91.90%；平均住院天数 7.9 天，手术42 624例，七日确诊率 100%，出入院诊断符合率 99.60%；剖宫产率 55%；孕产妇死亡率 0%；新生儿死亡率 0.11%；围产儿死亡率 0.44%；组织院内危重病人多科会诊 512 次；接受院外会诊 479 例。

强化医疗服务质量。发布《手术医师手术资格授权管理规定》《基数药品管理制度（试行）》等 20 项新医疗规章制度；新增国家临床重点专科能力建设项目 10 个；完成各临床医技科室申请新技术新项目 25 项；建立院级医疗质量指标数据分析平台，实时监测住院死亡、住院重返等七大类 297 项医疗指标数据；强化临床用血管理，在手术量大幅攀升的同时，实现全院用血量零增长。

加强落实医疗风险管理和病人安全管理。探索实施医疗风险和病人安全管理关口前移的管理思路，持续推行不良事件和病人安全隐患报告制度，率先在国内开展手术风险评估预警管理，完成手术风险评估20 000余例，完善临床危急值管理和报告制度。加强对非计划二次手术和长期住院患者的关注，实现手术等高风险操作项目医师授权管理的信息化。

推进临床路径和单病种管理。共有 24 个科室开展临床路径，涉及 45 个病种；全年收治病例 3 057 例，入组后完成率达97.19%；HIS 系统建立了 6 个单病种质量指标数据填报界面，并建立完成冠状动脉旁路移植术、急性心肌梗死、脑梗死数据分析系统。

严抓病历内涵质控。建立运行病历和病案首页信息监控系统，建立 47 个质控信息点，自动采集质控问题；组织召开病历内涵质控月例会 8 次，公示 6 次；组织大内科、口腔科、骨科等科室病历质量交流 4 次；开展病历内涵质控培训 2 次，140 位住院医师参加培训，培训满意度 86.00%；检查住院病历4 286份，优秀率73.48%；检查2 842份病案首页，甲级病案率98.5%。

稳步推进医保工作。全年医保出院20 110人次，出院医保病人总费用30 649.21万元，出院医保病人次均费用15 241元；加大拒付管理力度，适应"总额预付管理"的新医保政策。

严格防控医院感染。抗菌药物分级管理

信息系统上线运行；Ⅰ类切口预防使用抗菌药物比例首次达标；全年报告传染病2407例；加强手卫生宣传和督察工作，洗手正确率达99.00%，医院感染现患率6.3%。

认真履行社会责任。深入开展"服务百姓健康行动"，共派出各级医师104人次，学术讲座培训53次，参加培训人员536人次，门诊接诊患者15人次，示范教学查房11次，指导、参加疑难病例讨论266次；在院区组织大型义诊周活动，400余人参与，服务7 000余人次；全年共派出医护人员600余人，完成援蒙、援藏、援疆等多项对口支援任务，完成赴山西、宁夏、内蒙古国家医疗队医疗工作；对平谷区医院、平谷区妇幼保健院等10个社区卫生站进行帮扶；参与青岛石油管道爆炸事件、甘肃和四川地震等重大灾害事故的救援工作。

**六、护理工作**

完成全院护士CPR培训及护士技术操作分层考核；举办国家级继续教育培训班6个，学员850余人；邀请知名专家开展专题讲座5次；组织5次全院临床护理教学老师培训；首次开展化疗护理岗位资质培训；临床带教各类学生1 654人，进修及专科护士学员999人；举办临床护理教学授课大赛；完成继续教育项目申报19项。组织科研组活动4次；申报2013年北京协和医学院协和青年科研基金1项，获10万元科研经费资助；完成第三届中华护理学会科技奖及北京护理学会护理成果奖申报工作；核心期刊发表护理专业性文章161篇，其中SCI文章3篇。选派25名护理骨干赴国外交流；选派19名护理骨干赴台湾交流学习；选派4名护理教学老师赴香港、澳门交流学习；接待国内外护理同行896人次来院参观。

坚持护理质控常态检查，修订护理工作制度28项、质量考核标准16项；转变督查模式，加强不良事件上报和分析；创新性开展"品管圈"活动，深化护士分层管理，

细化责任护士考核晋级指导原则，完成护士技术操作分层考核；加强第三方患者对护理工作满意度调查，患者满意度98.66%；危重症护理合格率91.93%、基础护理合格率91.93%、护理文件书写合格率100%、急救物品完好率100%、无护理事故。

**七、科研工作**

申报纵向课题417项，中标98项。产生科技部863项目首席科学家1人，获国家杰出青年科学基金项目1项——《风湿病和临床免疫》，自然科学基金重点项目1项——《非编码RNA调控维生素A缺乏致先天性脊柱侧凸的作用及机制研究》，以北京市第一名获10项北京市科委首都临床特色应用研究专项基金资助；举办第五届北京协和医院转化医学国际大会；投入500万元设立协和中青年科研基金项目，共资助项目143项；提供科研台位53个，支撑涉及全院24个科室74项科研课题，共96名研究者开展科研工作；制订《关于加强实验室生物安全管理工作的若干规定（暂行）》，无实验室生物安全事件；临床生物资源标本库共收集35个病种近3万套标本及临床信息；中心实验室开展分子遗传病例检测944例，生化遗传病例检测505例；接待动物实验项目77项，培养具有动物实验资质人员70余名。在中文核心期刊发表文章1299篇，SCI文章400篇，最高影响因子51.658分。

**八、医学教育**

组织教学基本功比赛；组织实习生进行全员CPR培训；出版《北京协和医院标准化病人培训手册》《北京协和医学院临床职业素养手册》等。招收研究生175人，其中硕士108人、博士研究生67人。新增全科医学、高原医学硕士研究生招生专业；落实外院临床轮转研究生培养105人。招收进修生984人，办理进修生结业手续832人；安排医科院对口支援西藏自治区人民医院进修生6人，对口支援平谷区医院进修生11人，

国家人社部新疆特培生6人。招收住院医师91人，建立住院医师试题库，组织开发住院医师管理软件，建设中医科教学基地。申报和备案2014年国家级继续医学教育项目146项，区级继续教育项目58项；参加培训人数覆盖全国各省市计16 327人；医技学分达标考核2013人，达标率100%。

### 九、对外交流

出国学习、考察、参加学术会议900人次；接待院级外事参观12批次105人；聘请客座教授5人；派出国际交换培训项目住院医师4人，接收医师2人；澳门仁伯爵医院合作项目派出6人，归院5人；香港大学郑裕彤博士奖助金推荐6人；申报国家外专局2014年度外国文教专家聘请计划项目17个；12个项目获批国家外专局2013年度外国文教专家聘请计划项目，总经费人民币121.6万元。

### 十、信息化建设

全面深化HIS功能，新增重症监护系统、会诊系统上线，电生理系统、手术室管理系统、消毒供应管理系统、营养订餐系统、麻醉信息管理系统等10个系统；完善电子病历系统功能；完成居民健康卡项目开发和测试；完成北区无线网络建设，建立桌面管理系统，试用门诊云技术；完成PACS选型论证；研发医院科研管理信息系统；规划、升级全院会议视频系统。

### 十一、基本建设

新外科楼全面启用，引入专业物业管理团队，实行封闭式管理和各层属地化管理；建立外科楼病人家属等候区；完善北区车库收费系统、标识系统和诱导系统；启用急诊停车场；改造老院区停车收费系统；完成洗衣房改造工程、教学楼食堂一、二层改造、值班公寓工程、北极阁护校和明日大厦改建集体宿舍工程、西院区北楼粉刷等88项工程；落实巡检制度，及时有效维修38 843件；完成工作手机升级3G。

（王子姝　编　杨敦干　审）

联系电话：（010）69155810

# 阜外心血管病医院
## （心血管病研究所）

（北京市西城区北礼士路 167 号，100037）

2013 年，在国家卫生计生委、中国医学科学院的正确领导下，中国医学科学院阜外心血管病医院（以下简称医院）深入学习贯彻落实党的十八大和十八届三中全会精神，坚持科学发展观，以"打造国际一流的国家心血管病中心，创建人民满意的科研型医院"为基本工作原则，注重内涵建设，强化医学人文教育，医疗、科研、预防、管理工作取得了良好效果，经济工作发展势头良好，让职工共享了医院发展成果，促进了"阜外"科学发展。

### 一、医院"十二五"发展规划工作进展顺利

1. 推进医院临床医学部（扩建工程）和预防研究部（西山工程）两大基建项目　扩建工程，内墙抹灰、外幕墙施工、建筑电气等各专业分包已开始施工。西山二期（国家重点实验室、防治及培训中心、国际合作中心）工程建设已完成，三期（后勤服务中心）工程基本完成。

2. 新建心血管疾病的相关学科　先后成立血栓性疾病与心血管病诊治中心、分子影像实验室，筹划心血管疾病-肾病中心（心肾中心），为打造"大专科、小综合"学科布局迈出了坚实一步。

3. 稳妥推进"阜外品牌"资源在国内伸展　与吉林省卫生厅合作共建的阜外吉林诊疗中心正式投入运营；与云南省政府、河南省政府签署合作框架协议，云南项目完成商讨选址、规划设计及先期培训等工作，河南项目开展规划设计招标工作；新搭建 9 个

心血管技术培训中心，将"阜外"优质资源输往全国，造福广大患者。

### 二、围绕几项专科特色重点工作，强化医院医疗质量与安全水平，持续提升"阜外品牌"核心竞争力

1. 坚持"数据说话"，加强医疗服务与质量监管　以信息化为基础，通过建立"个人—科室—医院"三级技术数据档案、定期考核病房医疗质量及效益指标、开展循证护理及品管圈工作等重要举措，提高医疗质量和医疗服务水平，从而实现了手术量、治疗好转率及患者满意度地的不断提升。

2. 推进住院病历全电子化，初步实现门诊病历电子化　增加英文版电子病历及英文化验结果浏览界面，实现检验结果双语浏览；完成电子病历数字签名（U-key）准备与试点及门、急诊病案首页系统改造与信息上报工作，实现住院病案首页数据实时上传 HQMS 系统，提高工作效率及准确率。2013 年医院还获得国家卫生计生委电子病历系统功能应用水平分级评价五级医院的荣誉称号，标着我院的电子病例建设工作已达到国内领先水平。

3. 继续做好一个"治理行动"　制订并严格落实《2013 年抗菌药物临床应用专项整治活动方案》要求；加强对临时使用特殊级抗菌药物的采购管理，使用电子麻醉单质控规范预防用药时机，开发电子信息系统提示程序规范预防用药品种选择、强化治疗用药管理，开发住院病人抗菌药物医嘱使用统计报表实现实时监测。同时，定期开展网

络和现场培训，加强督查、持续改进，实现了住院、门急诊、手术患者抗菌药物使用量、使用强度显著下降。

4. 加强临床路径管理，做好单病种质量控制工作　共开展 21 个临床路径病种管理工作，全院入选临床路径管理的病例数达 10357 例，占出院病人总数的 23.7%，完成率达 98.9%。单病种管理以"缩短平均住院日，提高效率与质量"为重点，通过加强日常监测与公示、落实绩效考核与奖惩等有效措施，使医院监测的 CABG、急性心肌梗死、PCI、高血压病单病种在"北京地区 18 所三甲医院检查"中医疗服务能力全市横向评价中名列前茅。

5. 创新临床诊疗技术，提升解决重大心血管疾病的治疗水平　开展了国产人工心脏植入术、经皮左心室重建减容术、左心耳封堵术、非造影下的介入封堵术、基于药物基因组学预测华法林服用的稳定剂量、CY2C9 和 VKORC1 基因检测等新技术，满足不同患者的医疗需求，让更多患者享受到了医学发展的成果。

2013 年，医院各项医疗指标持续攀升。内科介入例数达35 324例，增长 6.26%，外科手术量达 12027 例，增长 5.75%，心脏移植手术 65 例，心脏移植 5 年生存率达 88%，医院成为名副其实的世界特大心脏病诊疗中心。此外，在复旦大学医院管理研究所《2012 年度中国最佳专科声誉排行榜》评比中，医院再次名列心血管病全国第一名、心外科全国第一名。

**三、强化内涵建设，加强人才队伍建设，努力建设国家级医学研究中心**

1. 进一步活跃"学术氛围"　推出系列"学术周""年会月"、专题高峰论坛等活动，举办全国肺循环与血栓性疾病会、心血管麻醉及围术期处理研讨会、中国心血管疾病荷花论坛首届护理分会等多个会议，联合北京大学分子医学研究所举办 2013 年全国优秀大学生夏令营，多次召开室内学术交流会和特邀专家做报告，创建科研型医院的理念深入人心。

2. 搭建国家心血管疾病研究平台　2013 年，国家级心血管病临床医学研究中心落户阜外，心血管疾病国家重点实验室顺利通过验收并正式营运，两项国家级研究平台整合了临床医学研究资源和研究力量，推动了临床医学和转化医学快速发展。

3. 打造全国性心血管疾病资讯平台　组织编写《中国心血管病报告 2013》；制订和推广《中国高血压患者教育指南》防治指南，启动"春雨计划"开展教育指南的全国宣传推广工作；开展第五次全国高血压及相关疾病流行病学调查，完成了近 10 万人的高血压及其相关疾病调查工作；实施功能社区职业人群心血管健康管理项目，组织召开全国心血管病社区防治工作经验交流会，通过多种方式不断探索心血管病防治健康管理服务模式。

4. 打造国际品牌会议交流平台　成功举办中国心脏大会 2013，大会共设 10 场心血管病热点峰会、44 个分论坛、25 场卫星会，全面展示心血管病临床防治和基础研究方面的新成就，介绍转化医学研究的新进展，探索未来的个体化诊疗、防治与科研发展趋势；举办首届亚太 ECMO 学术大会，介绍心血管外科的治疗新理念、新方法以及体外循环的新技术，进一步促进我国心血管病学的发展。

5. 落实"十二五"人才发展规划，为国家临床医学研究中心建设提供坚实的人才保障　针对研究体系薄弱环节、根据学科发展的需求，面向全球招聘了荆志成、寿伟年等多名海归人才。注重内部人才培养，培育 1 名中国工程院院士、千人计划获得者、青年千人计划获得者、协和学者兼职教授、国家自然基金优秀青年科学基金项目获得者等。同时，还获得 7 项国家级、省部级的高层次人才项目，为医院可持续发展提供坚实保障。

2013 年，全年科研到位经费 12 520 万元；获得成果奖 3 项，其中中华医学科技奖二等奖 1 项、三等奖 1 项，宋庆龄儿科医学奖 1 项；获国家专利 13 项，其中国家发明专利 6 项，实用新型专利 7 项。全年发表 SCI 收录论文 161 篇，影响因子大于 5 小于 10 的 23 篇，大于 10 的 3 篇，以优秀的科研成绩保持医院在国家心血管疾病研究领域领先地位。

**四、加强现代化管理，为医院可持续发展奠定坚实的基础**

1. 传承阜外优良传统，注重医院人文建设　医院举办庆祝刘玉清院士从医执教六十五周年系列活动，弘扬了老一辈"阜外人"热爱祖国、严谨治学的精神；组织各总支开展"中国梦　青春梦　阜外梦"主题演讲比赛活动、春季植树活动、参观中国人民抗日战争纪念馆等活动，使"敬业、仁爱、求实、攀登"和"用'心'守护健康"的优秀医院文化，激励阜外人拼搏奋进。

2. 加强预算管理，强化内控长效机制，做好财务理财　实施全面预算管理，以"一把手"工程为抓手，做到事前充分论证、事中严格控制、事后分析考核，规范预算管理机制的运行。强化内控长效机制，每季度对关键岗位、重要环节进行检查，针对发现的问题及时整改通报，切实保障资金安全。做好日常资金管理与调度，争取闲置资金及时开展理财，2013 年共取得理财收入 4983 万元，院办公会决定将 50 万元理财收益用于员工大病救助，使员工直接享受理财收益。

3. 坚持耗材管理的信息化与规范化，建立健全科学监管体系　不断完善高值耗材管理办法，制订科学的采购流程，坚持"三权分离"的管理规章制度，建立代理商的准入考核制度，实行高值耗材二次遴选，确定品牌及使用份额，建立高值耗材使用公示制度。加强医院信息系统药品功能管理，严格"统方"权限和审批程序，全面监控业务的数据访问操作，实现数据的全面审计和追溯。

4. 推进平安医院建设工作　实行安全防范网格化管理，切实提高医院安全综合防控能力。在十八届三中全会等重要政治事件、重大节日期间，建立轮流督查制度，坚持 24 小时保卫值班，发现问题及时解决问题，营造稳定良好的就医环境。

医院通过在长效机制建设上下功夫，切实改善了医院的管理，提升了医疗经济运行效益，充分调动医护人员积极性。一方面医院经济可持续性发展势头良好。2013 年总收入 36.0 亿元，比上一年增长 5.76%；固定资产 25.73 亿元（含在建），比上一年增长 12.44%；事业发展基金 10.29 亿元，比上一年增长 15.76%；职工总收入约达到 5.3 亿元，使职工充分享受到了医院发展的成果。另一方面，医院还荣获 2011～2012 年度"首都精神文明建设奖"；更培养出"医药卫生界 30 年生命英雄""首都健康卫士""中国好医生"等一大批先进人物，为医院赢得了良好的社会声誉。

2014 年，是医院实现"十二五"发展规划的关键阶段，医院将在国家卫生计生委、医科院的领导下，在党的十八届三中全会精神的指引下，继续坚持"品质与创新"的阜外发展之路，以"打造名副其实的集医疗、研究、预防、教学四位一体的国家级医学研究中心"为主要任务，团结全院职工，脚踏实地、奋发有为，为实现创建国际一流的心脏中心的"阜外梦"而努力奋斗！

（胡　洋　赵　越　编　胡盛寿　审）

联系电话：88398743
E-mail：fuwaidw@126.com

# 肿瘤医院
## （肿瘤研究所）

（北京市朝阳区潘家园南里 17 号，100021）

### 一、基本情况

职工 1 973 人（含合同制 417 人），其中卫生技术人员 1 437 人，包括正高级职称 115 人、副高级职称 120 人、中级职称 521 人、初级职称 681 人。

医疗设备总值 74 723.85 万元。新购置医疗设备 6 296.74 万，其中 10 万元以上 56 台，100 万元以上 9 台。

### 二、重要事件和主要活动

1 月 25～26 日，召开 2013 年院所工作会，对 22 个临床科室、23 个职能处室和 9 个科研科室进行工作总结和绩效考评。

召开第四届四次职工代表大会，大会听取了 2013 年院所工作报告、财务工作报告和 2014 年工作设想。

2 月，成立乳腺外科。

3 月 16 日，召开国家癌症中心第三届学术年会，16 个单位 400 余名专家学者和学生参会。

8 月 15 日至 18 日，顺利通过国家卫生计生委医院评审组的等级医院评审，医院按照评审标准实施细则，分阶段、按步骤、有重点地逐步改进落实。

10 月 24 日，国家卫生计生委人事司下发《中共国家卫生和计划生育委员会党组关于赫捷、董碧莎同志任职的通知》，任命赫捷同志为国家癌症中心主持工作的副主任，董碧莎同志为国家癌症中心副主任。

10 月，在科技部、国家卫生计生委和总后勤部卫生部组织完成的国家临床医学研究中心评审工作中，医院被认定为首批恶性肿瘤国家临床研究中心。

12 月 19 日，医院赫捷教授当选中国科学院生命科学和医学学部院士。林东昕教授当选中国工程院医药卫生学部院士。

12 月 25 日，医院《食管癌规范化治疗关键技术的研究及应用推广》项目荣获"2013 年度国家科学技术进步奖一等奖"。

12 月 27 日下午，国家卫生计生委李斌主任到医院进行工作调研。领导班子全体成员及党委委员和医护人员代表参加了会议。李斌主任指示癌症防控工作要依托国家癌症中心开展，发挥国家队的龙头作用，给政府当好参谋，出好主意，严谨认真绘制国家癌症地图，将全国公立肿瘤医院联网，建立省级癌症中心。

### 三、医疗护理工作

全年门诊 686 340 人次，急诊 9 144 人次，医院编制床位 1 598 张，实有床位数 1 370 张，出院 51 113 人次；住院手术 16 519 台次；病床周转 37.35 次，床位使用率 95.75%，平均住院日 9.55 天，比上年缩短 0.3 天，死亡率 0.45%。

医疗质量与安全。新制订《医疗技术风险及损害处置预案》《重大手术报告审批制度与流程》等 24 项医疗制度；完善绩效考评体系，新增 40 余项指标；重点细化临床路径实施的组织架构，初步建立信息平台；对所有手术科室医师实行手术分级准入管理；12 个新技术获准入，新增医疗收费项目 12 项；启动病历专项整治工作，甲级病案率 99%；全年医保出院 15 947 人次，住院总费用19 265.57万元，次均费用12 081元。

方便患者就诊。将周六简易门诊扩大为全功能门诊，坚持节假日门诊，增加专家出诊人次；增设肿瘤营养、心理门诊；合理优化门诊布局结构，增加灯箱式导医标志；继续开展电话、网络、窗口及复诊预约多种形式的预约诊疗服务，开通绿色通道。

医疗支援。10月，开展服务百姓健康行动大型活动，赴内蒙古赤峰市开展讲课、带教等；赴云南滇西腾冲县人民医院进行义诊；派出4名医师完成援疆援藏任务；在四川雅安地震中选派6名医护人员组成抗震救灾医疗队伍。

护理工作。开展优质护理病房覆盖比例达93.10%。确立三级护理管理组织体系，实现移动护理系统的应用，建立"护理不良事件直报系统"。举办继续教育项目62项，5462人次参加，学分合格率99.67%，；年度各护理指标合格，无护理事故发生。

**四、科研教育**

科研工作。全年组织申报院外科研项目254项，新立项64项，在研项目236项，到位科研经费9 876.23万元。院内科研课题立项48项，签订科技技术合同10项，到位经费146.2万元。全年发表论文455篇，SCI论文121篇，影响因子404.439，最高影响因子是35.209及平均影响因子是3.342。专利授权6项。获国家科学技术进步奖一等奖1项；北京市科学技术奖4项；高等学校科学研究优秀成果奖2项；中华医学科技奖2项；中华预防医学科技奖1项；华夏医学科技奖3项。

肿瘤防控工作。全国肿瘤登记处总数已经达到249个，登记覆盖人口2.29亿，举办2012年全国肿瘤登记工作推进会暨技能培训会议；出版《中国肿瘤随访登记工作报告2012》，收录249个登记处上报的肿瘤登记资料；举办淮河流域癌症综合防治工作会议，对336名筛查出的早期癌贫困患者按

"管理办法"给予了第三年度补助，总计金额为18.2万元。

医学教育。发挥肿瘤专科教育资源优势，获批31项国家级、1项北京市级、23项区县级继续教育项目，院外讲座46场，院内37场，听课人员10 669人次。共招收研究生128人，其中硕士生71人、博士生57人，授予学位71人。在岗博导59名、硕导113名。接收进修生236人。

**五、国际交流**

与WHO国际癌症研究署和美国MD Anderson癌症中心签署合作备忘录，与美国国立癌症研究所举行合作项目座谈会，举办第四届中美癌症前沿论坛、第一届中韩癌症预防研讨会、首届"中美肿瘤医疗机构控烟论坛"等。本年度10项国际合作项目立项，执行2013年到位经费52万元。参加全球学术会议、放射治疗及肿瘤学年会、世界肺癌大会等，徐兵河教授成为国际晚期乳腺癌国际共识大会（ABC）专家组成员。

**六、管理工作**

人才培养。组织中层干部赴美国国立癌症研究所、梅奥医学中心进行管理培训；开设青年骨干培训班；获批千人计划1人、青年千人计划2人；对12个部门的干部进行任免。

财务管理。重新修订《财经管理规章制度汇编》，制订《2013年度预算白皮书》；落实财务内部控制制度；加强经济核算，多种形式提高资金使用效益；进行成本效益测算，建立成本核算模版。严格执行医药价格政策，落实医药价格月查制度。

信息化建设。进一步完善临床系统信息化建设，电子病历系统、门诊电子病历首页上报系统、手术麻醉系统等已全部或部分上线运行；调试/调研医院综合查房系统、医疗不良事件上报系统、感染系统、检验系统等。

基本建设。竣工项目包括连接廊工程、

TOMO 机房装修改造、临床实验中心外墙保温、学生教室及图书馆装修改造、综合科病房装修改造、诊断科 CT 机房装修改造、核磁机房装修改造、胸一病房改造工程等。

### 七、精神文明及文化建设

加强医德医风建设。贯彻执行《加强医疗卫生行风建设"九不准"》精神，召开党风廉政建设暨纠风工作会，举办青年医师沙龙。2013 年共收到表扬信、锦旗、退款等 1 126 件，共受表扬 2 249 人次。

4 月 15 日，举办肿瘤防治宣传周，开展肿瘤专家现场咨询、防癌健康查体、健康大讲堂等活动，共有 7 422 人次参与。9 月 13 日，举办第 15 届北京希望马拉松——为癌症患者及癌症防治研究募捐义跑活动，5 000 余爱心人士参与；8 月，举行"志愿服务在医院开放月"活动，本年度参加志愿服务 3 126 人次，服务 2.1 万余小时。

加大科普宣传力度。获批北京市卫生局健康促进示范基地。本年度总计报道 447 次；举办健康大讲堂 59 场；官方微博粉丝量超过 20 万；编发 12 期《院所报》；科普读物《国家癌症中心肿瘤专家答疑丛书》18 册交付印刷。

### 八、荣誉

在 2013 年度中国医院最佳专科声誉排行榜中，肿瘤科、胸外科列第一名；在 2013 年度中国健康年度总评榜中列北京十佳三甲医院、医疗服务创新先锋奖，获人民网颁发"健康中国 2020 群众信赖的十大健康管理中心"，获"好大夫在线"2013 年度惠民医院，中华全国总工会全国模范职工之家，2012～2013 年度医保服务医师管理创新单位，北京市老科技工作者总会授予的先进集体奖。院长赫捷荣获 2013 年度何梁何利奖、"全国师德楷模"荣誉称号。内镜科王贵齐教授荣获 2013 年科威特国健康促进研究奖；放疗科胡逸民教授荣获国际医学物理组织颁发的"全球卓越医学物理学家"殊荣。

（高　菲　昌　盛　编　付凤环　审）

E-mail：yuanban303@126.com

# 整形外科医院
# （整形外科研究所）

（北京市石景山区八大处路33号，100144）

2013年整形外科医院紧紧围绕加快医院发展这个中心，在不断提高医疗质量、保障医疗安全、推动医院管理创新、加强行业作风建设方面又迈上一个新台阶，经过全院干部职工的共同努力和辛勤工作，较好地完成了年初既定发展目标和各项任务。

2013年度获得奖励情况：2012年度首都卫生系统文明单位；北京市2012年度消防先进单位；2012年度卫生部人防工程和目标管理考核达标单位；2012年度北京市医疗器械不良事件日常监测工作先进单位。曹谊林当选为第十一批"北京市有突出贡献的科学技术管理人才"。

院所财务总收入增长16%；业务收入同期增长16%，总资产同期增长14%。

**一、以患者为中心，全面落实医疗质量评价评审工作**

2013年医疗指标与2012年同比情况：门急诊人次为11 081，增长22.37%；门诊手术25 449例，比上年增长8.37%；住院手术9 362台次，比上年减少1.2%；入院人次为11 408，增长15.98%；出院人次为9 888，增长15.15%。

**（一）医疗管理工作方面**

规范医疗技术操作规程，完善、修订《整形外科医院医疗核心制度》《临床科室管理手册》，建立持续提高医疗质量长效机制；为严格落实首诊负责制和三级医师查房等医疗安全核心制度，编写《应知应会》临床医师作用手册，有效防范医疗纠纷，切实保障医疗安全。

继续强化抗菌药物规范使用和临床路径管理，制订《整形外科医院2013年抗菌药物临床应用专项整治活动方案》，与临床科室主任签订了《2013年抗菌药物应用目标责任书》，抗菌药物合理使用的12项指标全部达到卫计委规定的标准。年内，有9个病种入组临床路径，其中适合入组患者2 625例，实际入组患者2 427例，科室完成率上升为97.03%。

完成《整形外科国家临床重点专科建设项目》申报及69项新技术、新项目的院内审批，以及向市卫生局申报"美容外科、美容牙科"两个二级科目设置注册并获得批准；完成82名美容主诊医师资格认定及证书发放；完成卫计委HQMS数据上报工作。

完成对全院医师的"国家基本药物"等3个科目的培训考核；调整公共卫生应急小组成员并组织应急医疗救治演练7次；院内危重、疑难等病历讨论21次；召开各专业委员会会议及专题讲座等23次；完成住院医师规范化培训17人次；办理院内外会诊134人次。接收进修医师43名、为300余人次的医疗保险或新农合等办理转诊转院审批手续。

**（二）感染管理与疾病控制方面**

完成病历、各项微生物、抗菌药物应用等各项院感指标的监测和统计，为院感消毒和防护提供依据。对重点部位医院感染及耐药菌感染情况进行持续监测，及时干预。组织各种院内感染知识讲座和院内疾控知识培训及考核，考核参加率为100%，考核合格率为 100%。制作健康教育展板和健康教育宣传，完成传染病监测和网络直报工作。

### （三）护理工作

护理部深化优质护理服务，重新编印了《护理制度和职责》；编印下发了《护士应知应会》。护理部将工作归纳为组织管理、制度规范、人力资源、绩效管理、护理安全、护理质量、优质护理服务、护理教学、护理科研 9 个条目，分类整理出 70 余项具体实施工作项目，并将工作记录存档。发表核心期刊发表论文 10 余篇；获得协和青年基金 1 项。

### 二、从基础抓起，全面提升科研能力

有国家自然科学基金 7 项（含 1 项联合申报）中标，资助金额达到 258 万元；高校博士点新教师专项基金中标 2 项，资助金额 8 万元；北京协和青年基金中标 7 项金额 68 万；研究生创新基金中标 5 项资助 15 万元；北京市科技计划项目 1 项 40 万元；北京市科委"首都医疗特色项目"中标 4 项金额 60 万元；石景山区医学重点学科建设项目中标 1 项，资助金额 35 万元；人事部留学回国人员基金中标 1 项 3 万元。由我院参与联合申请"国家科技支撑计划" 1 项得到资助 10 万元。完成了科技体制改革和科研业务经费的申报工作，资助经费 112 万元。年内获得授权发明专利 3 项，实用新型 3 项。举办 2 期国家级继续教育培训班，讲授 25 项国家级继教项目，培训培训班学员 1 100 人次；举办区级继教培训班 12 项 24 次，培训学员 4 000 余人次；举办医院自管项目讲座 6 次，培训 660 余人次；完成我院医务人员 422 人的继教学分工作任务。发表 SCI 论文 72 篇，核心期刊 127 篇。新增博士生导师 4 名，硕士生导师 2 名。毕业博士研究生 11 名，硕士研究生 18 名。招收博士研究生 21 名，硕士研究生 36 名。有 2 名博士、2 名硕士通过研究生国家奖学金评审。

研究中心在科研平台建设方面，今年到位仪器包括细胞培养箱、低温高速离心机、细胞核电转仪和细胞状态分析仪等；进一步完善了各种规章制度，动物室通过北京市动管办专家团的年度检查。在研究生教学和学术环境建设方面，本年度共计 46 位研究生在中心开展课题研究，并为协和研究生开设了新课程《显微外科基本技能与实验操作培训》和第 2 期《再生医学与组织工程》课程，并举办了年度学术年会。科研工作主要在干细胞、组织工程、体表器官先天性畸形和创伤修复方面展开，根据目前国家关于干细胞临床应用的政策和评审专家组意见，北京市科委重大计划项目《组织工程骨的临床应用研究》课题组还开展了自体浓缩骨髓复合支架材料修复骨缺损技术的临床新技术研究。

医疗价格管理方面：对医疗服务收费合理定价并实施监管，完成成本核算绩效考核工作及医疗收费项目对接工作。年内完成新增及规范医疗收费 102 项；实现医院连续第五个年度无院外投诉，赢得了上级物价管理部门的信任，提高了医院的信誉。完成了 DRGS 工作所需的项目编码 2431 项的对接工作；根据发改委的要求，完成了医院医疗耗材 3414 项归类与调查工作，完成检验项目的对接工作。在三甲医院医疗质量评审评价工作中，完成对医院 HIS 系统的全面复核并完成《整形外科医疗服务收费标准》汇编工作。

### 三、落实科学发展观创新管理机制

一年来行政管理工作以学习贯彻十八大精神为指导，以开展党的群众路线教育为契机，以三甲医院评审评价工作为抓手，完成了大量管理工作。成功举办第五届北京国际美容整形外科学术研讨会暨脂肪移植国际会议，不仅提升了我院的国际地位、学术水平，同时为国际交流与合作搭建了平台；每周一次院领导行政查房制度，把为临床一线服务的理念落到了实处。对提出的问题能现

场解决的就地解决，不能现场解决的明确责任部门，做到件件有着落、事事有回复。行政人员在暑假高峰期，深入门诊一线疏导患者就医。

1. 深入开展群众路线教育，以党建促发展。成立了院所党的群众路线教育初中活动领导小组和办公室，在调研的基础上制订实施方案及具体时间安排表，召开了院所党委扩大会和党政联席会，讨论并确定了实施方案。党委还召开了群众路线教育活动专题培训班，全院支部委员及中层行政管理干部50余人参加了培训。以"面对面""背靠背"的方式组织党外人士、行政科室负责人、医技科室负责人、临床科室代表等征求意见。医院先后两次召开党委会，逐字逐句修改调研报告。对大家提出的意见进行讨论，并确定了具体整改措施和落实部门。

2. 加强党风廉政建设，规范权力运行机制。认真落实一岗双责目标管理要求，院党委与科主任、职能部门负责人签订了安全廉政责任书，抓好医德教考评工作的落实。组织职工开展满意度调查。加强对财政拨款项目招投标工作、改扩建期间安置点的建设以及医院设备购置等项目的监督，签订廉政合同。

3. 全面实行政务公开，全心全意为一线服务。为迎接三甲医院医疗质量评价评审，组织修订出版了《所院规章制度与岗位职责》和《院所专业委员会成员及职责》。

4. 宣传医院医疗特色，全面提升品牌形象。做好医院官方网站、专家网站及科普网站的安全管理和日常维护，图文并茂，成为展现医院风采的窗口。与媒体合作越来越系统化、常规化，发布信息渠道呈现出多样化形式。2013年以打造明星专家为主线，重点突出医院整形权威品牌。与移动互联网新媒体"完美诊所"建立战略合作关系；在北京卫视推出《我是大医生》栏目，借力推广医院品牌。利用《院所报》、官方博客、微博等媒介，宣传党和国家的方针政策、弘扬医院先进文化、先进人物和事迹。

5. 着眼医院未来发展，加大人才培养力度。截至2013年12月医院已派出27名青年医师出国进修学习，现有23名医师已学成归国，4名医师在国外学习。出国率已达到71.05%，学成回国率达到85.19%。"整形外科医院优秀青年医师资助接力计划"已在实施中，13名"优青计划"归国人员进行了科研课题立项答辩。召开青年医师学术沙龙并提出建设性意见。

6. 搭建学术交流平台，提升国际竞争力。成功举办第五届国际美容整形外科高级研讨会暨脂肪移植国际会议。有来自中国、美国、意大利、日本等4个国家和地区的近500名医师参会。获得2013年外国文教专家项目7项，经费54万元；2人成功获得CMB基金资助。

7. 推进民主监督，发挥工会桥梁纽带作用。注重民主管理和自身建设，为召开第五届职代会暨第六届工代会第八次会议，补选职工代表候选人24人；在丰富职工文化生活方面，带领职工休养和组织登山节及新春联欢会等多项活动，展现了医院风貌，营造和谐氛围。组织职工无偿献血、为职工办理保险、组织女职工体检，充分发挥服务职工、促进民主管理的职能，增强生机与活力，促进医院各项工作的开展。

8. 严格遵守财务制度，认真履行职责。年内重新修订了医院会计制度和岗位职责，梳理医院内部控制流程，加强内控制度的执行检查，不定期对门诊、住院、挂号等窗口进行现金盘点，确保资金安全；加强对物资的管理，对专项物资库房进行不定时抽盘核对，降低医院总维修成本；结合HIS系统数据，编制了CT项目绩效评价报告，填补了我院该方面空白；完成旧版票据的缴销准备、新版医疗收费票据的申领及为启用新版票据，协同计算机中心对HIS系统进行了调整；单独核算科教项目收支，并按不同经费来源进行个人及项目核算；年内还根据上级有关文件精神，组织假发票的风险及如何识别的培训；完成了用友软件的升级和提前完成财政拨款预算，预算执行进度达到100%。

9. 加强审计监督，严格审核程序。参加设备采购招标会、考察及价格谈判会，并做好记录审计业务会议纪要。完成医院各项工程竣工的财务决算工作。参与审签会签各类经济合同和设备采购经济合同及设备维修经济合同。

10. 信息化建设工作。完成HIS、OA系统及中央单位门诊住院发票改版升级工作；完成验血条码、银医自助系统、院感系统实施上线；完成用友系统与HIS数据对接以及北京市卫生局门急诊患者数据上报开发工作，为门诊收费各点位配备语音报价器、实现了体温单彩色打印。

11. 门诊工作。实现了银医服务正式上线、统一患者身份标识等工作；完善了医院急诊绿色通道的管理；全年有效咨询117 586人次，预约人数为29 452人次，实际到医院看诊人数为22 083人，预约患者实现手术为11 983人。门诊咨询室建立并完善随访工作制度，并建立随访患者数据库，随访总数7 235人次，患者满意度97.34%。为医院决策和改进工作提供了依据。

12. 帝思科商贸公司通过建立健全规章制度和完善规范化管理，加强以成本管理为重点的财务管理，有效促进人力资源管理，充分发挥员工的工作积极性和创造性等，提升基础管理水平，有效达到了提高执行效率

的目的。全年总收入同比增长35%；净利润同比增长100%。总资产较去年年底提高71%。

**四、转变服务意识，服务临床一线**

1. 基建处落实医院总体发展建设规划，完成了医院周转房的医疗用房设计招标和手术室设计招标工作。对病区和部分住宅楼屋面防水层进行了维修；对病区松动的墙面和瓷砖进行了更新和加固；更换了锈蚀漏水的锅炉供水管道及排污排水管道。

2. 总务处为迎接三甲医院医疗质量评审评价工作，重新修订了原有规章制度、岗位职责、操作流程和应急预案。为医院临床医疗的顺利开展确保后勤保障，年内设备安全运行无事故。

3. 保卫处在医院党委领导下全心全意保安全，认真计划、组织、落实各阶段的各项具体工作任务。与各职能部门签订了年度医院《安全稳定目标管理责任书》，开展全院消防安全全员培训和组织医院安全大检查。完善视频监控、消防中控工作等。

一年来，医院始终坚持"以病人为中心"的服务宗旨，努力建立有目标、有责任、有激励、有约束、有竞争、有活力的内部运营机制，为把整形外科医院尽快建设成为国家一流的整形外科人才培养基地、科研基地、疑难杂症治疗基地而不懈努力！

（郝亚利　编　王建国　审）

联系电话：（010）88772218
E-mail：hyl9871@sohu.com

# 基础医学研究所
## （基础学院）

（北京市东单三条5号，100005）

**一、瞄准前沿，突出特色，积极申报国家项目**

积极申报国家重大、重点和人才项目，全年组织申报项目130多项，中标49项，中标经费9046万元。国家自然科学基金申报73项，中标经费2273万元。曹雪涛院士任项目负责人，联合中科院微生物所、中国科学技术大学共同申报的重大项目"乙型肝炎病毒逃逸免疫反应的细胞和分子机制研究"，获得资助1500万元；刘德培院士任项目负责人申报的重大研究计划重点项目，获得经费265万元。重大项目和重大研究计划是国家自然科学基金委的集成类大项目，对提升我国基础研究创新能力，充分发挥导向和带动作用具有战略意义。

科技部重大项目获得"973"计划课题1项："逆转免疫抑制和打破免疫耐受，重激活抗肿瘤应答的肿瘤免疫治疗新途径的研究"项目；重大新药创制项目2项："重大疾病治疗的干细胞药物品种临床试验研究及其制药工艺标准化研发"项目、"治疗炎型肠病新药CAI的临床前研究"项目。

科技部国际合作项目1项："广谱HPV及HIV-1嵌合病毒样颗粒疫苗"项目，该项目将联合美国芝加哥罗幼拉大学共同完成。教育部"新世纪优秀人才支持计划"1项，北京市科技新星计划1项。获得"协和学者与创新团队发展计划"创新团队支持1项，获得"协和青年基金"支持6项。

科技基础性专项重点项目"人体生理常数数据库扩大人群调查"通过验收，并获优秀。我所第一个教育部"长江学者和创新团队发展计划"项目"FIK+Lin——人成体干细胞亚群基础及临床应用研究"顺利通过教育部组织的结题验收。经科技部、财政部组织专家评审，依托我所的国家实验细胞资源平台通过评审，2013年继续得到国家持续稳定支持。以中国医学科学院为依托单位的"人口与健康数据共享平台"2013年通过认证，我所基础医学数据中心是共享平台的重要组成部分。

**二、科技创新能力稳步提高**

全年共发表第一完成单位的研究论文128篇，SCI收录91篇，IF≥10的5篇，10>IF≥5的15篇，5>IF≥3的44篇，IF<3的27篇。

与外单位合作发表非第一完成单位论文41篇，SCI收录39篇，IF≥10的11篇，10>IF≥5的11篇，5>IF≥3的11篇，IF<3的6篇。

经中国科学技术信息研究所统计发布：2012年SCIE收录基础所文献128篇，其中研究论文和综述120篇，在全国研究机构排名中列第52位。2007~2011年本所182篇论文被引用659次，在全国研究机构排名中列第51位。2012年Medline数据库收录基础所论文数量在研究机构中列第16位。刘英教授课题组发表在Journal of Medical Genetics杂志的论文"Targeted genomic sequencing identifies PRRT2 mutations as a cause of paroxysmal kinesigenic choreoathetosis"被评为2012年中国百篇最具影响国际学术论文。

《遗传病致病基因和致病基因组重排的新发现》获得高等学校科学技术自然科学奖一等奖、中华医学科技奖二等奖。"亚全能干细胞产品及其表观遗传修饰标签"专利权成功转让。申报国产药品注册"人肿瘤坏死因子相关凋亡诱导配体重组腺相关病毒注射液";与深圳新鹏生物工程有限公司合作，完成"注射用重组人肿瘤坏死因子相关凋亡诱导配体1期临床实验";联合深圳大学与深圳市卫武光明生物制品有限公司签署重组人心钠肽项目研发促进及技术转让合同，该项目已进入Ⅲ期临床研究的后期工作，进展顺利。

全年组织申请专利19项，其中PCT国际新申请2项；1项PCT国际申请进入加拿大国家阶段并进入实质审查阶段；全年新获得专利授权9项；2013年全所有效专利（授权并仍在维持）44项。

**三、教学激励机制初步建立，教学质量工程建设取得进展**

在财政部"小规模特色办学试点"项目的推动和院校特色办学经费支持下，为促进学科建设，提高教育教学水平，制订、修改《基础所（院）教学工作绩效评定标准》《基础学院超时课时费发放标准》和《基础学院课时量管理规定（试行）》，坚持"以绩定岗，以岗定酬"的绩效岗贴分配原则，量化教学任务业绩，提高全体员工从事教学工作的积极性，促进我校小规模特色办学工作快速发展。

为彻底解决实验课成本相对不足问题，建立实验成本预算制度，为高水平实验教学开展打下坚实基础；同时制订《基础学院课程费管理规定》，出台鼓励教师、学系、实验教学中心承担教学任务积极性的引导措施。

为促进教学改革，学院组织申报北京协和医学院教育教学改革项目，《建立临床前综合考核体系的探索》《面向临床的解剖教学改革》《医大药理学实验课程的改革》《多元化教学模式在医学英语课程教学中的应用和初步评估》获得2013年度北京协和医学院教育教学改革立项项目，《建立临床前综合考核体系的探索》还获得北京市高等学校教育教学改革立项项目。

解剖学创新教学团队成功申报成为2013年度北京协和医学院优秀教学团队，获得学校专项经费支持。

**四、拓宽视野，促进交流，活跃学术氛围**

2013年度所院组织多种类型的学术活动30余次，受邀专家带来不同领域国际前沿的最新进展。诺贝尔奖得主、诺贝尔生理学和医学奖评选会前任主席、瑞典斯德哥尔摩卡罗林斯卡医学院院长Bengt I Samuelsson教授、牛津大学转化医学首席科学家、世界著名的药物发现者Chas Bountra教授等均作了精彩报告。这些活动搭建了良好的学术交流平台，促进交流合作。

协助院校组织"协和学术沙龙"和"大师讲堂"，在院校范围内产生良好反响，对进一步加强院校内外的学术交流与科研合作、发挥院校优良传统、营造浓厚的学术氛围、凝练协同创新能力起到促进作用。协助组织由北京协和医学院、健康测量与评价研究所、《柳叶刀》杂志、美国中华医学基金会联合主办的"中国疾病负担与健康政策研讨会"，促进科学工作者和政策制订者们间的对话，为形成适宜、有效、公平的政策提供科学依据。成功召开第三届吴宪·吴瑞国际研讨会，对于提高所（院）国际知名度起到很大促进作用。

成功举办首届在校大学生暑期夏令营，通过丰富多彩的活动使学生们能够近距离、多角度、多层面地了解协和，感受协和悠久的历史和文化底蕴。支持研究生自主举办DJ Club学术交流活动，营造平等、开放的学术氛围，提升研究生之间学术信息、实验进展的沟通交流。成立基础学院青年教师联盟，为青年教师搭建沟通、交流和发展的平台，使青年教师将自身发展与学校发展目标紧密联系在一起，为学校的改革和发展贡献力量。

**五、教学改革和研究生培养机制探索成效显著**

在财政部"小规模特色办学试点"项目的推动和院校特色办学经费支持下，基础学院在教学改革方面进行尝试。①按照院校《研究生课程教学改革指导方案》和《临床医学专业教学改革的指导原则》，开展研究生课程和医预课程梳理工作，为进一步开展课程改革奠定基础。②推进公共卫生现场教学基地建设，建立大庆社区卫生服务现场教学基地，作为医大八年制学生的暑期社会实践活动场所，为以社区为基础的多水平、针对慢性病的预防和控制研究和教育基地打下基础。③支持大学生创新训练计划项目，2013年完成国家级大学生创新训练计划项目37项，发表两篇英文SCI论文；八年制本科生王琛（07级）获得中国生理学会第十二届张锡钧基金优秀论文交流会特别奖，也是该基金唯一一次本科生获奖。④推进研究生培养机制改革，改革基础学院招生名额分配原则，尝试研究生招生改革试点工作，继续实施生物学科研究生新生轮转工作。⑤全面梳理护理专业《人体生物学Ⅰ》教学，推进"以器官系统为中心"的课程有机整合，突破传统的学科界限，逐步实现宏观与微观、形态与机能的融合贯通，为八年制临床医学专业课程整合提供有益的参考。

2013年基础学院14个专业共录取硕士生72人，博士生43人，转博29人，共144人。2013年应届毕业生111人，其中博士75人，硕士36人，就业率超过95%。

强伯勤院士指导韩为博士、彭小忠教授指导谈小超博士、王琳芳院士指导高晋兰博士、刘德培院士指导周爽博士的4篇论文获得2013年北京协和医学院优秀博士学位论文，被推荐参加北京地区全国优秀博士学位论文初选。

**六、加强人才引进，创新绩效评价**

所（院）依托国家、院校人才引进计划，把握机遇加强人才队伍建设。2013年依托重点学科平台，推荐"千人计划"各类人才7人次，其中创新人才长期项目候选人1人、短期项目候选人1人；"青年千人计划"项目候选人5人，已通过中组部评审并公示的"青年千人"候选人2人。引进正高级人才4人，副高级人才2人。其中2人当选为协和学者特聘教授，2人已通过"青年千人"报告答辩。2013年引进高层次人才平均年龄35岁，呈年轻化趋势，他们的加入将给所（院）科研教学工作带来更多活力。为配合院校系统医学研究所的筹建工作，满足"千人计划"程根宏教授系统医学团队建设需要，所（院）进行了团队人才引进尝试，综合考虑所（院）实际情况及引进团队中各梯队人员情况，探索设计了多种引进模式。

合理配置资源，创新绩效评价体系。结合学校教学实体化文件及经费要求，完成了所（院）绩效岗贴实施方案的模拟、测算、制订工作，建立了客观有效的分配激励机制，实现在岗人员的收入与岗位职责、工作业绩、实际贡献挂钩。在绩效岗贴的分配中向青年科研教学人员倾斜，提高了新入所工作人员前三年的绩效岗贴水平。

**七、真实、准确做好科研和教学经费管理**

严格按照《财政部、科技部关于调整国家科技计划和公益性行业科研专项经费管理办法若干规定的通知》进行项目、经费管理。继2012年制订《中国医学科学院基础医学研究所科研经费管理办法》后，2013年制订《中国医学科学院基础医学研究所课题预算调整申请表》，进一步完善国家项目的过程管理，符合相关项目管理规范。每个课题单独建账，单独核算，严格审核，做好科研经费管理。

近年基础学院教学经费增长较快，为使经费管理能够适应教学改革的需要，2013年重新设置了单独的教学经费账户，做到记账准确，并定期核对经费收支情况，提高了教学经费的管理效率。

## 八、统筹安排，积极协调，确保财政预算按时完成

随着国家不断加大对科研院所的支持力度，所（院）各项经费增长较快，自2012年开始所（院）年收入、支出均在2.5亿元以上，财政拨款2013年比2011年增长66%，比2012年增长38%。

所（院）高度重视预算管理工作，将预算执行与各项工作同部署、同落实、同检查。为确保财政预算按照上级规定的进度完成，管理部门每月提前统计预算执行进度，向预算执行责任人反馈信息，提醒督促，确保预算按时完成。预算执行中，坚持专款专用、单独核算，注重统筹计划经费使用，整体做出合理安排，使有限的资金发挥最大效益。在管理部门及各执行责任人共同努力下，2013年所（院）财政经费预算完成率达到95.3%。

## 九、严格程序，精心组织2013年修缮购置项目

在修缮项目管理工作中，坚持以"规范管理，提高水平，保证质量"为指导思想，纪检审计部门等对工程整个过程进行监督。在全年中小型修缮项目议标工作中，严格按照规定程序办事，众人参与，集体决策，阳光操作，切实做到领导放心，师生满意。通过2013年教育修缮项目对消防、安防系统的改造和电梯大修，大大提高校园安全系数，为创造良好的教学、生活环境奠定基础，同时有效提高所（院）安全管理效率，为校园稳定和社会稳定服务。老科研楼八楼中会议室装修工程的实施，有效缓解了学术活动、视频会议、研究生答辩等对空间的需求。

严格按照预算，高效完成2013年财政批复的4010多万元经费的大型或贵重设备招标采购任务。在大型设备的招标评标、商务谈判中，纪检审计部门全程参与，设备使用单位负责人和技术负责人全程参加，强化了管理和监督，保障了设备采购公开、公正。同时继续加强设备资产基础数据库建设，不断提高资产管理规范化，信息化水平和资产管理效率。

## 十、加强工作规范和规章制度建设

新制订10项管理规定，包括《基础医学研究所（院）绩效岗贴分配办法》《进口仪器设备价款结算的规定》《基础学院超时课时费发放标准》和《基础学院课程费管理规定》等；修订完善20项规章制度和工作程序，包括《基础医学研究所（院）博士后工作管理办法》《基础医学研究所（院）关于课题负责人编制外临时聘用人才派遣人员管理的暂行办法》《基础医学研究所（院）引进人才住房管理规定》《基础医学研究所（院）建设工程管理规定（试行）》《基础医学研究所（院）试剂耗材及杂品购买管理规定》等。这些制度的出台和修订，建立了客观有效的分配激励机制，优化了资源配置，保证了资金运行安全，提高了工作效率。

（马　威　编）

联系电话：（010）69156911

# 药 物 研 究 所

（北京市西城区先农坛街1号，100050）

2013年是不平凡的一年，十二届全国人大一次会议的召开，完成了我国最高领导层的换届。在以习近平主席为代表的新一任国家领导人的领导下，我国在政治、经济、国防、外交、科技等各方面都取得了辉煌成就。特别是党的十八届三中全会的胜利召开，更是给我们实现伟大中国梦指明了方向。一年来，药物所在上级领导的关心支持下，在所党政领导班子的带领下，在全体职工同志们的共同努力下，各项工作进展顺利，取得了可喜的成绩。

## 一、科学研究工作

### （一）科研计划管理

1. 科研项目申请及批准情况　2013年药物所共递交申请书199份，主要包括：国家自然基金94份，北京市自然基金43份，教育部项目13项等。

本年度获知批准课题66项，批准经费合计约4939万元。其中药物所承担课题55项，批准经费为4216万元；合作项目11项，批准金额723万元。

2. 在研项目及经费到款情况　2013年全所院校级以上在研项目共189项，主要包括：科技重大专项38项、863计划项目3项、973项目子课题1项、科技部其他项目14项、国家自然基金项目75项、教育部项目15项、北京市自然基金项目10项等。

2013年药物所科研经费到款5500余万元，主要为：科技重大专项3227万元、国家自然科学基金467万元、科技部计划163万元等。

### （二）论文发表及著作编写情况

2013年药物所共发表论文386篇，其中SCI收录198篇，平均影响因子3.1。药物所为第一完成单位发表论文336篇，其中SCI收录167篇，平均影响因子3.08。2013年度影响因子在5以上的论文共计21篇，比2012年增长62%。

2013年，药物所主编或参编著作6本。

### （三）科技成果获奖情况

2013年药物所申报院校级以上奖励10项。其中："若干重要中草药中微量活性物质的研究"项目获得北京市科学技术奖一等奖；"中草药活性物质快速识别与获取新型技术体系的建立及其在微量活性物质研究中的应用"项目获得中华医学科技奖二等奖；"中草药微量活性物质获取关键技术研究及其应用"项目获得高等学校科学研究优秀成果奖科学技术进步奖二等奖。

## 二、重点实验室等基地建设情况

### （一）国家重点实验室

2013年10月22日，"天然药物活性物质与功能国家重点实验室"顺利通过国家科技部组织的建设验收，各项工作均取得优异的成绩。

2013年国家重点实验室共承担课题184项，课题总经费达6812万元。其中，省部级以上项目97项，国际合作项目4项，横向协作项目83项。

2013年，实验室共发表论文总数193篇，其中SCI收录论文126篇（IF大于5的论文18篇，IF2~5的论文76篇）。共获授权专利27项（1项美国专利；2项欧洲专利）；已申请的专利37项。获得省部级以上科技奖励3项。

2013年，实验室1个科研团队被评为

"协和创新团队"，2 人获聘协和学者特聘教授，1 人获得协和新星称号，从英国帝国理工大学引进高级人才 1 名。

2013 年实验室共组织学术活动 8 次。此外，还成功召开第二届微管以及微管为靶点药物的化学与生物学国际研讨会。

**（二）北京市重点实验室**

2013 年，药物所 5 个北京市重点实验室运行良好，还召开了"药物研究所北京市重点实验室创新发展研讨会"。同时，完善制度建设，制订了《药物研究所省部级重点实验室管理办法》。

此外，药物所还组织申报了 2013 年度北京市重点实验室，实验室名称为"创新药物非临床药物代谢及 PK/PD 研究北京市重点实验室"。

**（三）产学研战略联盟**

2013 年，药物所与华润医药控股有限公司签署"战略合作协议"；与北京五和博澳医药科技发展有限公司签署"战略合作协议"，并签订第一期合作协议，主要内容是共建药物创新制剂平台；与北京东方百泰生物科技有限公司签署"战略合作协议"，建立肿瘤生物学评价平台；与悦康药业集团进行沟通接洽，有望在技术平台、大品种的二次开发与创新品种研发等领域开展全方位的合作。

**三、新药开发工作**

**（一）新药注册报批工作**

2013 年药物所获得 1 个新药证书（新药名称：福多司坦，化药 3.1 类）。此外，共有 13 个创新药处在不同的申报阶段：1 个新药申报新药证书及生产批件；1 个新药进入Ⅲ期临床研究；4 个新药进入Ⅱ期临床研究；3 个新药申报Ⅱ期临床研究；3 个新药进入Ⅰ期临床研究；1 个新药申报Ⅰ期临床研究。

**（二）技术成果转化工作**

1. 签订合同及开发到款情况　2013 年药物所共签订技术合同 85 项，合同签订额 14 141.19 万元。其中，技术转让合同 2 项，合同额 305 万元；技术开发合同 16 项，合同额 12641 万元；技术服务与咨询合同 67 项，合同额 1195.19 万元。2013 年药物所新药开发合同到款 3643.21 万元。

2. 成果宣传与推广　2013 年，药物所积极参加各种项目洽谈推介会进行成果的宣传推广，还接待了国内外各类制药企业 50 余家洽谈项目。此外，药物所与北京生物技术和新医药产业促进中心共同组织了"北京市 G20 企业与中国医学科学院药物研究院项目对接会"，与北京市进一步建立了广泛的合作与联系，促进优秀成果落地北京。

**（三）专利申请、维护管理工作**

2013 年药物所新申请专利 51 件；授权专利 35 件，其中国内专利授权 27 件，国外专利授权 6 件，台湾地区专利 2 件；继续缴费维持的授权专利数为 138 件；管理的有效专利申请数为 600 余件。

2013 年药物所实现转让的专利共计 20 件，专利相关的合同金额超过 1.2 亿元。此外，药物所和江苏恒瑞共同申报的艾瑞昔布化合物专利 ZL00105899.1 获得了第十五届国家专利金奖。

**四、国际合作与交流工作**

2013 年，药物所对外合作仍以与日本大正公司及美国 TB 联盟合作为重点，年内两公司均有人员来访，全年就合作课题等双方召开多次电视电话会议。11 月，以蒋建东所长为首的药物所代表团赴日参加与大正公司第 46 次双边定期工作会议，并取得积极成果。2013 年药物所国际合作经费收入约 39 万美元。

2013 年，药物所接待的来访外宾包括美国、法国、葡萄牙、瑞典、比利时、日本等国家和地区的学者及国际知名制药公司代表。同时，药物所全年有 40 余人次出国参加国际学术会议、考察访问、合作交流等。

## 五、人事管理主要工作

2013 年，药物所积极引进人才，同时做好各类人才奖项的推荐工作。引进人才卢多博士顺利入所，并获得协和特聘教授称号。2013 年药物所各类人才奖项获得资金资助 296 万元，主要包括：刘玉玲申请的制剂协和创新团队，获得 100 万元；协和学者卢多、戴均贵，各获得 50 万元；协和新星林生，获得 15 万元；协和博士后基金唐忠海，获得 5 万元；北京市科技新星项目刘睿获得 35 万元；北京市青年英才项目陈艳华获得 15 万元等。

2013 年，药物所完成了管理部门及辅助科室中层干部的竞聘换届工作。针对竞聘上岗的中层管理干部大部分为中青年，而且有相当一部分人员原为科研人员，未从事过管理工作的特点，药物所委托卫计委人才交流中心对新聘任的中层管理干部进行了系统培训，达到了良好的预期效果。

2013 年，药物所圆满完成第三批援疆干部选派，药物制剂研究室室黄伟同志和合成药物化学研究室弓亚玲同志赴疆开展了工作。

## 六、研究生培养工作

2013 年上半年在读研究生 359 人，毕业 108 人，新入所研究生 114 人；下半年在读研究生 363 人。

2013 年北京协和医学院成立了药学院，设立了药物化学系、药理学系、药物分析学系、药剂学系、生药学与药用资源学、微生物与合成生物学系，实现了教学实体化，其中前四个学系设立在药物所。药物所现承担的研究生学位课程 30 门，包含 2013 年新增的《生物活性天然产物全合成》课程；上课老师共 136 人（含外聘老师），实际在岗的研究生导师共 75 人，其中博士生导师 36 人，硕士生导师 39 人。

## 七、空间拓展及基础设施改善工作

2013 年，药物所在大兴工业区金日科技园租赁的 4500 平方米实验室完成了改造装修、设备购置，投入了使用，解决了有关科室及引进人才空间不足的问题。

2013 年，"中国医学科学院药物研究所创新药物产学研基地"建设项目（药厂西区建设）进入了深度设计阶段，该项目领导小组和工作小组多次与设计院、各科室联系人以及各科室主任等沟通讨论，希望将设计工作做得即科学合理，又满足药物所各学科的实际需求。

2013 年，药物所认真做好"中央级科学事业单位修缮购置项目"等相关工作。其中基建工程主要包括：研究生宿舍消防改造工程、修身楼研究生宿舍修缮工程、院内绿化改造工程、办公小楼女儿墙修缮工程、车库及东配房修缮工程等，切实改善了研究生住宿条件及药物所整体环境。2013 年药物所共购置科研仪器 229 台、家具及其他设备 174 件，增加固定资产 3300 余万元。

## 八、产业工作

2013 年，北京协和药厂和北京协和制药二厂（简称药厂）稳健发展，全年两厂总资产达 12 亿元，完成销售额 7 亿多元。全年两厂研发投入超过 2600 万元，北京协和药厂被认定为北京市专利示范企业，"百赛诺"继续被评为北京市著名商标。2013 年北京协和药厂搬迁改扩建工程即新厂建设工作是工作的重中之重，其中 1 号、4 号建筑已经完成整体建设并投入使用。工程建设完成后，生产中心总面积将达 46 000 平方米，部分生产线达到欧盟标准。

2013 年，北京联馨药业有限公司实现销售收入 5 亿多元。2013 年公司注册资本由原来的 600 万元增加到 6000 万元，解决了企业规模瓶颈，改善了资本结构，提升了企业形象。公司新的生产基地建设项目一期工程 2013 年开工，预计 2014 年完工决算。

2013 年，北京协和建昊医药技术开发有限责任公司坚持积极开拓药物评价市场，并争取科研项目。全年公司接收供试品 101 个，专题立项 252 项，申请科研项目到款 700 余万元；签订合同 77 份，合同金额约 3500 万元；实现主营业务收入 3000 余万元；公司接受的五项认证认可检查均顺利通过。2013 年，中关村发展集团股份有限公司股权投资的经费到位，已完成工商变更等工作。

2013 年，北京科莱博医药开发有限责任公司（国家新药开发工程技术研究中心）共申请国家和地方基金 2045 万元；共签订技术合同额 804 万元；总到款近 1000 万元。2013 年，公司共向 CFDA 申报新药项目 16 项，为公司成立以来最多的一年；共申请专利 3 项，获得专利授权 3 项；与药物所联合申报北京市科技成果奖 1 项。公司十年来始终坚持发挥"国家新药开发工程技术研究中心"在我国药界链接科研与产业的"工程"及"中心"作用，致力于产学研结合互动以及科研成果实现产业化转化，由于运行机制良好，中心获得了"国家工程中心再建项目"的资助。此外，中心（公司）作为"首都科技条件平台中国医学科学院研发试验服务基地"的运营机构，2013 年获得了"药物科技成果合作创新服务试点"的财政支持。

（李冬梅　编　蒋建东　审）

联系电话：（010）63036794
E-mail：lidm@imm.ac.cn

# 医药生物技术研究所

（北京东城区天坛西里1号，100050）

2013年全所科研工作主要围绕国家自然科学基金、科技重大专项、国际合作与交流等项目申报与实施展开，取得了可喜的结果。经过多年的坚持和努力，主要科研团队荣获国家自然科学基金"创新群体"，国家自然科学基金中标项目数和经费创历史新高；牵头"重大新药创制"项目"抗G⁻耐药菌新药的发现研发"和"基于合成生物学技术的创新药物研发及大品种升级改造"，承担"重大新药创制"专项子课题多项。全年到位科研经费3100余万元。共发表论文101篇，其中SCI论文70篇，申请发明专利23项，获得授权13项。

## 一、项目申报和中标

### （一）国家自然科学基金

提交了国家自然科学基金项目申请书46份，还申请了创新群体和国际合作重点项目。中标：

1. 创新群体　微生物药物（蒋建东，81321004）。

2. 中瑞国际合作重点项目　以细菌胞壁（及其他细菌组分）为靶的新型天然化合物：基础理论、新型工具及药物候选物的发掘与发现（813111249）。

3. 优秀青年科学基金项目　彭宗根：抗病毒药物分子药理学（81322050）。

4. 基金委国际（地区）合作与交流项目（2013）　周金明、岑山。

还在面上和青年基金项目中标21项，中标率超过50%，中标经费1926万元。

### （二）"重大新药创制"科技重大专项和863项目

1. 杨信怡　牵头国内优势单位共同承担了国家"十二五""重大新药创制"课题"抗G⁻耐药菌新药的发现研发"（2014ZX09507009）。

2. 邵荣光　基于合成生物学技术的创新药物研发及大品种升级改造（2014ZX09201042）。

3. 肖春玲　新结构新靶点的抗结核化合物IMB-3的研究（子课题，2013ZX09103-001-013）。

4. 岑山　病毒性肝炎与HIV-1模式病毒的感染组学：病毒性疾病的感染组学关键技术平台建立与应用（子课题，2013ZX10004601-002）。

5. 余利岩　微生物数字化信息集成标准规范研发及知识库集成（863项目，SS2014AA021504）。

### （三）成果与奖励

1. 研究论文　全年发表论文101篇，其中SCI论文70篇，影响因子3.0以上论文15篇。

2. 专利　申请发明专利23项，获得授权13项。

3. 获奖　游雪甫研究员获得第十四届吴阶平-保罗·杨森医学药学奖；王真研究员荣获第十七届中国药理学会"施维雅青年药理学工作者奖"（2013年）。米泽云获得"第十一届全国医药青年科技论坛"优秀论文2等奖，彭宗根、王臻获得3等奖。此外，还获得了2013年中国药学大会暨第十三届中国药师周优秀论文一等奖、三等奖各1名、2013年中国药学会优秀论文奖。

4. 出版专著　陈鸿珊、张兴权主编《抗病毒药物及其研究方法》（化学工业出版社，第 2 版）；邵荣光、甄永苏主编《抗体药物研究与应用》（人民卫生出版社 2013年，第 1 版）。

**（四）人才培养**

彭宗根研究员获得国家自然科学基金优秀青年科学基金；王菊仙副研究员获得"协和新星"称号。

**（五）国际合作与交流**

1. 国际科研合作　王真（参加中山大学第六医院）科技部国际合作项目：结直肠癌化疗疗效评价及其靶向治疗的表观遗传关键技术（2013DFG32990）。

2. 基金委国际（地区）合作与交流项目（2013）　周金明：利用传统中医寻找非小细胞肺癌的新疗法；岑山：Vpu 拮抗 BST-2 的作用机制研究及相关抗 HIV-1 药物发现。周金明博士前往加拿大 McGill 大学吴建辉教授实验室进行学术交流。

3. 国际会议　2013 年研究所共派出 10个团组，共 20 人次。

岑山、丁寄葳、季兴跃等 5 人前往美国参加第二十届反转录病毒及其机会性感染研讨会（Conference on Retroviruses and Opportunistic Infections，CROI）。丁寄葳博士和博士生米泽云都获得由大会组委会评审颁发的 Young Investigator Award（本次会议共有 3 名来自中国科研机构的年青科研人员获得此奖）。

司书毅等 4 人前往意大利参加第 54 届国际脂质生物科学会议。

张靖溥等 3 人前往西班牙参加第八届欧洲斑马鱼大会。

王真等 3 人前往韩国参加第 20 届世界老年学暨老年医学大会。

张涛参加了国家海洋局极地考察办公室组织的 2013 年北极黄河站度夏考察。

张晶前往爱尔兰参加 2013 年世界药学大会暨国际药学联合会（FIP）第 73 届年会。

**（六）研究生教育**

完成了 2013 年研究生导师申报工作，新增博士生导师 2 人，硕士生导师 8 人。

2013 年研究所招收硕士研究生 27 人，博士研究生 18 人，硕转博研究生 7 人。

本年度获得博士学位研究生 23 人，硕士学位研究生 14 名，同等学力硕士学位 3 名。

申报北京协和医学院博士生创新基金 4项，全部获得资助。有 3 名研究生获得北京协和医学国际会议经费资助，出国参加国际会议。

主办了第 28 届"五四青年论文报告会"，李妍获得"大村智奖"，李阳彪、李青连获得"甄永苏青年科技奖"。

**（七）学术会议**

1. 主办第十二届"全国抗生素学术会议"　抗生素专业委员会与《中国抗生素杂志》《中国医药生物技术》杂志社共同主办了第十二届"全国抗生素学术会议"。共有来自全国各地的 230 余名代表参加。会议还收到 110 余篇论文、综述，对评选出的 10 篇优秀论文作者颁发了获奖证书。

2. 承办"中瑞抗生素及耐药性医学研讨会"　承办了国家自然科学基金委员会（NSFC）国际合作局与瑞典研究理事会（VR）联合主办的"中瑞抗生素及耐药性医学研讨会"（China-Sweden Collaborative Workshop on Antibiotics）。来自中瑞两国的专家学者以及相关人员 30 余人参加了会议。双方交流了各自在抗感染药物研发、使用、病原微生物耐药性研究和监测方面的进展，并联合开展耐药菌新药研究。

**（八）《中国医药生物技术》杂志编辑出版**

截至 12 月初，共收稿 201 篇，刊出 94

篇，据万方数据《2013 版中国科技期刊引证报告（核心版）》统计，今年的影响因子为 0.395，在全部医学生物工程类 10 种期刊中名列第 3 位。

组织《中华医学百科全书·微生物药物卷》词条遴选、试写等工作。

（盛丰年　编　邵荣光　审）

联系电话：（010）63165290

# 药用植物研究所

（北京市海淀区马连洼北路 151 号，100193）

2013 年在院校领导下，药植所党政领导和职工认真学习党的十八大和十八届三中全会文件精神，深入开展党的群众路线教育实践活动。注重改变工作作风，求真务实、关注民生；进一步完善管理制度，强化管理，以制度激励和约束人们的行为。本着勤俭节约的精神，加强成本控制。紧紧围绕科研发展，突出特色与优势，夯实平台基地，创建药植科技创新体系，较好地完成了各项工作。

## 一、科研工作

1. 2013 年恰逢建所 30 周年之际，回顾历史，展望未来，面对国家巨大需求，服务于健康领域，围绕"创新药植人，共筑药植梦"主题，创建国家药用植物研究创新体系，构筑国家药用植物园联盟，建立国家本草博物馆，整合资源，谋求更大的发展。

2. 组织了"肖培根院士从业 60 周年暨建所 30 周年药植论坛"活动。会议旨在回顾药植所 30 年发展历程，展示科研实力、加强交流与合作、保持我所快速发展态势。完成了《药苑奇葩》《建所 30 周年科研成果汇编》和《药植论坛论文汇编》的拍摄或编撰。"药植论坛"的举办进一步促进了总所与分所的交流，强化了总所与分所的"1+6"格局。

3. 开展多种形式的学术活动。继续组织青年学术沙龙，共计 32 场，64 人次作报告；组织建所 30 周年特邀学术报告 8 场；作为主办单位之一与世界中医药学会联合会共同举办"首届保健品国际研讨会暨植物食品补充剂质量与安全研讨会"（北京）；承办了"2013 年全国博士生学术论坛（药

学）"（北京），来自 23 个高校及科研院所的博士研究生 150 余人参加论坛；举办了第七届研究生"药苑论坛"。

4. 2013 年共组织申报纵向科研课题 196 项，其中 83 项获资助；新增课题经费 3665 万元，到位课题经费 4465.87 万元。其中：国家自然基金中标 25 项，新增经费 1230 万元。完成 2013 年药植所基本科研业务费专项资金项目立项工作，共立项资助课题 6 项。

5. 发表科研论文 401 篇，其中：SCI 收录论文 151 篇，影响因子大于 3 的论文 51 篇；主编专著 2 部；申请发明专利 48 项，授权发明专利 11 项。

6. 启动药植所"创新团队发展计划"，共有 14 个团队申报，最终 6 个团队获资助。

7. 2013 年聘请客座教授 6 人，分别是：北京生命科学研究所李文辉博士、北京大学分子医学研究所熊敬维博士、第二军医大学张卫东博士、美国普渡大学匡世焕博士、中国人民解放军第 305 医院喻陆博士和北京大学张晨博士。

8. 加强基地建设。完成中国医学科学院与美国普渡大学筹建脂肪代谢联合实验室合作意向签约；提交了中草药物质基础与资源利用教育部重点实验室学术委员会主任和实验室主任变更申请；濒危药材繁育国家工程实验室顺利通过由国家发改委委托卫计委的验收工作，获评优秀。药植所与天津药物研究院主办的英文期刊《Chinese Herbal Medicines》（CHM）被"中国科技核心期刊"收录。

9. 发挥学科优势，成立国家中药材

GAP 研究中心。国家药用植物园体系建设正式启动，启动了信息平台建设、logo 设计等工作。

10. 鼓励科研人员承接横向开发课题。本年度新签订横向课题合同 100 项，合同总金额 9242.47 万元，到位经费 1759.83 万元。新签合同数比去年增长 13.6%、到位经费增长 33%，均创历史新高。

### 二、人才战略建设

2013 年获批百千万人才工程国家级人选 1 名，国家级有突出贡献中青年专家称号 1 名，享受政府特殊津贴 1 名，北京市优秀人才培养资助 1 人，教育部新世纪人才 1 名。其中，国家级有突出贡献专家及政府津贴获 17 年来的突破、北京市优秀人才培养资助是我所首次获得。"沉香等珍稀南药诱导形成机制及产业化技术创新团队"获批科技部国家创新人才计划首批重点领域创新团队。

接收博士后 11 人，出站 8 人，在站博士后达 43 人。完成全所职工岗位津贴调整，职工收入明显提升。

### 三、国际合作与交流

顺利完成作为世界卫生组织传统医学合作中心上一轮任期的四年工作总结和续任申请工作，并再度被认定为新一轮世卫组织传统医学研究合作中心。同时，成为上海合作组织（中国）传统医学促进会首批成员单位。2013 年获国家外专局引智项目 2 项，资助经费 12 万元；执行延续国际合作项目 20 多项。全年接待外宾来访 70 余人次（约 20 批），其中我所邀请来访 13 人次；办理或协助办理出访 16 人次。

### 四、研究生教育

2013 年招收博士生 18 人、硕士生 38 人、转博 5 人，共计 61 人；招收同等学力 11 人。目前在读研究生 179 人。2014 年计划招生 54 人。新增博导 2 名、硕导 4 名。目前我所在岗导师达 73 人，其中：硕导 48 人、博导 25 人。增设中药药理学等 7 门学位课程，建立生药学与药用资源学系。1 名博士获优博奖励；5 名研究生获国家奖学金；9 名研究生获协和一等奖学金。加强三生管理，制订《三生管理暂行规定》《科研诚信承诺书》等管理条例。三生人数达 116 人。

### 五、经济基础建设

1. 采取各种形式贯彻落实国家的部门预算、政府采购及国库支付等管理制度。清理遗留课题的问题，清理超支经费；同时，对目前在账的个人借款进行全面清理，共计 33 笔，合计 18.9 万元，制订了《个人及课题组借款管理规定》和《个人及课题组借款及报账程序管理规定》，进一步完善了财务管理制度。

2. 2013 年财政拨款 10315.83 万元，科研经费到位 6225.7 万元，研究生教育经费 726.09 万元。

3. 2013 年获批到位的项目经费 6958 万元。其中：通过部门预算专项获基本科研业务 437 万元、改革启动经费 589 万元、国家药用植物种质保存与支撑平台的可持续发展经费 755 万元。通过修购基金专项获批云南综合楼改造经费 868 万元、设备购置专项经费 1870 万、国家（北京）药用植物园修缮经费 1539 万元。获得医科院长效机制建设经费 900 万元。2013 修购专项 1980 万元仪器的购置及验收工作全部完成。

### 六、基本建设改造工作

2013 年完成了一系列改造修缮工作，极大地改善了科研环境，药植园北园呈现新面貌。完成总投资 590 万元的实验楼外檐修缮项目的施工及结算等工作；完成中药资源与栽培实验室改造项目。改造面积 4991m²，投资 800 万元；完成了科研楼、化学楼和办公区标识系统的设计与安装。完成国家（北京）药用植物园改扩建前期项目，2014 年准备进行国家（北京）药用植物园改扩建一期修缮项目，已获得财政支持 1539 万元，日前完成招标和施工前的准备工作。

### 七、分所建设

### （一）云南分所

2013 年新增科研课题 10 项，到位经费 1929.06 万元。发表论文 26 篇，其中 SCI 收录 2 篇；获西双版纳州科技进步奖 2 项。完善了《药植所云南分所人才引进暂行办法》，2013 年引进博士后 1 名、博士 2 名、硕士 1 名。建成傣药南药展厅；综合楼修缮改造项目顺利推进。

### （二）海南分所

本年度新增课题 21 项，其中国家级课题 8 项。到位经费 3612 万元。申请发明专利 5 项，其中国外授权发明专利 1 项。发表论文 28 篇，其中 SCI 收录论文 6 篇。"国家基本药物所需中药材种苗繁育基地和种质库（海南省）建设"项目总资金 3000 万元落地海南分所。

（付  洁  编  孙晓波  审）

联系电话：（010）57833028

# 医学信息研究所/图书馆

(信息所：北京市朝阳区雅宝路 3 号，100020)
(图书馆：北京市东城区东单北大街 69 号，100005)

2013 年是医学信息研究所/图书馆（简称所馆）全面落实"十二五"规划承上启下的重要一年。所馆在院校的正确领导下和全体职工的共同努力下，求真务实，开拓创新，各项事业取得新成绩。

## 一、顺利完成 2013 年预算和修购项目执行工作

按照财政部、国家卫生计生委和院校要求，规范程序，强化监督管理，认真组织制订实施方案及保障措施，做好项目执行前期调研论证工作，科学合理使用项目经费，顺利完成所馆 2013 年财政经费预算和修缮购置项目"医药卫生信息数据中心设备购置、图书馆服务环境改造项目"的执行工作。根据《所馆 2013～2015 年修缮购置工作规划》，做好 2014 年修缮购置项目"医学信息监测与分析平台设备购置项目""科研楼电梯增配项目"的申报工作。

## 二、完成新一轮岗位聘任，人才队伍持续优化

根据科技体制改革的总体要求和所馆事业发展需要，顺利完成新一轮全员岗位聘任，建立健全了医学信息学、医学知识组织和公共卫生信息等研究室，职责任务更加清晰，研究领域不断拓展，基础理论与方法研究有所加强，学科布局和科室设置进一步优化。经过新一轮聘任，85%的业务科室负责人具有研究生以上学历和硕士以上学位。继续做好人才引进与培养工作，2013 年调入和接收博士 7 人、硕士 9 人，针对性地开展了新进人员系列培训；召开人才队伍建设座谈会，为完善人才引进与培养机制提出建议。

## 三、科研项目数量、经费和产出不断增加

科研项目数量、经费和产出不断增加，竞争性项目和高质量论文不断增多。2013 年共获得国家卫生计生委、科技部、WHO 等各级各类科研项目和课题 92 项，其中国家科技支撑项目 2 项、国家社会科学基金 3 项、国家自然科学基金 1 项；到账科研经费共计 1940.55 万元；以第一作者发表论文 152 篇，其中 SCI 收录期刊论文 8 篇；主持或参编学术专著 8 部，形成咨询或研究报告 85 份。

## 四、医学信息研究与情报调研工作取得新进展

加强医学信息学理论与实践、信息技术、医学知识组织研究，认真组织实施"十二五"科技支撑计划项目"面向外文科技文献信息的知识组织体系建设与示范应用"和"公众健康知识整合与服务技术研究与应用"等课题研究。深入开展我国医学研究机构科研竞争力评价研究与实践，组织实施"医学科技发展'十三五'战略/规划研究"等课题，探索构建医学科技决策支持平台，完成多份医学情报调研咨询报告，编写出版《中国医学科技发展报告 2013》。

根据国家人口与健康科学数据共享平台的发展需要，启动平台工程技术中心的筹建工作。该中心承担平台的架构设计、技术研发、标准制定、资源建设、应用服务等任务，为共享平台提供技术支撑，实现为政府卫生决策、重大科技计划、医疗卫生服务、

教学科研、产业发展和百姓健康提供数据资源和信息共享服务的目的。

**五、卫生政策研究和决策咨询工作不断深入**

围绕卫生中心工作，深入开展卫生政策领域研究和决策咨询。积极推进"我国卫生资源配置与规划研究""人口健康绩效评估试点研究""国家新农合信息平台联通技术方案及相关政策研究"等一批课题和项目。重点参与英文版《"健康中国 2020"战略规划研究报告》的编辑出版工作，参与国务院办公厅组织的全国基层卫生综合改革督查及地方医改调研工作，完成多份调研咨询报告。

国家新农合信息平台建设扎实推进，影响力不断扩大。国家新农合信息平台已实现与 16 个省级新农合信息平台及 19 家大型医院信息系统的互联互通。完成业务监管、决策支持和跨省协同等主要功能模块的开发，提供参合患者跨省就医费用的核查服务，为实现跨省异地就医结报奠定基础，中央电视台新闻联播、新华网等媒体进行了报道。

**六、信息资源保障与服务能力稳步提升**

**（一）做好资源建设与保障各项工作**

完成印本资源与数据库的续订、新增及信息维护工作。2013 年各类资源采集经费累计 4735.6 万元，订购外刊 3707 种（新增 83 种）、中文期刊 1429 种（新增 14 种），中西文图书 1159 种，遴选并续订 75 个专业数据库。围绕资源建设的转型发展，开展"数字图书馆资源和服务建设策略"等研究。完成新刊编目 137 种、验登 4.4 万册，新书编目 2493 种、验收 3099 册。编辑出版《国外医学新书评价》16 期。

**（二）专业化、学科化信息服务不断拓展**

依托"国家人口与健康科学数据共享平台-药学数据中心""'艾滋病预防与控制'重点领域网络信息跟踪服务平台"，开展信息推送、学科前沿态势跟踪等专业化信息服务。积极推进"医学信息援疆援藏"工作，为西藏医学院教师开通文献服务直通车，与新疆医科大学图书馆开展对口交流。完成学科专题咨询报告 24 份，专题简报 30 期，科技查新咨询服务 609 项，论文收录与引用分析 242 项，全文提供服务 35.9 万余篇，委托检索 212 题，定题跟踪服务 4 项。深入院校二级所院、"重大专项"课题组等开展专题培训讲座 19 场次。

**（三）数据加工和数据库建设稳步发展**

完成文摘数据加工 46.4 万条，提交 NSTL 联合加工系统引文约 1232 万条，为 MEDLINE 数据库标引文献 1.3 万篇。继续开展中文引文、机构和基金数据的规范研究，加快引文数据库、机构知识库、基金知识库建设进度。完成 SinoMed 平台中英文文摘和学位论文数据加工更新工作，新增引文检索、学术分析功能正式对外提供服务。继续做好 MeSH 词表的翻译维护工作。

**七、教育培训、国际合作、编辑出版工作不断发展**

**（一）教育培训工作取得新成绩**

加强学系建设，制订所馆学系建设筹建方案并启动实施，促进教学和课程改革。新增研究生导师 1 名；毕业研究生 13 名，录取 19 名，在读 51 名，实现了所馆"十二五"规划提出的招生目标。主持开设医学信息学、社会医学、卫生管理学、卫生经济学等 10 门课程。组织各种学术活动、座谈会、评审会 29 次。

**（二）国际合作继续深入**

顺利完成世界卫生组织（WHO）、世界银行等国际组织和机构资助的多项课题研究，做好 WHO 卫生与生物医学合作中心、WHO 在华合作中心协调办公室日常工作。与原卫生部国际合作司、WHO 共同举办中国医改进展吹风会暨中国-世界卫生组织国家合作战略（2013～2015）发布仪式；受

WHO 西太区办公室委托，成功举办 WPRIM 数据库培训班；受原卫生部国际合作司委托，承办第四届中国卫生论坛中非卫生青年领袖圆桌会议。全年出国参加学术交流活动 14 人次，接待国（境）外来访 19 人次。

（三）编辑出版刊物学术质量不断提升

加强学术刊物策划、编辑出版队伍建设和质量管理，《医学信息学杂志》《医学研究杂志》《中国卫生政策研究》《中国医药导报》和《中国现代医生》影响因子等质量指标排名均有所提升。《中国卫生政策研究》杂志入选中国科学引文数据库（CSCD）来源期刊，成为首次进入该数据库的医药卫生管理类期刊。《医学信息学杂志》入选中国科技核心期刊，所馆 5 种期刊中已有 4 种进入该核心期刊目录。

（刘晓曦　编　胡志民　审）

联系电话：（010）52328888

E-mail：liu.xiaoxi@imicams.ac.cn

# 医学实验动物研究所
## （实验动物学部）

（北京市朝阳区潘家园南里 5 号，100021）

2013 年是"十二五"规划的第三年，也是关键性的一年，研究所抓住机遇，求真务实，努力拼搏，攻坚克难，初步从 2012 年水灾造成的困境中走出，各项工作取得较大进步，为实现跨越式发展夯实了基础。

### 一、科研工作

### （一）科研项目获得情况

2013 年共获得批准项目 24 项，实际到位经费 1912.38 万元。其中，国家"973"计划 1 项；国家自然科学基金项目 8 项（含参与 1 项）；重大专项 2 项；国家科技支撑项目 3 项；科技部科技应急防控研究专项 1 项；卫计委行业专项 1 项；中央级公益性科研院所基本科研业务费项目立项 5 项；协和青年基金 6 项；人事部留学回国基金 1 项。

### （二）科研成果管理

2013 年科技论文的发表总体情况平稳，文章质量稳中有升。全年共发表论文 101 篇，包括国家核心期刊 75 篇，SCI 24 篇。获得北京市科技奖三等奖一项。2013 年我所共有 2 项专利获得国家专利局授权，同时新申请专利 5 项。

### 二、外事与学术交流、培训活动

### （一）国（境）外来访情况

本年度共接待来自美国、法国等 5 个国家和地区的外宾 20 余人次，主要在结核病、药学、糖尿病、艾滋病、实验动物学、神经退行性疾病和行为学、蛋白质组学及 GLP 等方面开展交流合作；研究所计有 15 人次对包括美国国立卫生研究院、英国 Sanger 中心等多个国外科研机构进行了参观访问。

### （二）组织学术交流、会议培训活动

邀请国内外科研人员到所内进行学术报告、技术交流共 20 多人次，组织所内学术讲座、研讨会共 16 次。

2013 年，研究所共举办大型学术会议 6 次，包括"海峡两岸实验动物应用研讨会""首届中国实验动物福利伦理高峰论坛""第三届实验树鼩战略发展研讨会""国际实验动物福利伦理标准与审查规范讲座"等；积极参加包括"第 60 届日本实验动物科学技术年会""第十二届欧洲实验动物联合会（FELASA）大会""第 64 届美国实验动物学会国际会议"在内的学术活动。

值得指出的是，2013 年 3 月，在我国以华东地区为代表的 10 省市先后发生人感染 H7N9 禽流感疫情的情况下，研究所课题组迅速建立 H7N9 感染的小鼠与雪貂模型及标准化的模型评价技术，同时还积极向重大专项的其他课题提供流感敏感动物雪貂资源。利用此模型，一方面，课题组系统评价 H7N9 禽流感病毒对小鼠及雪貂的致病性，以及病毒在哺乳动物间通过空气传播的能力，这对于应对未来可能再次来袭的疫情、制订行之有效的防控策略，具有举足轻重的意义。另一方面，课题组还利用模型对相关药物或疫苗的效用进行了评价，为未来再次暴发 H7N9 疫情提供了可靠的临床用药指导及医药储备。这展示了研究所在紧急流行性疾病研究的科研装备条件以及动物资源保证水平等方面雄厚的科研实力。

### 三、人才队伍培养及组织机构建设

2013 年共接收各类毕业生 16 人，引进

短期合作研究员 1 人。为切实加强《关于人才孵育计划的实施方案》的执行力度，研究所面向全国 985、211 等学科相关的重点大学和科研院所公开招聘博士后研究人员，取得了较好的效果。

为更好的整合资源，充分挖掘潜力，2013 年下半年研究所对科研部门进行了结构重组，整合成立了九个科研平台，实行新的管理体制；以托管为主的后勤保障机制进入正常运行阶段后，后勤管理服务方式逐步转变，规章制度愈加健全，业务素质明显提高。

## 四、产业工作

实验动物资源基因工程品系保持在 500 种以上，占全国的 40%，为国内 100 多个实验室提供实验动物或疾病模型；疾病模型总数达到近百种，涵盖肥胖、糖尿病、高血压、心肌病、痴呆症、帕金森病、肿瘤等重大疾病；实验动物供应能力也稳步增长。还拥有雪貂、土拨鼠、绒猴、龙猫等资源用于呼吸道疾病、肝炎、传染病、听力试验和神经退行性疾病的研究，实验动物多样化水平继续提高。艾滋病动物模型、结核动物模型、乙肝土拨鼠模型、乙肝转基因模型、雪貂流感/甲流模型、手足口模型和感染性疾病实验平台为我国重大传染病关于实验动物感染和药物、疫苗评价的研究做出了贡献，得到了国际上的认可。

## 五、科研支撑工作

2013 年，研究所在实验动物技术培训网站及实验动物信息库建设方面取得较大进展：实验动物品系数据库初步建成并收录数据 1000 条，未来每年预计收录 1000 条数据并最终扩展成数据库集群，成为未来中国主要的实验动物数据库；在"实验动物福利操作技术规范网站"（Procedures with Care）的实验动物技术培训网站的建设方面，网站资料翻译等前期工作已经完成。实验动物信息基础工程建设的进步，对研究所未来科研、教学和产业发展具有重要的指导作用。

增购仪器设备 195 台件；完成新增 500KV/A 供电项目；500 平方米的宿舍和办公用房、2300 平方米的动物房实验室等基建项目正式投入使用。这些工作的顺利办结有力促进了研究所科研教学等基础设施条件的改善。

## 六、群众路线教育实践活动

根据院校党委的要求和部署，研究所深入开展党的群众路线教育实践活动。经过主题教育活动的洗礼，研究所制度建设逐步完善，职能部门服务意识愈加彰显，党员领导干部的政治纪律和思想觉悟显著提高，研究所的作风面貌焕然一新。

## 七、学会工作

### （一）学术交流和知识技能培训

践行"走出去"与"请进来"相结合的方针政策，2013 年多次组织举办国际学术交流活动，倡导国内外科研机构在实验动物领域的互利共赢；积极参加实验动物学界的国际会议，在相关领域的学术论坛中向国际同行展示"中国力量"。

### （二）学术期刊的质量建设

《中国实验动物学报》成功获得培育国内领衔期刊 B 类项目资助，该项目的取得为学会刊物质量的提高奠定了坚实基础。

### （三）组织建设

2013 年 2 月 28 日，中国实验动物学会召开第六次全国会员代表大会，会议选举产生了中国实验动物学会第六届理事会，新成立了"实验动物福利伦理专业委员会"。

另外，经过充分酝酿，依照国家新闻出版总署、中国科协的有关文件，以及《中国实验动物学报》和《中国比较医学杂志》章程，两刊编委会顺利完成改选工作。

（邸　舟　编　秦　川　审）

# 微循环研究所

(北京市东城区东单北大街 69 号，100005)

2013 年是微循环研究所进一步强化微血管医学学科理论创新和完善实施三个国际化（人才素质国际化、平台建设国际化、管理水平国际化）并取得丰硕成果的一年。在医科院领导的大力支持和关心下，按照微循环研究所的"十二五"规划，在完成年度工作计划、完善微循环功能研究技术平台升级建设、加强国际国内科研学术交流与合作、提高研究生素质教育和党的建设等多方面取得了新的成绩。

## 一、进一步完善"微血管医学"学科建设

随着转化医学的日益兴起，根据人体微循环自身特点和跨多学科、多领域的优势，研究所将重大疾病发病机制中的微循环功能研究作为开展转化医学的桥梁之一，积极倡导"微血管医学"，进一步完善以微血管功能为靶点的"微血管医学"学科体系的理论创建，其目标是建立以微血管为中心，多学科交叉综合的、具有广阔发展前景的新兴学科。微循环研究所是中国微循环学会的创建者和原依托单位，中国微循环学会作为一级学会组织，自 1993 年成立之日起便引导着全国微循环学科的发展，并竞技于国际微血管医学领域。今年，在中国微循环学会内部成立了糖尿病与微循环专业委员会、眼微循环专业委员会和微循环神经变性病专业委员会等学术组织。围绕当前心脑血管疾病、多发病、慢性病的实际需求，积极拓展研究领域，实现基础研究与临床需求的有效结合，继而凭借医科院基础研究的学科优势和临床医学的丰厚资源，将基础微循环研究与临床微循环实践进一步紧密结合，为把医科

院做大做强，做出应有的贡献。

根据研究所"十二五"发展规划，2013 年进一步梳理了研究方向，传承修瑞娟教授四十余年的病理生理微循环实验研究和她在 80 年代在我国建立微循环研究中心所建立的近三十年的微循环研究成果，进一步明确了学科发展方向和建设内容；为重大疾病微循环（微血液循环、微淋巴循环）功能障碍、微血流动力学和微血管医学学科。

## 二、重大疾病微循环功能障碍研究技术平台升级建设

微循环所在 2009 年启动了"重大疾病微循环功能障碍研究技术平台"的升级规划，在原卫生部和院校的大力支持下，2009 年获得财政部批复的 460 万科研修缮基金的资助。经过全体科研人员一年来艰苦的设备安装、配置、整合和调试，建成了运行稳定的微循环观察与测定平台，具备了进行重大疾病微循环功能评价研究的能力，在微循环功能研究技术达到国际先进水平奠定了硬件基础。

2013 年进行了财政部修购基金 227 万的购置工作，完成了年度修购计划的设备申报、项目论证、上报，参加基础所内部招标和最终的公开设备招标等工作，至此，2013 年"重大疾病防治体系—微循环功能障碍检测与分析研究平台"购置和建设工作已初步完成。

## 三、人才梯队建设

为承担起祖国重大疾病微循环障碍研究平台的使命，决心建立一支具有扎实的学术功力、严谨的学术作风、端正的学术道德、

无畏的创新精神的科研队伍。微循环所一直非常重视人才队伍建设，秉承多年积累下来的"编制小，能量大，一专多能"的人才培养理念，所长修瑞娟提出了"人才品质国际化"的培养目标和求实创新的工作目标，更好地保障研究所的各项工作顺利、长足发展。2013年进一步加强了人才队伍扩建。

1. 将本研究所培养的一名优秀的北京协和医学院应届博士研究生留所。

2. 通过发布招聘信息，引入一名优秀的北京大学医学院应届博士研究生，充实了研究所科研梯队的人才结构。加强了我所国际学术合作优势，

3. 将本所的一名博士后派往密苏里大学开展脑微循环的合作研究。2013年，一个结构较为合理、具有国际科研竞技素质的梯队已形成。现有正高职2人、副高职4人、中级职称7人、初级职称4人。但面对当前本研究所已经取得的国际地位和国际科研合作任务，尚需继续引进国内、外优秀科研人才。2013年，迎来了院校学术委员会的改选换届，本研究所修瑞娟教授、仇红刚教授被选进入院校学术委员会。2013年修瑞娟教授入编《中国巾帼风采》第5卷和《协和精英》第1卷。

### 四、科研项目与成果

继续开展我所与美国UCSD生物医学工程系和瑞典卡罗林斯卡研究院的合作项目3项，开展了2013～2016年的国家自然科学基金项目1项，继续进行了2012年中标的国家自然科学基金合作研究项目1项，2013年新中标协和青年基金项目5项，并获得财政部基本科研业务费项目2013年度基金。与香港科技大学、香港大学在谈项目共2项，与法国赛诺菲公司在谈项目1项。本年度获得经费总额114万元。

2013年，本研究所共完成中英文论文31篇，已发表和接收21篇，其中SCI 9篇，彰显了编制小，能量大，一专多能的研究团队风采。

### 五、国内、国际学术交流与合作

国际学术交流与合作是微循环所的重要特色。

1. 参加了第十四届国际人工血液大会，其中1人被邀为会议报告；2人进行展板交流。

2. 研究所有10人向第十一届全国医药卫生青年科技论坛进行投稿，其中2人被邀为大会学术报告，4人进行展板交流，另4人文摘入大会会刊。

3. 修瑞娟教授被邀请参加了眼微循环国际论坛和微循环与神经变性病专业委员会成立大会，并被邀请做了大会主题报告。

4. 本年度共有7人次来自德国、香港的学者来所访问，并进行学术交流。其中与香港科技大学合作项目（港方出资100万港币）正在商谈中。

### 六、研究生教育工作

1. 研究生录取工作　根据研究生院"按需招生、德智体全面衡量、择优录取、宁缺毋滥"的录取工作原则，今年录取博士研究生1名和硕士研究生1名，生源质量较好。参加了武汉站研究生招生宣传工作，同时利用研究生院招生经费加强了我所网站的建设。

2. 研究生答辩及就业　2013年修瑞娟教授的1名博士研究生以优秀成绩通过答辩并按期取得学位证书。

3. 在读研究生培养

（1）2011级博、硕研究生均顺利通过中期考核。

（2）全体研究生队伍生气勃勃地参加了院校的秋季运动会。

（3）举行迎新生联欢会，介绍协和校史和优秀传统。并按修瑞娟教授要求，进行爱祖国爱民族的教育。

（4）在研究生中开展优秀实验记录的评选，激励学生以求实创新精神认真做好实

验记录，同时将评选结果与奖学金评选挂钩。

（5）研究生随全所职工参加了研究所春游活动。

（6）全体研究生参加本所每周一次的学术活动。

（7）获得2013年院校优秀研究生基金1项，协和青年基金2项。

（8）与瑞典、中国香港等访华代表团联欢，宣传祖国传统文化。

（9）参加在国内举行的大型国际会议10人次。

**七、完善科研管理制度**

2013年度，本研究所进一步细化和完善科研管理制度和规范，成立了研究所各项制度检查小组，对实验室使用、实验记录规范化、实验试剂安全管理、研究生实验管理和涉及人体和动物研究内容的伦理道德管理制度等都进一步落实，并将纸质管理制度和规范安置在研究所，要求工作人员实时面对检查自己。对每位研究生实验研究，成立了导师组，严格实行导师指定的技术人员全程辅导管理，及时发现和纠正不规范的科研行为，提高了研究生学风，学德培养水平。

**八、党支部建设**

1. 继续抓好政治理论学习，努力提高党员队伍素质　按照党委要求，紧紧围绕党的群众路学习教育实践活动方针政策，努力促进党员党性觉悟、工作能力的提高和工作作风的转变。本年度主要开展了以下学习活动：

（1）开展学习十八大报告和党章知识

活动。

（2）举行改进工作作风专题学习研讨会。

（3）举行转变政府职能、规范政府行为畅谈会。

（4）集中学习李立明书记在"党的群众路线教育实践活动专题讲座"上的报告。

（5）开展了十八届三中全会精神学习活动。

（6）积极利用网络信息传媒平台开展党的群众路线教育实践活动学习工作。

（7）深入学习贯彻习近平总书记系列讲话精神。

（8）积极开展民族政策法律法规知识学习和竞赛活动。

2. 积极开展支部活动、推动组织建设

（1）选举产生了新一届微循环所支部委员会，新一届支部委员会立即召开了第一次会议进行了分工。

（2）热情参与院校"我的梦·中国梦"演讲、征文、摄影比赛。

（3）积极组织"共产党员献爱心"活动。

（4）学习宣传和推选践行党的群众路线典型事迹工作。

（5）深入职工群众、开展调研活动。

（6）积极开展学习白求恩精神活动。

（韩建群　编　修瑞娟　审）

联系电话：（010）65126407
E-mai：hjq720123@163.com

# 血 液 病 医 院

## （血液学研究所）

（天津市和平区南京路288号，300020）

中国医学科学院北京协和医学院血液病医院（血液学研究所）（以下简称"院所"）是我国最大的集医疗、科研、教学、产业于一体的国家级科研型血液病专业医疗机构；国家干细胞工程技术研究中心和中国医学科学院干细胞医学中心的依托单位；内科学（血液病）、药物药理学、细胞分子生物学的全国重点学科点；国家药物临床试验机构；世界血友病联盟国家成员单位（中国）的执行部门；卫生部国家核事故医学应急中心临床一部；国家血友病病例信息管理中心的依托单位。

2013年，在院校的领导下，院所深入贯彻落实党的十八大和十八届三中全会精神，坚持以人为本、患者至上的服务宗旨，在年初制订的工作计划和15项重点工作的基础上，突出院所信息化建设、制订全员绩效考核方案、三级医院评价评审等工作，在医疗、科研、教学、产业、管理等方面协调发展，取得了突出的经济效益和社会效益，更好地满足了院所自身发展需求和社会需求。

**一、医疗工作**

1. 全院以三级医院评审为契机加强制度建设，提高精细化管理水平，顺利完成了国家卫生计生委质量安全年度工作评价和天津市卫生局三级医院评审的准备和审核工作，并连续第四年蝉联中国医院最佳专科排行榜血液科第一名。

2. 继续加强医疗管理与质量监控。规范血液病诊疗，初步拟定临床各科室绩效考核方案，完善临床路径管理，加入卫计委医疗质量监测系统，完成医疗质量监控数据的网络直报，继续加强病案管理，落实医疗核心制度。进一步完善医疗安全、抗生素应用、院内感染、医疗统计、传染病及死亡报告管理工作，制订医疗技术准入相关的规章制度，完成医师人员准入管理工作。

3. 临床各中心专业稳定发展。贫血诊疗中心救治重型再生障碍性贫血患者，约占国内得到有效治疗的该类确诊患者的2/3；白血病诊疗中心、淋巴瘤诊疗中心合作完成了"十二五"国家科技支撑计划课题"白血病和淋巴瘤的预后分层与个体化治疗策略"的申报工作；血栓止血诊疗中心主持制订了中华医学会血液学分会血栓与止血学组2013年版中国血友病诊断与治疗专家共识，主持举办了2013年全国血友病分级诊疗工作研讨会；造血干细胞移植中心2013年收入首次突破一亿元，HLA不全相合移植所占比例较去年明显增加，采用间充质干细胞治疗重度急性GVHD、尤其是Ⅲ度以上肠道GVHD取得了很好的疗效；MDS诊疗中心承担卫计委全国基层医疗机构合理用药短期培训任务，分别举办了MDS、骨髓衰竭性疾病规范化诊疗的短期实践培训，1篇文章摘要获得55届ASH成就奖；儿童血液病诊疗中心持续加强科室质量管理，开展儿童急性淋巴细胞白血病及儿童急性早幼粒细胞白血病的临床路径工作，进行儿童骨髓衰竭性疾病发病机制的研究；综合诊疗中心申请获得天津市重点科研项目一项，内科外周血干细胞治疗血管病方案更加成熟，外科手术切口感染率控制在 8% 以内，Ⅰ类切口愈合率达到 98% 以上。

4. 医技科室加快标准化实验室质量管理体系建设。临床检测中心、病理诊断中心顺利通过了 CNAS 组织的 ISO15189 的评审工作；病理诊断中心还顺利完成了 CAP 认证、各种室间质控、卫生部质控并成功组织主办了第二届血液病理高峰论坛，新开展项目及新增检测抗体共 37 项，积极拓展对外技术服务。药剂科加强质量控制管理，制订标准操作流程，规范各类药品管理。功能室一人当选中国超声工程学会肌骨分会委员，在国内推广交流"造血干细胞移植并发症的超声监测""血友病关节病的超声诊断"等技术。口腔科开展了两个病种的临床路径管理，全面提升治疗手段，改变以往单一的牙体治疗，为患者提供无痛治疗、预约治疗。

5. 继续加强护理队伍建设，选拔和培养护理骨干人才；深化优质护理服务内涵，制订护士分层级管理制度、护士分层培训计划和考核重点，病房继续实施责任制分工方式，开展了"深化优质护理服务内涵、提高专科护理水平"为主题的展示活动；加强护理人员的培训，在医科院组织的"护理论文报告会"中，院所获三等奖 1 人、优秀奖 1 人。完成国家级继续教育"血液病静脉治疗护理新进展"培训班；调整"护理质量管理委员会"和"护理质控组"，做好护理不良事件的上报工作。

6. 成立了临床试验研究中心（GCP 中心），启用Ⅰ期临床试验病房，获得了"临床试验质量管理"ISO9001：2008 质量管理体系认证证书。新启动临床研究项目 17 项，目前在研项目 53 项。

7. 加强门诊工作管理，持续改善门诊就医流程，方便患者就医。

二、科研工作

1. 院所 2013 年国家自然科学基金申请工作获得突破进展。首次获得重点项目、优秀青年基金各 1 项，海外及港澳学者合作项目 2 项。与 2012 年（12 项）相比增加了 10 项，增长幅度为 83.33%，中标率由 2012 年的 36.36 增长为 45.83%。组织申请科研课题 83 项，中标课题 46 项，其中国家科技支撑子课题 1 项，973 合作课题 2 项，国家科技重大专项课题 1 项（合作），国家自然科学基金 22 项，天津市科技计划项目 6 项，其他省部级课题 7 项，院校课题 7 项，累计申请科研经费 2202.79 万元。

2. 2013 年在研课题共 130 项，其中国家级 53 项，省部级重点 18 项，省部级一般项目 36 项，医科院课题 23 项。2013 年到位科研经费 2368 万元。组织项目结题验收 20 项。

3. 2013 年所院发表学术论文 153 篇，其中 SCI 收录论文 71 篇，中文 81 篇，非 SCI 英文论文 1 篇。SCI 收录论文影响因子在 5 分以上的有 15 篇，10 分以上的 6 篇。其中王建祥教授作为并列第一作者在 Lancet Oncol 杂志（SCI 影响因子 25.117）发表文章。

4. 杨仁池教授学术团队、熊冬生教授学术团队的两项成果分别获得中华医学奖和天津市自然科学三等奖；获得发明专利 1 项，申报发明专利 1 项。

5. 干细胞医学中心在院校组织的工作情况的考核中，获得较高评价。

6. 继续加强核心技术平台、动物室及重点室各楼层公共实验仪器平台建设管理工作，完善管理使用制度，增加安全培训，提高对外服务能力。

三、教育教学

1. 加强教育教学管理　改革院所研究生课程，增加科研前沿的授课内容；对研究生培养过程加强指导和监督；制订了《博士研究生中期考核与毕业的补充规定》，提高毕业标准；成立研究生会，组织召开了"北京协和医学院天津三所研究生教育研讨会"。

2. 注重招生质量　通过举办第三届优秀大学生暑期社会实践活动，2014 年招收推免生 17 名，在医科院 18 个院所中名列前五；2013 年共招收博士研究生 14 人，硕士研究生 37 人，共计 51 人；在职申请硕士学位 7 名，在职申请博士学位 2 名。

3. 完成了毕业生答辩及就业管理工作　2013 年毕业生数共 44 人，组织了 26 名博士、18 名硕士的毕业答辩工作。2 人被评为"北京市优秀毕业生"，2 人被评为"北京协和医学院优秀毕业生"。

4. 完成 2013 年导师申报工作　新增 2 名博士生导师，4 名硕士生导师。目前共有硕士生导师 26 人，其中科研型 15 人，临床型 11 人；博士生导师 21 人，其中科研型 11 人，临床型 10 人。

5. 教学创新项目取得好成绩　2013 年度协和创新基金项目的中期考核工作，院所 10 项全部通过中期审核，其中两项被评为优秀；2013 年度协和创新基金中标 10 项。

6. 以院所为依托，在北京协和医学院创建干细胞与再生医学学系，2014 年开始正式招生，为院所在干细胞与再生医学人才培养上获得先机，对巩固和进一步提升院所在干细胞与再生医学方面的影响力和知名度起到较大作用。

7. 2013 年共计申报继续教育学习班 11 个，累计培训学员 15 期。培训学员超过 2000 人，基地培训取得了良好的效果，达到了预期目的。完成了基地培训情况的总结上报工作。

### 四、学术交流及会议

继续举办高水平学术论坛。4 月，承办中华医学会血液分会青年委员会中国血液青年医师论坛；8 月，举办了第五届血液学（骨髓衰竭）高峰论坛研讨会；10 月，组织召开第一届协和国际淋巴瘤高峰论坛、第二届血液病理诊断高峰论坛和天津市细胞生物学学会年会；11 月，2013 年中国生物医学工程学会干细胞工程技术分会间充质干细胞学组成立暨学术研讨会在所院召开。

院所定期学术交流制度形成，今年举办院所学术活动 27 次，邀请到现任国际实验血液学学会主席 Margaret Goodell 教授，现任 blood 杂志主编 Bob Löwenberg 教授，美国北卡罗来纳大学教堂山分校（University of North Carolina，Chapel Hill）基因治疗中心主任、前美国基因与细胞治疗协会主席 R-Jude Samulski 教授和美国北卡罗来纳大学教堂山分校肖啸讲席教授（Eshelman Distinguished Professor）等 39 位国内外著名专家来院所进行学术交流和参观访问并进行精彩的学术讲座。

### 五、人才队伍建设

1. 程涛教授入选 2013 年"百千万人才工程"国家级人选，同时被人力资源与社会保障部授予"有突出贡献中青年专家"，并获得了"2013 年北京协和医学院优秀教师"的称号。

2. 王建祥教授当选第九届中华医学会血液学分会候任主任委员。

3. 谢向群教授被聘为协和学者讲座教授，推荐罗鸿博教授申报天津市千人计划。

4. 冯晓明教授被聘为协和学者特聘教授。

5. 王建祥教授牵头举办的"第四届血液高峰论坛急性白血病研究诊治进展"荣获"2013 年院校优秀继续教育项目"。

6. 刘汉芝研究员获得了"2013 年院校级继续教育教学管理先进个人"的称号。

7. 选送 4 名青年骨干到国外留学，新回国 6 人。

8. 2013 年 5 月通过院所范围内公开招聘、竞争上岗等程序，新聘任了 8 名临床病区护士长，同时也进行了护理骨干后备人才的选拔和储备。

### 六、党风廉政建设和医德医风工作

1. 严格执行党风廉政建设责任制。召

开了院所党风廉政建设工作会议，制订了党风廉政建设和行风工作要点。

2. 加强对重点岗位和关键环节的监督检查。全程参与院所的各项招投标与合同价格谈判活动，参与价格与合同谈判、会签合同。

3. 加强党风廉政建设和医德医风宣传教育，保持良好的党风和行风。

4. 建立了社会评价制度体系，进一步完善第三方患者满意度的追踪整改。认真开展专项活动，强化廉洁自律的落实。积极落实信访举报及相关问题的调查、协调和整改。

### 七、文化建设

院所党委积极创建富有特色的院所文化，将"严谨、博精、创新、奉献"的协和传统文化，与"开放、流动、联合、竞争"现代管理理念相结合，形成了独具院所特色的，适合院所定位的文化体系。

1. 提炼精神文化　党委借鉴全院职工充分参与讨论征集所院徽的过程，充分讨论，提炼出"以人为本，患者至上"的办院宗旨，结合医院评审，整理院徽、院训、院所宗旨、院所目标和任务成《应知应会手册》普及到全院所职工。

2. 夯实物质文化　院所的物质文化建设紧密围绕精神文化内涵，以促进精神文化发展，展示精神风貌为目标，充分体现了"以人为本，患者至上"的服务宗旨。为科研、医疗购置先进仪器设备，规范了仪器设备的检测、保养、维修等流程，保证中心任务的顺利进行。

3. 做强制度文化　党委重视院所制度文化建设，本年度以医院评审为契机，先后修订了《制度汇编》《行政管理应急预案》《所院务、党务公开制度汇编》，制订了

《行政管理流程》《岗位职责汇编》《各专业委员会（工作领导小组）职责与工作制度汇编》，并将《护理管理制度》《医疗法律法规》《医疗管理制度》《应知应会》编辑成册，以完善的制度促进各项工作的有序进行。党委还先后多次邀请国内管理专家来院进行管理理念和知识的培训，逐步实现从集约、粗放式的管理向科学、精细化管理的转变过程。

4. 打造特色文化　以开放包容的态度彰显所院深厚的文化底蕴与专业学术地位。以启发思维，博采众长为目的，加强跨专业、跨学科的定期学科交流，营造浓厚的学术氛围。以搭建平台，共同进步为着眼点，举办各类学习进修班，招收学员，进修生近千名，进行血液学基础和临床及其相关领域的规范化培训和前沿技术、最新成果的介绍，提高我国血液学整体水平。其中，第四届血液高峰论坛中，王建祥教授所做的"急性白血病研究诊治进展"荣获"2013年院校优秀继续教育项目"。

### 八、空间发展和基建后勤

2013年3月11日，卫生部与天津市签署了《卫生部天津市人民政府共建中国医学科学院天津分院合作协议》。中国医学科学院与天津市科委签署了《关于合作建设中国医学科学院创新园区暨天津分院的项目合作战略框架协议书》，其中院所新区建设囊括在其中。完成了C楼改造和门诊部分科室的调整，院区地面改造和楼内墙壁粉刷和环境清整；按照调整后的新布局完成了楼内标识的添减更换工作及户外标识的设计工作。

（刘晓黎　编）

联系电话：（022）23909047

# 放射医学研究所

(天津市南开区白堤路 238 号，300192)

2013 年，放射所工作紧紧围绕中国医学科学院放射医学研究所"十二五"科研发展规划开展。认真学习十八大精神，以"科学技术是第一生产力"和"科教兴国"战略思想为指导，以"以科研促进学科建设，以科研促进人才培养，以科研促进教学质量"为目标，加大科研工作和科研投入的力度，创造良好的科研环境，充分调动科研人员的科研积极性，以此来提高科研水平，并立足本所学科特点，在巩固原有科研的基础上，开拓创新、锐意进取，各项科研及教学工作都取得了显著成绩，全面完成了 2012 年我所制订的各项工作目标计划。

## 一、科研、开发工作

2013 年共有在研项目 74 项，其中国家自然基金 12 项，"973"子课题 1 项，博士点基金 6 项，天津市自然基金 10 项，天津市重点项目 6 项，国家标准 7 项，人事部回国人员启动基金 2 项，引智项目 6 项，卫生部行业基金 1 项，卫生部部属（管）医院临床学科重点项目 1 项（与血研所合作），院校项目 24 项。总金额 1936.8 万元。今年到位经费：530 万元。管理所基金项目 44 项，其中重点及人才项目 32 项，探索项目 12 项。

2013 年共获得批准项目 32 项，经费共计 805 万元。其中：国家自然基金 6 项，医科院创新团队 1 项，科研院所技术开发研究专项 1 项，人事部回国人员资助重点项目 1 项，博士点基金 1 项，天津基金 3 项，天津市引进高层次人才认定项目 1 项，协和青年基金 6 项，国家标准 3 项，天津市外专局引智项目 6 项。

科研项目成果登记 20 项，获天津市科技进步二等奖 1 项。申请发明专利 4 项，获得发明专利 4 项，获得"放射性肿瘤病因概率计算机计算系统 1.0.0"著作权。2013 年共发表文章 99 篇，其中 SCI 文章 18 篇。

获得 2013 年度天津市科技成果管理先进单位和 1 个科技成果管理先进个人奖励称号。

产业开发方面，一方面培育和挖掘所内可转化的技术成果和技术平台，在体制、机制、政策、人员等方面给予鼓励支持，以加快产业化进程；另一方面，对现有投资公司进行技术后备支持与支持，同时规范公司的各种经营行为，使公司健康、快速发展壮大。大力推进健康监护中心和辐射监测中心对外服务力度和服务范围；全面整合转制科园中心资源，完成天颐科园经营项目；继续完善开发产品培育工作，比如抗辐射（电磁辐射）防护服、抗辐射保健产品等。

## 二、研究所管理工作

针对放射所招生专业特殊，外校学生对专业知识认知度低等情况，采取网络宣传、发放招生宣传手册、现场宣传、导师及学生介绍、制作招生视频等多种途径加大招生宣传力度，大幅提高了放射所研究生的第一志愿报考率。2013 年招收硕士生 15 人，博士生 4 人。

完成 2011 级研究生中期考核。制订 2014 年研究生招生目录。组织协和医学院课程的课程安排、命题闭卷、结课考试，放射所 2013 年在博士生导师刘强老师的努力下，又在北京协和医学院新开设一门课程《放射损伤及其治疗学》。科教处还积极配合党政综合办公室组织完成协和优秀教师申报工作，通过院校专家委员会评审，我所1名导师获得优秀教师殊荣。

及时在院所网站公布各类招聘信息等手段，做好放射所研究生的就业指导工作，通过大家的努力，放射所2013年100%的就业率。

根据《北京协和医学院关于开展2013年研究生奖学金评选工作的通知》的布署，依据《放射医学研究所研究生优秀学生奖学金评选办法》的规定，经学生申报，并通过放射所专家认真评审，完成放射所2012~2013年度优秀学生奖学金评选工作，共有16名研究生获得奖学金，其中2名同学分别获得博士及硕士国家奖学金。

同时我们坚持严格考勤制度，把握学生出勤率，坚持与导师勤沟通，了解学生的学习生活动态，不定时地召开不同形式的学习经验交流会，促进同学间的学习经验交流。

### 三、外事与国际交流工作

2013年我所获得外专局引智项目6项，共获经费20万元，由于引智工作取得长足的进步，我所于2012年申报了天津市引智示范单位在本年度获得批准。

确定了每周四为学术活动日，邀请了一大批国内外高水平专家来所里进行学术交流，营造了浓厚的科研氛围。包括特邀嘉宾美国纽约大学医学院Feinstein医学科学研究所王海潮教授（协和学者讲座教授），美国路易斯维尔大学蔡露教授，美国德克萨斯大学M. D. Anderson癌症中心癌症预防与人口科学部临床癌症预防系沈强教授，日本国家放射线研究所王冰教授和腾部孝则教授，美国Thomas Jefferson University的王晨光教授，美国罗格斯大学、美国万劲公司高级研究员李士明教授，美国波士顿大学医学院（Boston University School of Medicine）华裔糖尿病学研究专家、波士顿大学医学院心血管研究所成员臧梦维教授等数十名国际相关

领域知名专家。

2013年度共有18人次参加国际学术交流会议。

### 四、组织会议

2013年3月5~6日，组织卫计委放射性疾病诊断标准专业委员会在天津召开了标准研讨会议和放射性皮肤损伤图谱编制验收汇报会。

2013年4月22~25日，组织中华预防医学会放射卫生专业委员会在广西防城港召开了中华预防医学会放射卫生专业委员会第四届委员会第三次常委会议。

2013年5月7~8日，组织国家卫生和计划生育委员会放射性疾病诊断标准专业委员会在天津召开了国家卫生和计划生育委员会放射性疾病诊断标准专业委员会2013年标准预审会议。

2013年5月30日，中国医学科学院放射医学研究所承办了中华预防医学会放射卫生专业委员会青年委员会第二次会议暨学术交流会，来自20余个省市的青年委员和放射医学研究所职工共70余人参加了学术交流会。

2013年6月5~8日，在辽宁省丹东市举办了全国放射工作人员职业健康检查技术培训班和全国放射工作人员职业健康检查技术培训班。来自全国各省、市职业健康检查机构专业技术及相关领域代表42人参加了培训。

2013年6月25~28日，组织卫计委放射性疾病诊断标准专业委员会在黑龙江省漠河召开了第七届卫计委放射性疾病诊断标准专业委员会2013年度工作会议。

2013年8月28~9月1日，组织中华预防医学会放射卫生专业委员会在新疆阿勒泰市召开了中华预防医学会放射卫生专业委员会第四届委员会第四次常委会议。

### 五、核应急工作

放射所作为目前国家医药卫生系统唯一

从事放射医学研究的综合性研究所，承担着国家核事故应急救治任务，是国家核事故医学应急第一临床部及国家核事故医学救治基地。目前应对核能和平利用事业的不断发展及国际恐怖袭击事件的频繁发生，核事故应急医学处理研究工作必须加快步伐，以保证一旦国家需要，必须有一支技术过硬的专业人才队伍及其相应的技术储备，以确保完成国家核事故应急医学救治任务。

我们在各级领导的关心和支持下，全面贯彻落实科学发展观，在核事故医学应急工作中，认真贯彻落实"常抓不懈，积极兼容，统一指挥，大力协同，保护公众，保护环境"的方针。切实完成国家核和辐射应急医学救援队伍的演练培训。加强《应对日本福岛核电站事故回国人员医学检查、救治预案》《卫生部核事故医学应急中心第一临床部核和辐射事故医学应急预案》的演练与学习。建立了24小时应急值班制度。切实履行在突发公共卫生事件应急处理工作的职能，做好突发事件的安全保障工作。

完成卫计委应急办公室反核生化恐怖储备药箱任务。生产反核生化恐怖洗消药箱100箱。

完成放射所研制的"核事故和辐射事故内污染药箱"通过企业产品执行标准认定。此药箱适用于核事故和辐射事故人员的公众防治及早期救治。可用作国家及地方的医疗部门和放射卫生机构应急物质。在核与辐射事故卫生应急专家的论证后，该药箱可作为核与辐射事故卫生应急储备药。

完成卫计委核事故医学应急中心第一临床部核和放射事故医学应急救治小分队的演练及培训，通过不断培训强化了应急队员的应急理念和意识，提高了应急队伍的整体应急处置能力，使我们切实做到召之即来、来之能战、战之能胜，不辱国家赋予我们的重任。

### 六、党建工作

2013年，开展深入开展党的群众路线教育实践活动，认真学习宣传党的十八大精神，较好地完成了《2012~2015年放射所党委工作规划纲要》和《放射所党委2013年工作计划》的要求，求真务实，开拓创新，为全面实施放射所"十二五"发展规划提供坚实的组织保证。

按照《中共中国医学科学院放射医学研究所委员会开展党的群众路线教育实践活动实施方案》工作要求，以"照镜子、正衣冠、洗洗澡、治治病"为总要求，以党员领导干部为重点，深入开展党的群众路线教育实践活动，融会贯通"学习教育、听取意见，查摆问题、开展批评，落实整改、建章立制"这三个环节的主要工作。

### 七、制度工作

2013年开展了全所制度梳理工作，经过各职能部门"晒"制度使全所职工增加了对研究所各种管理制度的了解，同时通过征求全所职工的意见建议、各职能部门全年新建制度共8个，修订制度23个，其中党建、认识方面新建2个，修订4个。通过对研究所制度的树立和宣贯，提高了管理效率，提升了制度化水平，取得了明显成效。

### 八、科研支撑工作

职工收入得到普遍提高。2013年在职职工全年人均收入比上年增加2万余元；为退休职工争取到了2007~2014年规范津补贴资金缺口。

按时完成了2013年修缮项目工作，即"实验动物楼综合改造"（科研修购专项）和"研究生公寓及多媒体语音室装修改造"（科研修购专项）工程。从而使放射所动物实验和饲养符合国家规范，学生住宿条件极大的得到了改善。

同时，今年还完成了对"学术报告厅改造"（科研修购专项）、"研究生学习、活动场所及学生食堂改造"（教育部项目）和"学生运动场改造"（中央高校财政补助项目）项目的评审工作及"放射医学教育和研究实验基地装修改造"（中央高校财政补助项目）项目的预算工作。

（董　辉　编　樊赛军　审）

联系电话：（022）85682389
E-mai：donghui@irm-cams.ac.cn

# 生物医学工程研究所

（天津市南开区白堤路 236 号，300192）

根据院校 2013 年度工作的指导思想与重点，所党政领导班子带领全体职工，认真贯彻落实党的十八大和党的十八届三中全会精神，以提高科技创新能力为核心，以建章立制向管理要效益为工作目标，创新工作思路，细化工作措施，圆满完成了全年的各项工作任务。

**一、加强科研管理，推动科研稳步发展**

科教处积极组织各类基金和项目申请，经过全体科研人员的共同努力，2013 年纵向科研项目申请获批 25 项，其中国家自然科学基金获批 7 项；获批科研经费 546 万元，纵向科研项目经费到位 1110.126 万元。2013 年新增横向合作课题 9 项，合同经费 2800 万元，其中李迎新教授负责的医疗技术创新示范体系建设项目合同金额 2000 万元，刘天军教授负责的高效低毒光敏药物 IBM-1 临床前研究项目合同金额 700 万元；横向课题经费到位 999.4 万元。

张其清研究员负责完成的国家自然科学基金重大研究计划项目被基金委评为优秀结题项目，并获得滚动资助支持。

张其清研究员负责完成的"胶原-多糖基功能性生物医用材料的基础研究"项目荣获 2013 年度天津市自然科学奖二等奖。

2013 年共发表学术论文 60 余篇，其中 SCI 收录论文 19 篇，影响因子大于 3.0 的有 11 篇，其中研究所青年科技骨干周志敏撰写的学术论文《Synthesis of protein-based, rod-shaped particles from spherical templates using layer-by-layer assembly》发表在 SCI 索引收录的国外科技期刊《Adv. Mater》上，影响因子高达 14.829。

2013 年共申请专利 24 项，获授权 12 项。

**二、加强研究生教育，做好人才引进与培养**

2013 年度招收研究生 27 名，其中硕士 17 人、博士 10 人；毕业 21 人，其中获博士学位 10 人、获硕士学位 11 人。现有在校研究生 84 人。

依托研究所的生物医学工程专业博士后流动站 2013 年共招聘 3 名博士后进站从事科研工作，加强和充实了研究所的科研队伍。

在做好引进人才的同时，注重对青年科技骨干的培养，推荐 1 名科研人员报考在职博士获录取，选派资助 1 名科研骨干赴美国进修学习一年。2012 年派往美国明尼苏达大学进修的青年科研人员今年已按期回所工作。

**三、加强学术交流与合作，创建良好的学术氛围**

积极组织和开展学术交流活动，2013 年共组织 17 次学术报告会或座谈交流会，资助 4 名青年科研人员出国参加了国际学术会议，与国际同行进行学术交流，通过这种方式使一些青年科研骨干开阔了眼界，拓宽了科研思路，提高了科研水平和学术交流的能力。

**四、加强平台建设，注重技术服务与推广，促进产业发展**

积极承担国家公益类专业研究机构的社会职责，以推动和服务医疗器械行业发展为目标，加强产学研合作，积极推进和完善创新体系和服务平台的建设，开展技术服务和促进成果转化。

2013 年，研究所作为天津市医疗器械创新联盟的副理事长单位，参与了天津市医疗器械创新战略联盟申请国家试点工作；作为副理事长单位参加了天津滨海新区临床医学转化技术创新战略联盟的发起建设。依托研究所建设"天津市医疗器械生产力促进中心"的工作得以推进，组建实体方案在各方努力下基本落实。向天津市科委提出组建"天津市医学电子诊疗技术工程中心"的申请，通过了天津市科委组织的初评和专家评审答辩。依托研究所建设的天津市南开区生物医学工程专业孵化器挂牌成立，并得到天津市南开区政府 30 万元项目支持。

2012 年刚成立的所全资企业"天津协医科技有限公司"作为研究所对外社会化服务的窗口，通过公开招聘和所内调配，2013 年基本完成了管理、研发、购销等员工队伍建设，年技术服务收入近百万元，2013 年获南开区科技孵化器扶持资金和天津市创新基金项目等支持。继通过科技型中小企业认定，协医公司的高新企业认定工作正积极准备，预计明年通过高新企业认定。

生物医学工程研究所投资参股企业天津迈达医学科技有限公司，经天津市高新技术产业园区推荐，今年 7 月已在新三板正式挂牌，生物医学工程研究所持有的股份资产具有大幅增值的潜力。

### 五、完善制度建设，规范内部管理

制度建设是研究所 2013 年度的重点工作之一，修订和完善规章制度 30 项，新制定颁布实施 5 项。在落实《工程所行政接待管理规定》《工程所公务车辆管理规定》过程中，通过强化公费招待审批制度，加强公费接待部门和接待标准管理，使研究所行政接待费比去年同期下降 70%；通过规范和控

制公务用车，公务用车成本比去年同期也明显下降。通过规章制度的完善和落实，初步实现了向管理要效益的工作目标。

2013 年各职能部门都努力做到严格执行办公经费预算管理制度，降低办公成本，严控预算外支出。2013 年研究所各项行政事业经费支出基本控制在预算范围内。

### 六、加强基础建设，改善工作环境

2013 年完成了 2014 年度中央级科学事业单位修缮购置项目申报——2 号科研楼实验室维修改造工程申报，获批 812.54 万元；中央级普通高校修购专项资金项目申报——教学楼和学生宿舍食堂消防安防安装工程申报，获批 380 万元。

2013 年利用中央级科学事业单位修缮购置项目专项资金 1168 万元，对科研 1 号楼办公室及专业实验室实施维修改造工程、学生宿舍楼维修改造工程及单位大门改建等，改善了所里的科研和办公环境。3 号教学楼维修改造工程也已启动。

### 七、注重自身建设，提高办刊出版水平

研究所承担着《国际生物医学工程杂志》编辑出版工作，本刊通过严格执行"三审制"及筛查、总检等有效手段，保证了期刊的学术质量及编辑质量。

本年度编辑部适时调整编辑计划，有目的的向一些专家和作者约稿，特别是从自然科学基金、863、973 等重点资助项目选择有学术价值的研究课题进行约稿，取得了良好的社会效益。刊出文章属国家和省、部级基金资助项目的比例今年达到 60% 以上。

（段炳柱　编　李迎新　审）

联系电话：（022）87890153
E-mail：duanbingzhu@ 126.com

# 皮肤病医院
## （皮肤病研究所）

（江苏省南京市蒋王庙街 12 号，210042）

2013 年，中国医学科学院皮肤病医院（研究所）开放床位 50 张，职工 370 人，其中卫生技术人员 224 人，高、中级技术职务者各为 80 人和 109 人，博士和硕士生导师各 11 人和 29 人，享受国务院政府特贴 16 人（在职 2 人，离退休 14 人），设临床、医技科室 28 个，其中性病为江苏省临床医学中心。皮肤病与性病学专业是北京协和医学院博士和硕士学位授予点、博士后流动站。中国疾病预防控制中心性病控制中心、中国疾病预防控制中心麻风病控制中心与之合署办公。

是年，该院所以建设"国际知名、国内领先"的科教型专科医院为目标，院所紧紧围绕"十二五"发展规划及 2013 年工作要点，带领全体职工深入学习十八大和三中全会精神，践行党的群众路线，医、教、研、防、管各项工作全面发展。

### 一、医疗工作

1. 医疗概况　2013 年，门诊总数 883 089 人次，较去年同期增长 5.91%；出院病人 1038 人次，同比减少 6%（严格控制加床数量，确保医疗质量安全）。实现业务总收入 2.3 亿元，增长 14.03%，其中：医疗收入 8722.69 万元，增长 15.2%；药品收入 13 337.29 万元，增长 12.33%。自制制剂收入 4797.5 万元，较去年同期增长 11.1%。

2. 开展等级医院年度评价　按照《关于开展全国部分三级甲等医院 2012 年度质量安全情况年度评价的通知》要求，及时动员、部署迎接医院评价工作，成立医院质量

管理领导小组和医院管理、医疗药事、护理感染三个工作小组，加强迎评工作组织领导；按时完成基本情况统计表、自评报告、自评总结文字报告、病案首页数据等基本资料上报工作；购置下发《三级综合医院评审标准实施细则》；各科室逐条对照标准学习、理解，查找不足，分析原因，通过完善制度、开展专项培训、组织模拟演练、优化工作流程、整理环境内务等进行三甲医院创建；组织科室自检、分组互查、模拟检查、领导督查等多层次的院内自查，将创建标准逐一落到实处，做好迎评的各项准备工作。9 月，检查组现场评价期间，积极配合检查人员认真查找医院管理中存在的问题与缺陷，及时召开医疗不良事件管理与持续改进专项工作会，充分运用管理工具对存在问题及原因进行分析，提出改进的具体措施。检查结束后，院所将检查组意见迅速反馈落实，制订整改目标，促进医院规范运作，良性发展。通过检查，进一步强化全体职工的持续改进理念，在今后的工作中掌握、运用品管圈、PDCA、鱼骨图等管理工具，使医院管理从粗放行政化管理向科学化、信息化、精细化管理转变，提高整体管理水平，提升服务能力，在做精做强皮肤病专科特色的基础上推动院所全面发展。

3. 加强医疗质量与安全管理　夯实医疗质量基础管理。完善病案管理相关制度，明确质控流程，强化病案检查力度，显著改善病案管理和质量。病区严格按临床路径管理要求收治相关病种患者；及时组织科室做

好新技术与新项目的申报及准入管理；在做好医疗纠纷调解工作的同时，及时发现、分析、反馈医疗安全隐患，制作《医疗安全提示》，引导临床医师依法、安全行医。定期组织病案检查和三基考试，按时上报《医院质量监测系统》和《预约诊疗服务信息管理系统》信息。

4. 持续改进护理管理和服务　以持续改进护理质量、提高患者满意度为目标，以病人需求为导向，实行护士分层管理，合理调配护理人力资源，规范健康教育制度、流程，制作患者《住院指南》手册，确保措施的有效性。加强护理人文建设，规范护理人员语言行为，细心观察患者病情和心理状态变化，全程针对性地开展健康教育、咨询和指导，拓展服务内涵，为患者提供优质护理服务。

5. 加强药事管理　根据糖皮质激素类药物和抗菌药物分级管理制度，加大对医务人员进行宣传培训力度，认真做好药品不良反应监测与处理工作。加强抗菌药物管理，成立抗菌药物临床应用专项整治领导小组，将抗菌药物使用纳入绩效考核严格执行抗菌药分级管理制度，每月进行处方和医嘱点评、抗菌药物专项点评和Ⅰ类切口预防用抗菌药点评。由药剂科定期对各类药物使用情况、抗菌药物使用率、不合格处方及其不合格原因等项目进行统计与分析，将优秀处方与不合格处方进行展览，以达到取长补短、褒优弃劣的作用。

6. 医德医风　院所开展"守住清廉，维护健康"主题教育系列活动加强医务人员的职业道德教育，维护"白衣天使"形象。在全所范围内征集职工自行创作的 66 份反腐倡廉书画、摄影、剪纸等作品，布置专题宣传板报，弘扬正气。联合南京市玄武区检察院开展预防职务犯罪系列专题讲座、反腐倡廉政策解读及典型案例展出，培养 2 名兼职讲解员，自制宣传短片《守住清廉、维护

健康》在活动期间滚动播放，从反腐倡廉政策法规宣传、典型案例讲解正反两方面教育引导全体职工廉洁行医，牢筑思想防线。分两批组织所院 74 名党员干部赴扬州市预防职务犯罪警示教育基地接受警示教育学习，通过以案说法和违法犯罪人员的忏悔教育，给全体同志敲响了反腐倡廉的警钟。

与 5 位院所副职、45 位处（科）室主任、重要岗位人员签订党风廉政责任书，自觉抵制不正之风的侵袭和危害。将《权力运行监控机制建设制度文件选编》发放给每个处室，以确保各项权力正确行使、高效运行。召集 58 家药品供应商签订购销廉洁协议书会议，从源头上纠正药品购销中的不正之风。定期在周会上表彰拒收红包、主动上缴红包的好人好事，弘扬正气，树立典型，（全年共收到锦旗 25 面、表扬信 7 封、上缴红包（卡）9900 元、拒收红包 4 人次 800 元）。

**二、科研教育工作**

1. 科研项目管理　2013 年度组织申报各类基金项目 80 余项，获资助项目 32 项。获得国家自然科学基金面上项目 4 项，科技部基础设施项目 1 项，教育部博士点新教师 1 项，国家外专局引智重点项目 1 项，协和青年基金 5 项，协和研究生创新基金 3 项，国际合作项目 4 项，其他横向项目 10 余项。全年发表学术论文 175 篇，其中 SCI 期刊收录论文 40 篇，总影响因子 155.3 分，其中影响因子大于 3 分的 16 篇；"用于检测物质致敏性和药物筛选的人工表皮体外模型"（ZL201010233797.1）获国家发明专利。

2. 研究生、进修生教育　本年度完成 68 名在校研究生日常管理、2013 级 21 名研究生招生录取及 2013 届 14 名研究生毕业等工作。2013 年完成国家级继续医学教育基地项目 7 项，参与培训人数 418 人。全年接受 115 名进修医师，完成医科院、卫生部等上级单位分派的 2 名落后地区皮肤科医生的进修培训任务。

3. 国际交流与合作　院所多名专家应邀参加国际学术交流会议，分别在世界性病大会、全球麻风病峰会上做专题报告。世界著名皮肤病学专家 Terence Ryan 教授等应邀来院所访问，并在访问期间做学术报告，开拓了科研人员的学术视野，促进了院所科研能力建设的提高。

**三、性病控制中心、麻风病控制中心工作**

1. 性病控制中心　围绕新施行的《性病防治管理办法》抓宣贯，围绕《中国预防与控制梅毒规划》抓落实，组织制订《中国梅毒控制规划中期评估方案（上报稿）》，并上报国家卫生计生委，该方案将进一步促进各地贯彻落实梅毒控制规划，推动梅毒防治工作深入发展。进一步完善性病疫情监测管理、加强性病实验室体系建设、开展梅毒筛查和性病规范化医疗服务，年内正式启用全国性病防治管理信息平台，为全国各省（自治区、直辖市）性病预防控制机构、性病监测点及相关医疗机构开展防治工作提供技术指导与支持。

2. 麻风病控制中心工作　为落实《全国消除麻风病危害规划（2011～2020年）》要求，探讨在麻风病高流行县（市）对多菌型麻风病密切接触者采取利福平预防服药措施的科学性和可行性，召开麻风病化学预防服药方案讨论会、论证会，力争该项目在公益性行业科研专项中予以优先支持，为国家制定全国范围的麻风病化学预防策略提供循证依据。根据卫生部疾病预防控制局麻风病防治项目 2013 年委托协议书要求，完成麻防骨干培训和帮助培训基层医务人员、现场督导及技术指导、麻风健康教育及宣传、防治与疫情监测等常规工作，起草 2013 年全国麻风病控制绩效考核现场抽查指标等技术性文件。

**四、行政管理工作**

1. 医院信息化建设　"基于电子病历的医院信息化建设"项目完成住院电子病历、门诊电子病历逐步上线试用。LIS、PACS 系统逐步开通并其他信息管理系统对接，实现 HIS、EMR 系统等信息共享，临床申请与报告的快速传递。基于电子病历的医院信息化建设（Ⅱ期）项目完成招标，将于明年初启动。该项目实施后，可提高医护人员的工作效率，保证医嘱执行的准确性，有效减少护士的工作量，充分发挥Ⅰ期建设的效能。

发挥院所行业领头作用，继续做好各个项目信息平台的开发与推广："全国麻风病防治管理信息系统"稳定运行；完成"性病防治管理信息平台系统"开发，7 月在全国正式投入使用；继续做好"卫生公益性行业科研专项经费项目—常见与危重皮肤病的诊治规范研究"项目维护，本年共入组病例 600 例，项目负责人通过系统可随时了解、监督项目进度，调整计划。

2. 基础建设　门诊综合楼建设 5 月基坑建设通过验收，10 月 28 日主体封顶。全年基本完成门诊综合楼项目建设涉及的主要招投标工作，为明年门诊综合楼装修等工作做好充分准备。在建设门诊综合楼同时还完成了 10kV 配电房改造、院所建筑消防改造、院所安防监控改造、药剂科微生物限度检查室改造、真菌保藏中心改造等工作。在保证完成各项基建工作的同时，针对基建管理岗位性质，定期组织廉政学习，强化相关工作人员廉政意识。

3. 制度建设　相继制订、完善了院所厉行节约、信访工作、领导接待日、行政查房、固定资产处置、全院应急预案等制度。重新整理汇编了职能部门管理制度、部门岗位职责、医疗、护理工作制度、财务管理等制度，做到工作职责分明，有章可循，有据可依。完善考核体系，优化考核项目，量化考核指标，发挥考核评价的导向作用，促进院所良性发展。细化职务聘任工作，提高聘任的公正、公平性。认真贯彻执行新的医院财务制度和会计制度，强化审计监督职能，积极开展内部审计。全年先后完成经济审计、工程项目及基建修缮等审计工作 7 项，工程修缮等项目累计送审金额 1637 万元，核定额 1187 万元，审减资金 450 万元，核减率 27.49%。

4. 人才培养  1 人获得 2012 年度江苏省有突出贡献中青年专家荣誉称号；招收一名博士后进站。本年度完成了 2012 年、2013 年两年职务聘任。共聘任正高职称人员 5 人，副高级职称人员 9 人，中级职称人员 16 人，初级职称人员 28 人。组织优秀中青年出国进修考核 1 次，4 次理论考试，7 次人才评价委员会面试，招聘工作人员 31 名。组织 3 场出国进修归来人员交流讲座和新员工岗前培训，增加员工对院所的归属感。

5. 服务保障能力建设  围绕安全生产检查、等级医院评价等工作，由所院长带队，领导班子成员和职能处室负责人一起进行了数次行政查房，重点查找所院各区域的安全隐患，督查各部门落实安全整改措施。领导班子深入真菌科、信息管理处，对科室管理和所院信息建设等问题进行了调研；安排专项资金整治开裂围墙、老化电路和部分基础设施的保养、环境出新；主动参加江苏省教科工会的食堂检查评比，促进食堂规范管理，提高饭菜质量；通过对以往患者电话咨询内容整理分析，列出最常问的问题开通语音咨询电话方便患者。

为保证医院业务发展需要，完成配电房增容工作，后勤服务中心日常工作中做到及时进行线路和设备的维护、检修工作，有效保障水、电、气的供应。器材处积极做好全院医疗设备的日常维修，做好重点科室和重点设备的日常保养，同时积极做好设备的调研论证采购工作，规范医疗耗材的采供，保证了院所业务工作的正常开展。扎实推进平安医院创建活动，落实"三防"措施，加强警务室建设，实现"四无一创"及创"平安医院"的目标。

**五、积极开展公益活动**

作为国家级皮肤病专科医院，充分发挥"国家队"的作用，利用自身资源积极开展公益活动，勇于承担社会责任。1 月，号召院所职工为麻风患者捐衣捐被，共收到捐款 1.28 万元，衣物被子 437 件，及时分类整理送至四川凉山州西昌市麻风村小学和安徽和县梅山医院的麻风患者手中。精心制作常见皮肤病宣传海报和健康教育处方，定期开展常见皮肤病健康知识讲座，普及防治知识和简便易行的保健方法。组织共产党员、民主党派专家成立义诊医疗队分赴南京山西路广场、盐城大丰市和山东邹城开展义诊和性病、麻风病防控技术指导，直接为群众服务 700 余人次，发放健康教育处方 1300 多份。12 月 1 日是第 26 个世界艾滋病日，院所组织了"环湖健康走，宣传防艾行"公益活动，号召更多的人行动起来，向"零"艾滋迈进。通过系列的公益活动的开展，有效提升院所的社会影响力和美誉度。

（李律忠  编  王宝玺  审）

联系电话：(025) 85478037

# 输 血 研 究 所

（四川成都东三环路二段华彩路 26 号，610052）

2013 年，全所干部职工围绕打造"名副其实的国家队"的目标，继续推进人才、条件、管理和文化四大建设，提高面向政府、行业、市场的科技创新和服务能力，引领输血所事业走上内涵式发展道路。

**一、抓住发展机遇，国家血液安全中心筹建稳步推进**

坚持用"有为才有位"的思想推进国家血液安全中心筹建工作。在申请编制的同时，积极参与行业法律及规划制订、项目申请、科技援藏等工作，承担国家卫计委委托、部署的相关工作。提交 2 期《国家血液安全中心筹建简报》。

积极响应"十二五"期间国家血液安全工作要求，积累经验、锻炼培养人才队伍，在国家血液安全中心相关批文尚未获批的情况下，积极创造条件开展相关血液安全工作前期探索。在四川省卫生厅的大力支持下，参与了多项四川省血液安全促进工作，并起草相关方案和建议书。

**二、改革科研管理，科学研究水平持续提升**

启动 PI 制科研管理改革，在 6 个平台和 1 个实验中心的基础上组建了 10 个团队，形成了输血传播疾病、血液干细胞、输血医学工程、血浆蛋白质、血液资源管理、临床输血研究和输血医学实验中心等基本科研架构。

2013 年在研项目共计 59 项，其中国家级项目 5 项（国家自然科学基金 3 项）、国际合作项目 1 项、省部级项目 16 项、其他项目 37 项；项目申报共计 53 项，其中国家级 24 项（国家自然科学基金 21 项，科技部项目 3 项）、省部级 13 项、其他项目 16 项；项目获批共计 21 项，其中国家自然科学基金 3 项、省部级项目 9 项、其他项目 9 项。获批项目在数量上较去年有所增长，尤其是国家自然科学基金，取得了历史性的突破；文章发表在质量上有明显的进步，SCI 论文 25 篇、核心期刊 24 篇；输血传染病重点实验室建设获四川省卫生厅批准。完成 4 个新型实用专利的授权、1 个发明专利授权。

**三、整合优势资源，教育培训模式不断创新**

与泸州医学院、成都医学院合作开展输血医学本科教育；与南京血液中心联合举办北京协和医学院基础医学（输血方向）硕士研究生课程进修班；举办 2013 年无偿献血服务管理暨献血沟通研修班等培训班、承办卫计委血站技能培训班，培训学员 1000 余人；联合北京协和医院、北京阜外医院、北京肿瘤医院及天津血液病医院申请建设北京协和医学院输血医学系；开展与美国耶鲁大学输血医学系的远程教学项目；与美国约翰霍普金斯大学合作开展临床输血医师培训项目，打造中国的 C-SBB 培训体系；招收硕士研究生 11 名、博士研究生 3 名。

**四、拓展交流途径，开放合作、学术研讨深入推进**

成功承办由中国医学科学院北京协和医学院主办的第十四届国际血液代用品与缺氧性疾病治疗学术研讨会。来自美国、法国、瑞典、加拿大、德国、日本等 9 个国家和地区的 34 位专家、学者、公司高管作为会议邀请报告人参加会议，共进行了 49 场学术报告。

邀请了国内外专家学者 12 人次来所讲学，参加国内外各类学术会议 32 人次（国际会议 10 人次），组织所内学术活动 8 次。与美国 Johns Hopkins 大学继续合作开展"受血者流行病学调查和献血者评估研究-Ⅲ（REDS-Ⅲ）"项目。

与成都正康药业有限公司共建新型代血浆研发联合实验室、与新疆德源生物工程有限公司共建抗 D 免疫球蛋白研发联合实验室、与四川金域医学检验中心有限公司共建血液病诊断联合实验室，与四川新生命干细胞科技股份有限公司共建的"四川省成体干细胞工程技术研究中心"获批立项。与企业以合作研发、委托开发、委托检测等形式签署合作项目共计 21 项、经费 434.63 万元。

**五、强化执行效率，完成政府任务成效明显**

为卫生行政部门起草《单采血浆站设置规划指导原则》及《起草说明》《全国无偿献血表彰奖励办法修订意见》及《起草说明》等 11 项相关法律法规和标准指南的制定；为政府部门和行业提供《2012 年度全国采供血现状分析报告》《2013 上半年全国采供血现状分析报告》《2012 年度四川省采供血现状分析报告》等 8 项信息服务；参与 2013 年全国血液安全督导检查工作；承担 2010 年卫生行业专项"报废血再利用技术研究"等 3 项行业相关项目的申报和实施；承担四川省卫生厅委托的"四川省无偿献血公益宣传作品征集活动"；协助开展 2013 年卫生标准制修订计划项目"血液管理信息指标代码与数据结构"等 3 项血液信息化建设工作。

派出 6 名输血医学领域的专家前往西藏血液中心，对西藏血液中心职工及拉萨市 12 家临床医院医务人员约 40 人进行培训指导。

先后派出了四批工作组，共计超过 30 人次，有组织、有计划地参加"四川省芦山'4·20'7.0 级强烈地震"的抗震救灾工作。

**六、扎实构筑人才、条件、管理和文化四大建设工程，人才队伍能力和水平进一步提升**

引进美国阿拉巴马大学伯明翰分校博士后学者陈波；短期引进加拿大多伦多大学研究员黄海明博士和哈佛大学医学院麻省总医院林温育博士；招聘博士 1 人、硕士 5 人。以马峰教授为团队带头人的"人类多能干细胞向造血细胞诱导分化的基础及其应用研究"研究团队获批院校"创新团队"；吴燕云教授当选"协和学者讲座教授"。

科研信息管理系统、OA 系统和档案管理信息系统上线运行。开展标准化制度体系建设专项工作，清理并完善制度，切实保证制度落地执行。

2013 年中央级科学事业单位修缮购置专项设备购置项目获批 2384 万元，购置设备 74 台。至此，共获批修购资金逾 1 亿元，购置科研仪器设备近 400 台件。

完成《中国输血杂志》第七届编委会换届改选及换届后的备案等工作。

**七、改进工作作风，切实践行群众路线教育实践活动**

深入查找贯彻落实中央八项规定、反对"四风"和践行党的群众路线方面存在的问题，不等、不靠、立行立改，以解决"四风"问题的实际成效密切党群干群关系。

高度重视职工反映强烈的职工住房补贴未兑现的问题，解决 1998 年底前入所无房老职工住房补贴。

切实转变作风，加强与基层职工的沟通交流，认真执行厉行节约反对浪费的规定，三公费用比去年同期减少 62.13%。

2014 年，研究所将按照党和国家的新要求、人民的新期待，振奋精神、扎实工作，锐意进取、不辱使命，努力推动输血医学事业不断向前发展，开创输血所跨越发展的新局面。

（郑　鹏　编　陈勇军　审）

联系电话：（028）83340579

E-mail：sxs268@126.com

# 医学生物学研究所

（云南省昆明市茭菱路 379 号，650118）

## 一、党建和党风廉政建设工作齐头并进，促进中心工作稳步发展

### （一）加强组织和队伍建设，进一步加强党建工作

完善党建工作责任制，坚持党建工作目标管理、认真做好基层组织建设年活动；不断加强对党委领导班子和专兼职工作人员的队伍建设。围绕"建设学习型党组织"活动的开展，加强党员干部理论学习；继续加强党员经常性教育，坚持和完善干部职工理论学习制度；坚持以人为本，加强思想政治工作，重视单位文化建设。积极开展文明单位创建活动，被表彰为昆明市市级文明单位。

### （二）进一步推进制度建设，完善制度保障机制

按照医科院、云南省卫生厅党的群众路线教育实践活动实施方案，按照"照镜子、正衣冠、洗洗澡、治治病"的总要求，以为民务实清廉为主题，以"反对'四风'、服务群众"为重点，召开了专题民主生活会，进行了深刻的批评和自我批评；建立完善《医学生物学研究所党务公开制度》和《党务公开目录》；深入开展创先争优活动，充分发挥党组织的战斗堡垒作用和党员的先锋模范作用。认真开展"四群教育"和"三深入"活动，实施"跨越发展先锋行动"。

### （三）深入学习，严明党的纪律，继续加大专项治理力度

认真学习《建立健全教育、制度、监督并重的惩治和预防腐败体系实施纲要》、《中国共产党党员领导干部廉洁从政若干准则》和中央"八项规定"，以武装头脑、指导实践、推动工作的要求，把反腐倡廉教育纳入党员、干部教育计划之中。全面推行党课教育制度。营造"廉洁奉公、风清气正"的良好氛围。

### （四）深化廉政风险防控，规范权力运行管理

严格按照医科院批复的《中国医学科学院医学生物学研究所权力明晰表》和《中国医学科学院医学生物学研究所权力运行流程图》，健全了干部人事、基建、物资采购、科研经费、财务、招生、下属企业、学术规范等重点领域的廉政风险防控，完善了权力运行监督；认真执行领导干部报告个人有关事项制度，5 名处以上干部报医科院，9 名副处以上干部报所党委；认真落实领导干部任前谈话制度。

## 二、围绕重点，不断提升科研能力

### （一）科技项目申报实现突破

依托已完成全部临床试验的五个疫苗新产品产业化，申报的"Sabin 株脊髓灰质炎灭活疫苗、手足口病灭活疫苗等儿童免疫规划系列疫苗产业化"项目通过评审并被列入国家发展和改革委员会、财政部、工业和信息化部与卫计委联合组织实施的国家战略性新兴产业发展专项资金计划"2013 年蛋白类生物药和疫苗发展专项"，同时获得 8000 万元国家专项资金支持。2013 年共申报国家自然科学基金项目 53 项，6 个项目分别获得面上和青年科学基金的资助 301 万元。2013 年申报国家"新药创制"重大科技专项 7 项，2 个项目批准立项，获得资助 930 万元。依托"病毒性传染病生物制品国家地方联合工程研究中心"获得 2013 年云南省

发改委战略性新兴产业发展专项资助 200 万元以及云南省产业关键技术发展专项资助 300 万元。

**（二）科技经费、专利授权数创历史新高，发表论文数小有提升**

截至 2013 年 11 月 30 日，共获得各类国家及地方科技经费资助约 1.27 亿元，实际到位经费近 4200 万元。本年度申报专利 4 项，获得专利授权 12 项。2013 年在国内外学术期刊上发表论文共计 111 篇，其中 SCI 收录 22 篇，影响因子大于 3.0 的 11 篇。

**（三）科技项目申报中标率提高**

2013 年度，共组织或协助申报国家地方各类科技计划或科研基金项目/课题 150 项次，截至 2013 年 12 月 5 日止，已确定中标的项目/课题为 65 项，其中省部级项目 60 项。项目申报中标率为 43.33%，比历年维持的 20% 以下提高 20 个百分点。

**（四）科技平台建设迈上新台阶**

我所共获得 8 个国家级及省市级科技平台认定。申报"传染病疫苗研发与产业化国际科技合作基地项目"，获得科技部示范型国际科技合作基地认定。

**（五）新药注册申报工作稳步推进**

完成流感病毒裂解疫苗、乙型脑炎纯化灭活疫苗、Sabin 株脊髓灰质炎灭活疫苗（S-IPV）及 EV71 灭活疫苗（人二倍体细胞）和口服脊髓灰质炎减毒活疫苗和糖丸（OPV）五个新产品的全部临床研究总结，上报国家 CDFA，申请新药证书和/或生产批件。完成 F 基因型腮腺炎减毒活疫苗的 I 期临床试验，上报国家 SFDA，申请 II 期、III 期临床试验批件。按照国家 CFDA 有关临床试验质量管理指导原则要求，编写相关管理制度和 SOP，逐步建立我所临床试验质量管理体系，为新药注册生产现场核查做好充分准备。

**（六）实验动物工作突出特色**

继续加强我所实验动物管理工作，推进和完善 GLP 建设，促进"树鼩种质资源中心"建设工作。完成实验动物饲养、繁育任务，全年共繁殖婴猴 224 只，成活率为 97%；2013 年起国家林业部门禁止野外捕捉猕猴审批，为保持我所猕猴种群数量，联系猴场补充种源，引进猕猴 184 只。完成生产、检定、科研实验动物供应，全年供应猴 312 只、小鼠 9842 只、豚鼠 627 只、大鼠 14 只。建立新品种实验动物，开展树鼩、实验雪貂的人工饲养工作，繁殖成活树鼩 300 余只。

完成我所实验动物（猕猴）生产、实验动物（猴）使用、实验动物（大小鼠、ICR、兔、豚鼠）生产和实验动物饲料生产等 5 个许可证的年检工作；新获得实验树鼩使用和生产许可证 2 个，普通环境（猴、兔、犬、猫、树鼩、雪貂、小型猪）及屏障环境（SPF 小鼠、大鼠、豚鼠）实验动物使用许可证 2 个。截至年底，我所共有实验动物生产和使用许可证 9 个。

**三、多措并举，助推产业稳步发展**

**（一）马金铺昆明疫苗产业基地建设**

加快"昆明疫苗产业基地"一期工程的建设步伐，目前完成各建筑单体土建、室外总图土建、给排水工程、室外绿化工程和厂房大型设备安装调试并开展试生产，将于 2014 年进行正式生产运行。

**（二）疫苗生产工作**

顺利完成 2013 年生产任务。脊髓灰质炎减毒疫苗糖丸共生产 40 批，9599 万剂。脊髓灰质炎减毒液体疫苗生产 10 批，共 2525 万剂。冻干甲型肝炎减毒活疫苗完成了 90 批疫苗分装冻干，共计 825 万剂；甲型肝炎灭活疫苗生产完成 45 批疫苗生产，共计 726 万剂。

**（三）质量管理工作**

全面推行 GMP 管理及重新构建我所质量管理体系文件，以《药品生产质量管理规范》（2010 年版）和《中华人民共和国药典》（2010 年版）为指导原则，结合我所生产质量管理实际运行经验，努力打造制度化管理的质量保证模式。

**（四）产品销售工作**

冻干甲型肝炎减毒活疫苗发货量 581.9 万人份，灭活甲肝疫苗发货量 385.7 万人份，脊髓灰质炎减毒活疫苗糖丸发货量 5409.6 万粒，口服脊髓灰质炎减毒活疫苗发货量 1626.35 万人份。

在昆明医学院公共卫生学院设立"医学生物"奖学金，并签订相关人才培养方案。

**四、强化措施，深化财务审计管理**

认真贯彻执行国家财经法规制度，严格执行我所财经制度，按"科学、严格、规范、透明、效益"的原则，加强财务管理，优化资源配置，提高资金使用效益。积极认真开展财务内审工作，充分发挥内审的监督和服务职能，为我所发展及时提供决策依据。完成我所疫苗产业基地 1379 余万元、P3P4 项目 331 余万元、所内项目 5387 余万元的招标采购、合同谈判、合同签订的审计工作。

**五、以人为本，扎实推进人才队伍建设**

**（一）稳定和用好现有人才**

完成我所岗位设置管理与聘用工作；继续推进生产系统以关键业绩指标为核心的绩效薪酬与绩效考核体系。制订《医学生物学研究所编制外专业技术人员管理办法》。组织包括执行力提升、新版《中国药典》、企业药品 GMP 专题培训等内容的培训。在职职工继续教育，5 人获本科学历；1 人获硕士学位。32 人在职攻读硕士学位，6 人在职攻读博士学位。

**（二）加强研究生教育管理**

积极推行研究生培养机制实施方案并进行相应的制度建设。本年度，在校研究生共 101 名，其中北京协和医学院硕士生 66 名，博士生 22 名；昆明医学院硕士生 13 名。今年共培养毕业研究生 34 名，其中北京协和医学院毕业博士生 9 名、硕士生 25 名；昆明医学院毕业硕士生 5 名。自主设置的生物制品学二级学科 2013 年开始招生，北京协和医学院基础医学研究生课程进修班第一期学位课程学习结束，第二期学正在进行课程学习，两期学员共 65 人。

**六、攻坚克难，积极作为，加快推进项目建设工作**

国家昆明高等级生物安全灵长类动物实验中心项目南区建设进展顺利，主体土建工程全部完成，部分辅助设施已经投入使用。截至 2013 年 12 月 20 日，已完成投资 2.8303 亿元。

（仲志磊 编 游 丹 审）

联系电话：（0871）68335135

# 病原生物学研究所

（北京市东城区东单三条 9 号，100730）

2013 年是病原所"十二五"发展规划顺利实施的关键一年，也是硕果累累胜利丰收的一年。在院校领导的亲切关怀和指导下，在院校各职能部门的大力支持下，通过全所员工的努力，病原所 2013 年紧紧围绕院校中心工作和病原所发展总体思路，在科研及应急支撑、技术平台与学科建设、人才及干部队伍建设、新址建设与实验空间租赁、安全及规范化管理、研究生教育及对外合作交流等方面都取得了较好的成绩，为病原所的进一步发展奠定了坚实基础。

**一、坚持科技兴所，科研工作再结硕果**

2013 年在研项目共计 95 项。新获批科研项目 39 项，新获批科研经费共计 3945.5 万元。其中，主持承担"艾滋病和病毒性肝炎等重大传染病防治"科技重大专项课题 2 项；主持承担国家自然科学基金项目 11 项；主持教育部项目 6 项，其中教育部"创新团队发展计划"1 项，教育部新世纪优秀人才支持计划 2 项，教育部高等学校博士学科点专项科研基金 2 项，教育部留学回国人员科研启动基金 1 项；主持人事部留学回国人员科技活动项目择优资助项目 1 项；主持北京市自然基金项目 1 项；主持中央高校基本科研业务费 6 项；中央科研院所基本科研业务费项目 9 项。

由病原所牵头和中国疾病预防控制中心结核病控制中心共同组织实施的"十二五"国家科技重大专项"结核分枝杆菌感染的流行病学调查和队列研究"，是国家科技重大专项"十二五"重点研究领域课题之一。该课题可能是目前世界上最大规模的结核病流行病学研究项目，将为国家结核病综合防控策略的完善提供至关重要的数据支撑。通过统一操作规范，充分人员培训与预实验等工作，课题组人员在工作中严格遵循质量第一的原则，保证了研究数据的真实性和可靠性。7~9 月，传染病重大专项管理办公室和专家督导组分别赴深圳等多个研究现场对该课题进行现场考察与督导，得到了专家和领导的认可和好评。11 月，由中国工程院王陇德院士（前卫生部副部长）及前卫生部科教司司长祁国明教授牵头作为独立第三方会同科技评估中心组成专家组，对病原所主持的传染病防治科技专项开展中期评估，对病原所科研工作进展及取得的成绩给予充分肯定。

此外，病原所牵头承担的科技部国际科技合作与交流专项项目"抑制 HIV-1 病毒复制和激活抗病毒免疫反应的新策略"和"新发呼吸道病毒的病原学与检测鉴别技术合作研究"顺利结题并通过经费审计。病原所承担的"结核病分子标识的研究"和"呼吸道病毒性传染病病原谱流行规律及变异研究"等多个"十二五""艾滋病和病毒性肝炎等重大传染病防治"科技重大专项课题进展良好，顺利通过中期评估，得到评估专家的一致认可与好评。

2013 年，根据病原所快速发展的实际情况，病原所进一步提高了职称晋升论文、引进人才论文、博士后出站论文、研究生毕业论文要求及相关激励政策，实现了科研成果产出数量与质量持续提高的目标。截至 2013 年 11 月 30 日，病原所科研人员在 SCI 收录杂志上共发表以第一单位署名的论文 49 篇，影响因子（IF）3 以上文章 44 篇，其中 IF≥5 文章 17 篇，比 2012 年同比增长 89%；目前又接受文章 5 篇，其中 2 篇为 IF≥10 文章。

与此同时，病原所专利申请与授权数量持续快速增长，2013 年共申请专利 10 项，获得授权专利 10 项。

**二、完善技术平台，做好应急支撑准备**

2013 年，病原所在中央级科学事业单位修缮购置专项"结构生物学和突发传染病应急处置技术体系完善相关设备购置项目"等的支持下，总计购置实验室专业设备总价值 1457 万元，其中万元以上设备 87 台件，50 万元以上设备 4 台件。通过购置小角散射生物大分子溶液结构分析系统等设备，结合前期购置的大型冷冻透射电子显微镜系统、X 射线晶体衍射仪等设备，进一步完善了国内领先的形态学和结构生物学技术平台，为传染病快速诊断和病原体三维重构等研究提供技术基础。通过购置超高通量基因分析系统、高通量核酸自动提取系统等设备，结合前期购置的高通量基因测序系统、病原微生物分型鉴定仪、高通量微生物基因分型系统及生物信息学设备，升级了技术系统，提升了计算能力，为传染病快速诊断、提高病原体组合筛查能力提供了技术基础。

**三、依靠技术体系，完成应急支撑任务**

2013 年 3~5 月下旬，病原所承担了国家卫生计生委下达的人感染 H7N9 禽流感疫情的应急科技支撑任务。由金奇所长牵头，所领导班子、管理部门负责人和相关实验室科研人员参加，组成多学科参与、多平台集成的应急支撑队伍，连续奋战 3600 小时。在病毒的溯源、病毒变异、传播方式、致病机制、试剂优化等方面做出大量的工作，为我国有效进行人感染 H7N9 禽流感疫情防控打下坚实基础，获得了上级领导的认可和好评。5 月 9 日，院校党委书记、常务副院校长李立明教授在院校党政办公室主任张勤、科研处处长张学等的陪同下莅临病原所调研

指导人感染 H7N9 禽流感疫情科技支撑工作。国家卫计委 8 月专门发文，对在 H7N9 禽流感感染疫情防治工作中表现突出的单位给予表彰（国卫办应急发 10 号）。病原所作为国家卫生计生委属（管）三个受表彰单位之一，受到表扬。

2013 年 6~7 月，根据上级要求和卫生计生委有关部署，通过周密安排、精心组织和协同攻关，圆满完成一项中央保健任务，获得上级领导好评。

**四、深化合作交流，开展互利共赢合作**

为了进一步营造良好学术氛围，促进不同学科领域内互相交流，病原所在 2013 年以主题学术沙龙的形式开展了结核病、艾滋病、丙型肝炎、呼吸道病毒、手足口病等相关研究领域的学术交流活动，并将参加学术活动纳入研究生学位专业课教育。以学术沙龙的形式开展学术交流是病原所创新思想、活跃学术氛围、培养青年科研人才的有益尝试，搭建了学术交流平台，获得了广大科研人员的一致好评。

与此同时，通过走出去、请进来的方式不断拓展国际合作交流空间，为病原所科研人员及时了解相关研究领域的前沿进展，吸纳最新科研理念与成果创造条件。病原所先后邀请了来自美国、法国、德国、澳大利亚等多个国家的十余位国际相关权威专家来病原所交流访问，并特别邀请了美国科学院院士、中国工程院外籍院士、病原所科学指导委员会委员 Bernard Roizman 来病原所进行工作访问，为病原所青年科技人才授课、介绍国际相关领域最新研究进展。此外，病原所创造机会鼓励科研人员特别是青年科研人员及部分优秀研究生参加国际会议和国际交流活动，以进一步开阔科研人员眼界，提升科研人员水平。

**五、各方群策群力，稳步推进新址建设**

为满足病原所快速发展的需要，病原所新址建成前，将遵循"租用与新建并重、保

障重点、分步实施、有序推进"的原则，解决办公空间问题。根据院校南北两区建设的总体发展规划和南区选址建设病原所的有关部署，病原所自建所以来，一直将永久所址建设作为中心工作来抓。2010年国家发改委批复项目建议书之后，按照批复要求，病原所立即着手组织实施可行性研究工作。三年来，本着"明确定位、科学论证、注重实用、积极推进"等原则，所领导班子精心筹划、周密部署、细致督导，专家教授严格技术把关、积极建言献策，科研及行政系列相关人员通力协作，集全所之智，举全所之力，严格履行规定程序，克服了种种困难，在参建单位的配合下编制了环境影响评价、节能评估、社会稳定风险评估、职业卫生评价、地震安全性评价等报告并取得有关主管部门的审核批复，积极办理了项目规划选址、用地预审、人防许可等各类行政审批手续，协调项目所在地的管理、市政等部门出具了水暖电气等各类规划咨询方案，编制完成项目可研报告并获得国家发改委批复。批复项目建筑面积43 144平方米，较项目建议书批复的建设规模40 830平方米增加2314平方米；估算总投资38 315万元，较项目建议书批复的30 394万元增加7921万元。单方造价由立项建议书批复的6528元/平方米提升至7247元/平方米。病原所项目可研报告审批进度和项目支持力度均大幅领先于国内同期同类项目。

**六、高标准严要求，提高学生培养质量**

2013年，继续坚持对研究生毕业发表论文影响因子要求，即鼓励硕士研究生毕业单篇SCI论文影响因子≥2.5；博士生毕业单篇SCI论文影响因子≥4，或两篇SCI论文影响因子≥5，且其中一篇SCI论文影响因子≥3；直博生毕业单篇SCI论文影响因子≥5，或两篇SCI论文影响因子≥7，且其中一篇SCI论文影响因子≥4。2013届研究生已发表或接收的SCI文章7篇，2013届博士毕业生高小攀、庞晓静、王蓓、程敏和郭东星分别在《Nucleic Acid Res》（影响因子8.28），《Retrovirology》（影响因子5.66），《Plos Pathogens》（影响因子8.14），《Journal of Virology》（影响因子5.08）及《J Antimicrob Chemother》（影响因子5.07）和《Journal of Biological Chemistry》（影响因子4.78）上发表6篇科研论文。2014年将要毕业的博士研究生中超过一半的同学发表了SCI影响因子>5的高质量论文。此外，病原所研究生获得院校课题基金共4项，其中2013年协和青年科研基金资助项目1项，2013年协和医学院研究生创新基金项目3项。王蓓博士研究生获得2013届北京市优秀毕业研究生奖；程敏博士研究生获得2013届北京协和医学院优秀毕业研究生奖。

**七、坚持引培结合，人才队伍不断壮大**

所里按照既定的"八大支撑"措施给予从国外引进的钱朝晖博士优厚的科研启动经费、设备购置经费、实验室和办公空间、个人生活待遇，同时为其解决专业技术职称，协助其配备科研团队，使其回国后能尽快组建实验室开展科研工作。

病原所成功申报教育部创新团队称号。以国家卫生和计划生育委员会病原系统生物学重点实验室为依托，瞄准国际发展前沿，以"病原系统生物学及其应用"作为主要研究方向，以组学和系统生物学技术为平台，紧密围绕我国传染病防控的重大需求，聚焦重要病原体系统生物学的重大科学问题，凭借建所7年来快速发展逐步汇聚的涵盖病原生物学、免疫学、细胞生物学、生物信息学、流行病学、结构生物学、计算生物学和生命组学等多个学科的基础，以前沿、交叉为特色，由12个课题组组成病原系统生物学研究团队。该团队围绕重要病原体如呼吸道病毒、人免疫缺陷病毒（HIV）、肠道病毒、丙型肝炎病毒（HCV）、志贺菌、结核分枝杆菌、浅部真菌（红色毛癣菌）

等开展病原体系统生物学研究，产生了一批具有重要学术价值的创新性成果，并在国家近年历次重大传染病突发疫情应急科技支撑中发挥重要作用。

作为研究所发展的后备力量和生力军，病原所十分重视具有较强发展潜力的青年人才的培养和选拔。根据病原所研究助理制有关规定，所有入所的研究助理必须通过中期评估（入所满3年）和期满考核（入所满5年）方可获得继续留所工作资格。2013年，病原所期满考核的7位研究助理，有85%的研究助理以优异的成绩提前通过了期满考核，其中有2位中期评估期未满即提前达到并通过了期满考核。考核期内发表的单篇论文影响因子最高达8分，1位研究助理考核期内发表SCI第一作者论文达到10篇，累计影响因子近37分。通过几年来研究助理中期评估和期满考核的结果看，病原所推行研究助理制成效十分显著，使得病原所在国内同领域科研院所同级别人才中具有显著的人才竞争优势，为研究所长远发展奠定了很好的人才基础。

**八、推进制度建设，探索机制体制创新**

构建科学合理的人才分类评价体系，推进全所专业技术人员的晋升制度和考核体系的建立是病原所机制体制改革的重点工作。在前2年推出研究系列晋升量化评价制度和技术人员量化考评制度的基础上，根据病原所近年来引进海外留学人才的工作情况和病原所近年来所内人才培养的良好成效，结合国内外科研工作发展现状，2013年病原所进一步加大改革步伐，重点围绕引进人才和所内培养人才建立"内外"统一的评价体系，充分调动引进人才和所内培养人才两个群体的积极性，在所内广泛征求意见的基础上，将引进人才的晋升评价统一纳入病原所现有的量化评价体系，在构建科学定量、绩效导向的评价体系的同时，也为研究所各类人才的发展提供和谐、公平、向上的文化氛

围和工作环境，从而有利于使各类优秀人才在研究所发展中脱颖而出。

在机制体制创新方面，所里始终坚持以每一位职工的切身利益为本，以调动职工的积极性和创造性为出发点，对于出台的制度进行充分考虑，充分论证。2013年所里根据研究所发展中遇到的问题、国家政策调整，以及研究所实际情况变化，对《病原生物学研究所引进人才暂行规定》《病原所研究系列专业技术职务聘任暂行规定》等规定进行了重新修订和完善。围绕"以制度约束人，用制度服务人"的工作目标，根据国家政策和所情变化，对不适应研究所发展的规章制度进行不断调整完善，取得了较好的工作实效，为促进研究所科学发展提供保障，同时也为机制体制改革创新做好了铺垫。

**九、践行群众路线，推动所院健康发展**

所领导班子高度重视民主治所、民主监督，坚持"所务公开，人人参与"的透明机制，坚持民主集中制，认真执行"集体领导、民主集中、个别酝酿、会议决定"的决策原则，凡是所里的重大事项，坚决执行"三重一大"制度，在涉及重大事项决策、重要干部任免、重大项目安排和大额资金使用等，均通过所务办公会、专题所长办公会、党政联席会等，集体讨论决定，在制度和程序层面上给予保证。每次所务会除了所领导班子成员参加外，各个管理部门负责人，二级主管、见习所长助理、职代会轮值主席以及职工监督员等均列席参加会议，对研究所的发展建设建言献策。既增加了所务公开的透明度，又增强了工作的执行力度。

为落实职工的"知情权、参与权、表达权、监督权"，坚持每年召开两次职代会。年中召开的职代会，重在对关系职工利益和研究所建设发展等重大事项进行通报、解释、表决，充分听取广大职工意见；年底召开的职代会，重在听取所领导班子的年终工作总结，进行讨论审议，解答落实提案。对

涉及全所职工利益的重要工作，则通过召开全所大会进行通报、解释和表决。2013年病原所又推出新的《病原生物学研究所职工代表大会暂行制度》。该暂行制度的最大变化是：所级行政正副职领导原则上不担任职工代表；职工代表以科技人员为主，其中研究系列人员不得低于代表总数的55%。为充分发挥职代会的作用，使他们切实履行责任，病原所实施职代会主席团成员津贴制，给予300~400元/月津贴。2013年，在党的群众路线教育实践活动中，病原所更是充分利用"职代会"的权威性和桥梁纽带作用，"背对背"地认真收集员工对领导班子及班子成员的"四风"问题及所建设发展中其他问题的意见建议。为保证会议民主质量和效果，所领导班子成员（包括本届职代会代表）全部不参加讨论，让群众都说出掏心话，充分保障他们的"知情权、参与权、表达权、监督权"，充分发挥他们参政议事的积极性，进一步提升病原所决策民主化、科学化的水平，确保所内决策"从群众中来，到群众中去"，为病原所科学发展、创新发展不断注入活力和动力。

（宋一平 编 金 奇 审）

E-mail：songyiping@ipbcams.ac.cn

# 护 理 学 院

（北京市石景山区八大处路33号，100144）

**一、学院重要活动记事**

**（一）以迎接党建评估、落实十八大精神为契机，全面推进学院党的建设**

护理学院有教职工48人和学生508人，有5个党支部，党员84人，其中教职工党员21名，占全体教职工的43.8%。学院党委把迎接党建评估和落实十八大精神作为深入学习科学发展观、推进学院中心工作的契机，积极创先争优，全面推进党的建设工作。

1. 思想建设　学院党委高度重视学习和贯彻十八大精神，开展多层次的学习活动，在学院范围内掀起了学习热潮。学院党委积极利用网络等多种渠道，及时向师生发布正向信息，加强了政治思想教育和学生诚信教育。

2. 制度建设　学院党委以扎实的基础工作迎接党建评估，全面梳理党务工作，达到以评促建的目的。党委结合实际工作，制订了10项规章制度，并编写出版《北京协和医学院护理学院管理制度汇编》（第2版）。

3. 组织建设　学院党委开展了基层组织建设年活动，加强党员发展和教育，完成了2个党支部的换届工作，提高党支部的战斗力。

4. 作风建设　学院党委制定党风廉政建设责任制，同时将廉政和反腐主要工作分解，责任到人，使学院党风廉政建设工作切实做到有部署、有落实。党委同时组织党员参加社会活动如赴西柏坡学习革命精神、赴狼牙山开展党性教育、参观国家博物馆、参观"永远的雷锋"大型主题展览等4次，加强全体教职员工的服务意识。

**（二）保持特色、发挥优势，完成2013年小规模特色精英教育项目工作**

1. 人才培养特色方面　改革本科培养方案，推进精品课程教材建设；改革实践教学方法，拓展情景模拟教学和多站式考核方法，搭建信息化技术平台，推动虚拟仿真实验教学，完善实验中心建设。

2. 教师团队特色方面　学院加强教师教学技能培养，积极组织教师申报科研课题和教改项目，教师在核心期刊上共发表文章48篇，并主编或参编了《模拟情景教学应用指南和经典病例荟萃》等专业用书。目前教师中担任中华护理学会常务理事长等兼职共17人。此外，学院通过不同类别的继续教育活动36次，使教师受益达43人次。

3. 学生生源特色方面　学院的招生改革取得了显著的成果。通过新的综合评价选拔录取模式，学院的生源质量实现新跨越，专科新生成绩超过北京专科线2倍。在2000余人的报名者中，按照教育部备案1∶1.5的比例，按照择优原则筛选出120考生参加面试，实际招生80名。该项工作夯实了教学质量及人才培养质量的坚实基础，符合"高进、优教、严出"的协和办学理念。

4. 学习资源特色方面　一是大力推动校外教学基地建设，针对临床教学老师开展培训、联系会议和评优慰问活动共计15次，加强双向沟通；二是护理实验中心实行全面开放式管理，累计开放长达225小时，提高了利用率；三是教技服务中心全年无休，完成了本专科常规教学和学院承接的各类培训班的技术支撑工作，图书馆共购进各类师生用书 2181 册。

5. 培养方案特色方面 学院结合专业特点，修订了培养方案和大纲，开展课程研讨，以教育部和卫计委有关文件为蓝本，对本科 41 门课程进行了全面梳理分析。新培养方案将理论课时总数从 5090 学时缩减至 4194 学时，理论学时与实践学时的比例由原来的 1：3.1 调整为 1：2.6；将 22 项护理技能分门别类融入课堂，规范贯穿到每个环节，促进教学改革，完善评价体系建设。

**（三）全院动员，全年奋战，护理实验中心顺利开放使用**

护理实验中心 2013 年 7 月竣工并投入使用，护理实验中心开放管理系统同时创建。秉承科学性、专业性、整体性、特色性原则，实验不仅建设了室门户网站，还实现教务、教学、资源的电子化管理、实验开放管理和互动交流等，推动了信息技术与课程信息的集合，据统计，2013 年上半年承担 372 学时，同比上一年度增长 129%；下半年承担 208 学时，同比上一年度增长 49%，显示出较强的教学能力，护理实验中心成为推动了教学改革、培养创新人才的有效途径，使教育技术在教学中得到充分的体现。

**（四）坚持创新发展，推动校园文化与信息化建设**

学院努力营造人文氛围，提高学生人文修养，先后完成了实验中心的"传承协和优良传统"等 6 个主题建设和图书馆期刊室文化墙建设。学院完成了教学楼部分的标识系统建设，覆盖主要的办公和教学空间，兼顾美观与实用。在院校的支持下，学院教学楼完成了无线网络建设，教学楼全部办公区域和部分会议室实现了无线网络覆盖。学院的综合信息服务平台建设也取得了阶段性成果，共建成精品课程网站建设等 7 个应用系统，办公网也正式上线，学院还实行学生上网实名制管理，提高了网速，保障了信息安全。

**二、常规教学工作**

**（一）基本情况**

在校生 508 名，其中本科生 234 名，专科生 232 名，研究生 43 名。

**（二）本、专科教学工作**

2013 年度共完成本专科 10 个班级、102 门课次、4794 学时理论授课、967 学时实验课和 1132 学时临床实践。

**（三）研究生教学工作**

2013 年共录取 12 名硕士研究生，毕业全日制硕士生 11 人；招收了第一批直博生 2 名和博士研究生 1 名；毕业博士生 3 人；同等学力 2010 年课程班有 1 人进入论文阶段，2012 年课程班已结课。

学院大力推进专业学位研究生的培养工作，2013 年护理学院首次顺利通过博士论文双盲评审程序，并在首届护理专业研究生论坛上取得了好成绩。

**（四）继续教育工作**

学院完成继续教育学院本专科 18 门课程的 1452 学时理论教学，参加并完成自学考试的命题工作和 11 门课程的 530 份试卷阅卷工作及大量咨询工作。

**三、加快推进学生素养工程，全面提高学生综合素质**

学院为学生开设了文学、美术等多种职业素养培育课程，聘请专业老师指导，各个社团在各种活动中的表现获得了全院师生的好评。学院组织文艺汇演、演讲比赛等各种活动 65 场；组织了 5 支队伍进行暑期社会实践活动。两名同学被肿瘤医院评为 2013 年度优秀志愿者。

学院加大了学生对外交流的力度，选拔了 99 名学生前往美国、加拿大、泰国和港澳台等地进行了交流学习，并接待了 3 名来自香港大学的学生，顺利地完成了校际间的交流活动。

## 四、推动科研工作和学科建设，组织申报科研课题和教改立项

学院精心组织教师申请国家自然科学基金等各级各项科研课题，获得国家自然科学基金1项，实现了学院申报国家自然科学基金的突破性进展。另有2项课题获得CMB护理青年教师科研基金，4项课题获得协和青年科研基金。2013年度申报了7项校级教改立项，最终获批4项，其中"基于课程资源理论的护理实验管理研究"被院校推荐申报了北京市教改立项项目。院级教改立项共申报了13项，最终获批了9项。

## 五、广泛开展对外交流与合作，推动协和护理教育国际化

2013年学院顺利完成了护理博士培养、"聘请外国文教专家"、国际护士会培训、"解决问题、促进健康研讨会"等4类外事项目和护理青年教师培养项目（CMB），举办了一系列学术交流活动，加深交流与合作；组织教师参加国际性学术活动及赴境外大学进修15批次，35人次；还接待来自美、英、澳、日、台、港等地专家来访共37人次，并邀请专家成功举办3次培训班。

## 六、积极配合院校开展校园基础设施建设

学院配合院校有关部门利用暑期完成了包括教学楼刷墙施工（总体施工面积约4600m²）、全校设施墙壁维修、楼顶墙壁修补等工程，使教学楼的公共环境为之一新，受到师生好评；在全校区新增32个监控点位，实现无死角监控；修补楼顶保温层、涉患电路整改、制作疏散标志、食堂燃气管的防火处理等，并完成了全校20台智能开水器的采购和安装，提高全院师生的饮水质量，为学院师生提供舒适、安全的教学和生活环境。

2013年，学院以"领导干部受教育、科学发展上水平、人民群众得实惠"为目标，通过落实"十二五发展规划"，促进护理学院的工作全面发展，为建设"国内一流、国际先进"的护理学院而努力。

（金　娜编　刘　辉　审）

联系电话：（010）88771018

# 研 究 生 院

（北京东单三条9号，100730）

2013年，研究生院在院校党委及主管领导的正确领导下，在相关部门和各研究生培养单位的积极支持和配合下，紧密围绕院校"十二五"发展规划，继续坚持"稳定规模、改革机制、提高质量、强化管理"的工作原则，积极探索和推进小规模特色办学重要举措，研究生教育工作取得可喜成绩。

## 一、招生工作

### （一）生源情况

1. 硕士生招收生源　目前，我校的推免生比例在全国居于领先位置。

（1）推免生比例再创历史新高，达到37%（全国为15%，北京为23%），位居全国第7，北京市第4，同时高于全国同类院校。

（2）来自全国"211、985"学校的生源比例达到58%，远高于全国平均值24%。

2. 博士生招收生源　优秀生源比例在全国同类院校中居于领先位置。

（1）来自全国"211""985"学校的生源比例达到74%，远高于全国平均值41%，同时高于全国同类院校。

（2）在报考条件高于全国同类院校的情况下，报考录取比仍达到8：1，远远高于全国平均值2：1，以及北京市平均值3：1。

### （二）2013年博士研究生招生情况

1. 报名情况　2013年招收攻读博士学位研究生统一入学考试报名工作于2012年10月底全部结束。实际报名2054人。

在全国报考我校的考生中，外埠考生占86.4%，报考人数排名为：山东、北京、河北等，与报考北京市所有招生单位博士研究生的外埠省份排名一致。

从考生报考志愿分布看，报考人数逾百人的所院排名为协和医院、肿瘤医院、阜外医院、药物所、基础所。

从考生报考志愿看，报考医院的考生占全部报名考生的72%；报考其他研究所的考生占28%；报考京内所院的考生占94%，报考京外所院的考生占6%。

2. 录取情况　2013年院校共招收博士生562名，其中专业学位153名。

按新生的录取类别统计，录取非定向生占94%；定向生占4%；委托自筹经费生占2%。

此外，在今年录取的新生中，男生占42%。30岁以下的占87%。

### （三）2013年硕士生招生情况

1. 报名情况　2013年我校全国招收攻读硕士学位研究生统一入学考试报名工作于2012年10月底结束。实际报名1996人。

在全国报考我校的考生中，外埠考生占82%。报考人数超过200人的外埠省份为：北京、山东、河北等，与报考北京市所有招生单位硕士研究生的外埠省份排名一致。

从考生报考志愿分布看，报考人数逾百人的所院排名为协和医院、药物所、阜外医院、基础所、护理学院、肿瘤医院、药植所。

从考生报考志愿看，报考医院的考生占全部报名考生的52%；报考其他研究所的考生占48%；报考京内所院的考生占91%，报考京外所院的考生占9%。

硕士生报名现场确认期间，招生处积极协调相关部门，精心布置现场，合理安排流程，确认现场秩序井然。

2. 录取情况　2013 年院校硕士生录取工作于 6 月上旬结束。院校共招收硕士生 693 名，其中专业学位硕士生 307 名，港澳台学生 2 名，骨干计划生 1 名。

按新生的录取类别统计，录取非定向生占 94%；定向生占 0.3%；计划外生占 5.7%。

此外，在今年录取的新生中，男生占 36%；25 岁以下的占 93%。

## 二、研究生培养工作

### （一）公派研究生项目

根据教育部和国家留学基金管理委员会 2013 年国家建设高水平大学公派研究生项目选派工作会议的精神，通过清华大学建设高水平大学项目选派我校 10 位研究生与国外相关院校联合培养博士生，6 位硕士应届毕业生到国外直接攻读博士。

### （二）优秀博士论文推荐及评选

为提高博士生教育质量、鼓励创新、促进高层次创造性人才脱颖而出，我校于 2013 年 3 月开展了院校优秀博士学位论文评选工作。经各所院推荐，院校邀请了各学科相关专家 15 人组成评委会，对 42 位申报者的申请材料（包括学位论文、推荐表、论文摘要、成果等）进行了电子评审，并依据评选标准，对参评论文进行投票并排序。根据投票结果将 2013 年度北京协和医学院优秀博士学位论文的作者姓名、论文题目、指导教师等信息在网上公示两周后确定我校 10 篇论文为校优秀博士论文，15 篇论文为校优秀博士论文提名。

根据校优秀博士论文排名次序，分别推荐 3 篇参加北京市优秀博士论文评比，共有 2 篇论文获北京市优秀博士论文。推荐 8 篇论文参加 2013 年度全国优秀博士论文评选。

### （三）研究生创新基金项目

为鼓励博士生从事创新性学术、医疗及技术研究，2010 年始学校设立研究生创新基金。根据《北京协和医学院研究生创新基金管理办法》（暂定）文件精神，研究生院于 2013 年 9～10 月组织开展了创新基金 2013 年项目申报及 2012 年项目中期检查评审工作。经各所院筛选，共有来自 18 个所院的 118 个项目申报 2013 年院校研究生创新基金，经专家组评审，评选出 118 项为 2013 年院校研究生创新基金资助项目，其中 13 个项目资助 5 万元，24 个项目资助 4 万元，49 个项目资助 3 万元，32 个项目资助 2 万元。另外，组织 2012 年创新基金项目共 117 项的中期检查评审，经专家组评审，全部通过中期检查，并评选出 22 项优秀项目。2011 年创新基金 72 项，其中 70 项已经顺利结题。

### （四）研究生出国交流基金

为支持研究生出席国际会议，拓宽国际学术视野，推进我校研究生教育的国际化进程，我校特设立了北京协和医学院研究生出席国际会议基金，对出席高水平国际会议并发表论文的研究生提供资助。研究生参加会议方式包括壁报展示或口头报告，由研究生先期提交资助申请，成行并回国后提交相关材料，由研究生院审核对实际发生金额予以报销。共计资助来自 10 个所院 53 名研究生出国参加高水平学术会议，总计资助金额达 45 万元。

### （五）学术论坛

教育部批准我校承办全国药学、心血管病学、免疫学、骨外科学等四个博士学术论坛，学校对四个论坛分别资助 20 万元。其中，心血管病学博士生学术论坛由阜外医院承办、免疫学博士生学术论坛由基础学院承办、药学博士生学术论坛由药用植物研究所承办，分别于 2013 年 4 月、7 月、10 月在北京成功举办。骨外科学博士生学术论坛由协和医院承办，拟定于 2014 年初举办。博士生学术论坛分别聘请国内相关领域知名专家对参会博士生的学术论文进行点评，为博士生提供了高水平的学术交流平台。

### 三、学位与学科建设工作

#### （一）学位管理

1. 组织召开第十届院校学位评定委员会第5次和第7次会议。审查授予2013届护理专业本科毕业生学士学位63人；审查授予2013届专升本毕业生学士学位119人；审查授予2012届高等教育自考本科学士学位23人；审查授予2013届临床医学专业毕业生学位资格58人，其中授予博士学位57人，授予硕士学位1人；审查授予2013届七转八毕业生博士学位11人；审查授予2013年度硕士研究生硕士学位357人，以同等学力申请硕士学位人员硕士学位43人；审查授予2013年度博士研究生博士学位477人，以同等学力申请博士学位人员博士学位40人。

2. 组织召开第三届院校学位授予专利审查委员会会议2次，审查博士研究生申请专利15人；硕士研究生申请专利8人。其中博士研究生1人未通过学位授予专利审查，其余22人通过学位授予专利审查。

#### （二）导师队伍建设

组织院校第二十一批博士生指导教师和硕士生指导教师资格的申报工作。申报第二十一批硕士生指导教师资格82人，经学位办审核，经院校学位评定委员会审查批准，79人获得院校第二十一批硕士生指导教师资格。申报第二十一批博士生指导教师资格共73人，经学位办审核，经院校学位评定委员会审查批准，63人获得院校第二十一批博士生指导教师资格。经统计，我校现有博士生指导教师580人，硕士生指导教师师809人。

#### （三）学科建设工作

1. 组织"北京市与中央高校共建项目"2013年度经费预算的申报和获批经费的转拨工作。本年度共建经费申报额度为529万元，实际获批经费总额为518.332万元。其

中科研项目1项、科学研究与研究生培养共建项目2项，专业建设项目1项、教育教学共建项目1项、教育教学项目4项。

2. 按照北京市教委部署，完成2014年度北京市重点学科申报工作。推荐临床医学和生物医学工程为2014年度北京市重点学科，申报建设经费合计220万元。

3. 组织完成北京市重点学科验收工作，我校涉及一级学科1个：基础医学；二级学科5个：护理学、流行病与卫生统计学、外科学（普外科）、神经病学、眼科学；交叉学科1个：转化医学。

### 四、综合办工作

#### （一）研究生奖学金评选

开展2013年研究生奖学金评选工作。研究生院在对2012年研究生奖学金评选工作总结的基础上制订了2013年研究生奖学金评选条例，并结合实际情况，将博士研究生优秀奖学金一、二、三等覆盖面扩大到8%、12%和20%。2013年学校用于奖助学金经费达610.93万元。2013年共评选博士国家奖学金62名（其中八年制3名）、硕士国家奖学金45名（其中八年制4名），国家奖学金奖励经费276万元。评选博士研究生优秀奖学金一等奖83名，二等奖121名，三等奖156名，评选硕士研究生优秀奖学金一等奖97名，二等奖147名，三等奖177名，研究生优秀奖学金奖励经费为280万元。

#### （二）研究生会指导与管理

指导成立了第28届研究生会，培训了研究生会干部的工作方法，指导研究生会各部活动安排和工作计划，规范了研究生会组织活动的策划书，加强了研究生会活动经费的使用管理，规范了研究生会报销手续。协调组织研究生会开展各项活动，如"我眼中的协和"96周年校庆摄影大赛、"高雅艺术进校园——北京交响乐团古典音乐会""动感地带杯"校园歌手大赛、各种学术论坛、

专题讲座、主题征文、无偿献血等，丰富学生校园文化生活。组织、审核研究生会编辑出版《协和号》（新生专刊），为新入学研究生提供指南。

### （三）研究生辅导员队伍建设

目前各所院研究生辅导员人数达 44 人。配合学工部组织辅导员培训，进一步提高学生辅导员工作的专业化水平。一年来，选派 3 人参加北京市辅导员专业化培训，选派 2 人参加北京市高校思想政治与哲学骨干研修班，选派 1 人参加北京高校辅导员网络思想政治教育专题培训班，选派 2 人参加北京高校辅导员民族与宗教专题培训班，辅导员队伍专业化建设不断推进。

### （四）研究生社会实践

1. 2013 年 10 月，由研究生院主导，组织了由北京协和医院、阜外心血管病医院、肿瘤医院及首都儿科研究所四家三甲医院 10 个专业的 11 名教授和 33 名研究生赶赴顺义区，为顺义区医院、区妇幼保健院、区中医医院进行技术帮扶指导与义诊。本次活动，更好地贯彻落实了党的群众路线教育活动，把提高学生的社会责任感与服务百姓、奉献基层的主题教育相结合。通过义诊，让学生们体会到了做一名优秀的医生应有的素养、综合知识和业务水平。同时学生们也看到基层医疗的现状，了解了社会，了解了百姓对医诊的需求，为学生的学习和培养成长提供了一个崭新的平台。

2. 2013 年学校组织开展 36 个研究生社会实践活动调研项目，支持经费 56.9 万元，并于 11 月份进行了调研项目总结。通过各种实践活动的开展，正确引导了研究生的主观愿望，并帮助他们转化为实际行动，从大处着眼，小处着手，切实全面提高研究生综合素质和能力。

3. 组织 15 个研究生小分队到山东大学、武汉大学、中南大学、华中科技大学、吉林大学、四川大学、中山大学、中国医科大学、厦门大学、哈尔滨医科大学、西安交大、南方医科大学、上海复旦等进行母校回访交流与宣讲活动，既锻炼了学生，加强了校际联系，又扩大了招生宣传和学校影响。

### （五）研究生就业指导工作

1. 毕业生就业基本数据　2013 年我校毕业研究生 827 人，其中博士 465 名，硕士 362 名。

2. 开展优秀毕业生评选工作　结合北京市教委对毕业研究生评选优秀毕业生的工作部署，组织评选优秀毕业生的工作，经过个人申请、所院评议和研究生院审核，评选出春季和夏季优秀毕业生共 50 名，并对优秀毕业生进行了表彰、颁发了优秀毕业生证书。

3. 鼓励毕业研究生去西部工作并给予表彰奖励　根据北京市教委对毕业生要积极鼓励去西部就业的政策并给予奖励要求，2013 届毕业生中，共有 37 名（含定向生）毕业生选择了去西部就业，学校对 37 名同学进行了表彰并颁发了证书，其中还对 30 名非定向生每生给予了一次性 2000 元奖励。

4. 开展毕业生求职补贴工作　根据北京市人力资源和社会保障局、北京市教育委员会和北京市财政局针对北京地区普通高校家庭困难的毕业生给予一次性求职补贴的工作通知，组织了各所院的毕业困难研究生申报、审核、上报的工作，已有 3 名学生获得了一次性求职补贴，真正帮助了家庭困难的毕业生。

（卢　菁　编　再帕尔·阿不力孜　审）

联系电话：（010）65105826

# 继续教育处（学院）

（北京市东单三条9号，100730）

2013年度北京协和医学院继续教育学院继续充分发挥学校优势，不断提高成人高等学历教学办学质量，努力办好继续教育培训，加强继续教育科研工作，力求以研究促进继续教育教学管理工作的不断提高。主要开展了以下四个方面的工作。

**一、不断提高教育教学质量，探索成人学历教育发展新思路**

2013年度，北京协和医学院成人学历教育规模稳定，教学质量不断提高。顺利完成本年度教学计划，共完成专科、专升本两个层次三个专业（护理、医学影像、医学检验）13个教学班，125门课程的教学安排、教学组织、考试考核、学籍管理、学生管理等各项工作。组织安排1190人次参加学位英语考试，456名学生参加毕业实习计划与考核。共有438人（专升本361人，专科77人，）顺利毕业，其中119人获得学士学位。2013年录取新生500名，其中护理学专业355名（含301校区80名），医学检验专业73名，医学影像专业72名；完成自学考试本、专科毕业学生的毕业生资格审核33人次，学士学位授予资格的审核15人次。此外，组织学生参加2013年北京高等学校成人高等学历教育英语口语竞赛，并获得二等奖一名、三等奖一名、组织贡献奖一名，学校获得非专业组集体第六名。

继续教育学院一贯注重教学质量的提高，今年完成了北京成人高等教育研究会课题《护理专业成人高等教育与普通高等教育课程设置的关系研究》课题研究，对教师、学生意见的调查研究的基础上，组织召开了两次护理专业教学研讨会和多次专家论证；对培养目标、课程设置、教学方法、评价方法等进行了修订，对现有教学大纲进行了修订，撰写了中英、文的教学大纲，并在2013年新生中进行试运行。

为保证成人学历教育的教学质量，继续教育学院还加强了学生学习的过程管理。本着以学生为本，坚持以"学院教学管理人员-班主任-学生自我管理"的三级学生管理体系，从入学教育到学生日常管理，再到考前教育及考场作风的建设等学生学习各环节，都严格要求学生，保证教学质量。

**二、发挥协和优势，高质量办好继续教育培训，社会效益显著**

**（一）国家级继续医学教育项目**

2013年各院所申报并获批的国家级继续教育项目共计271项，参加培训4万余人次，培训效果获得了较好的反馈，社会效益显著。

为提高国家级继续医学教育项目申报质量和获批成功率，继续教育处组织实施了院内评审制度，聘请专家对申报项目进行审核，对不合格的项目提出了改进措施，基本上杜绝了申报过程中漏填、错填等现象的出现。完成2013年度第一批申报项目117项。院内评审环节有效提高了我院国家级继续医学教育项目的申报获批率，本年度申报项目获批率高达97%。

为保证培训质量，继续教育处提出了"继教项目评优"计划，共推出北京市优秀教学团队2个，北京市先进个人1名；评选产生校级优秀继续医学教育项目18项，校级继续医学教育管理先进个人8名。

此外，为提高继续教育项目管理效率和

规范化程度，我院对继续教育项目管理系统进行了升级，目前运行顺利。继续教育管理系统的运用，大大提高了继续教育项目管理的规范化程度和效率，也为保证继续教育项目培训质量提供了有力的支持。

**（二）住院医师规范化培训**

受北京市卫生局委托，完成 2013 年度"北京市住院医师规范化培训"理论授课 28 次，其中必修课 8 次，选修课 20 次，共 384 学时，修改教学大纲 7 门课程，并积极参与师资队伍建设工作，全年共培训住院医师 7850 人次。

**（三）全科医学师资培训**

受卫生部科教司委托，进行了全科医学师资培训工作相关文件的起草，为试运行"全科医学师资培训"计划，举办了第二期"全科医生规范化培训师资研修班"，共培训全科医生培训基地师资 44 人，并根据培训结果和效果对相关文件和教学计划进行了修改。

**（四）其他培训班**

除以上继续教育培训外，我院还与北京协和医院合作，共同举办了"医院管理高级研修班"培训课程 1 期，为开封市卫生局下属各医院培训管理人员 64 人。与相关单位合作，完成"母婴护理师"培训两期，共培训 30 余人次。

**三、注重教学研究工作，以研究促教学**

1. 北京市教委、北京成人高等教育研究会课题《护理专业成人高等教育与普通高等教育课程设置的关系研究》课题项目已顺利结题。

2. 继续完成教育部"高等医学院校毕业后教育及继续医学教育示范基地建设"项目，项目进展顺利，进入总结阶段，已发表文章 8 篇。

3. 申报并获批北京协和医学院教育教学改革立项项目"专科医师培训试点方案研究"，并组织项目组进行了工作的启动和分工。

4. 申请民政部社会福利中心"养老培训课程和教材研发"项目，获批"老年营养师实务培训课程和教材研发"项目，并积极争取"老年照护人员培训师实务培训课程和教材研发"项目。

这些教学研究工作的开展，极大地促进了学院的教学及继续教育管理工作，通过在实践中总结经验，在研究中促进教学质量和教育管理水平及继教项目培训质量的提高。

**四、进一步加强学院内部建设，进行规范化管理**

继续教育学院还注重加强内部文化建设，增强凝聚力和沟通能力。根据国家和北京市的相关管理规定，对现有工作进行科学的总结和分析，制订继续医学教育相关管理补充规定和工作流程，以保证工作的制度化和规范化。学院还鼓励教职工在日常管理工作中对现有工作进行科学的总结和分析，为教学管理工作的提高打下科学、扎实的基础。

本年度，继续教育学院进一步规范了院校继续医学教育工作。应用了新版学生教务管理系统，学院还参与了学校网络建设中继续教育学院的成人学历教育教学管理模块的建设。

今后，北京协和医学院还将进一步严格管理办学，注重办学质量。成人学历教育办学规模保持稳定，稳步提高办学质量。继续医学教育培训工作注重社会效益。学院还将进一步提高加大继续教育研究工作的力度，更好地促进北京协和医学院继续教育工作的开展。

（卢永平　编　何　仲　审）

联系电话：（010）65105836

# 中国协和医科大学出版社
# 北京协和医学音像电子出版社

（北京市东单三条 9 号，100730）

2013 年是全国出版业开始进入调整的转型期，明显标志是图书出版进入下滑期；出版和销售总量的减少，大量书店关闭或转行，伴随图书网络销售快速增长；电子出版和网络出版不断探索，但目前尚无清晰的商业路径。

坚持学术出版是我们的立社之本，2013 年我社有 2 本图书荣获国家级奖：《皮肤分枝杆菌病学》荣获第四届"三个一百"原创图书出版工程奖；《中国人生理常数与健康状况调查报告》3 册获第四届中华优秀出版物奖；2 本图书获部委级奖：《细胞病理学》获第三届中国大学出版社图书奖优秀学术著作奖一等奖；《2011 年中国医药卫生体制改革报告》获第三届中国大学出版社图书奖优秀学术著作奖二等奖。

承担的国家重点项目《中华医学百科全书》有重大突破，并开始正式出版。

## 一、《中华医学百科全书》工作

### （一）《病理生理学》先行卷出版

《中华医学百科全书》原计划今年出版 15 卷，在听取专家、编审意见后决定先出一本先行卷。24 位编审从 9 大优秀学科卷中精选出《病理生理学》作为先行卷。作者从初稿到定稿历经 6 次大修，多次细节修改；采取双编辑负责、双编审细审、10 位编审把关、五大专项配合、五遍通校；出版前多位读者试读广泛征求意见，10 月底《病理生理学》正式出版。

### （二）百科全书主编年会

2013 年 11 月 8 日，国际健康论坛暨《中华医学百科全书》主编年会在人民大会堂隆重召开。《中华医学百科全书》全体主编、副主编参加了本次主编年会。

在年会上，刘德培总主编做了《中华医学百科全书》编纂工程阶段性总结与报告；卫生事业管理学卷学术委员，卫计委宣传司毛群安司长作了以"健康传播的艺术与规范"为主题的演讲；先行卷《病理生理学》卷学术委员金惠铭教授作了以"《中华医学百科全书》编写经验分享"为主题的演讲；特约编审傅祚华作了以"下千锤百炼功夫，筑一代医学丰碑"为主题的演讲；学术委员会主任委员巴德年最后作了总结性发言。

## 二、健康科普中心的科普活动

### （一）协和健康大讲堂社区行

2013 年 7 月 4 日，在北京市东城区职业技术学校分校会议室与东花市街道联合举办了主题为"多一点健康知识，少一点病痛困扰"社区健康行活动，有 204 位社区居民聆听了孙忠实教授"从维 C 银翘片谈家庭安全合理用药"的健康知识讲座，社区居民受益匪浅。

### （二）协和健康大讲堂网上视频健康讲座

协和健康大讲堂开展三期网上视频健康讲座"胶原蛋白你选对了吗""胶原蛋白怎么用才对""什么养的胶原蛋白才安全"，每期有 30 多万的浏览量，向广大网民普及健康知识。

### （三）完成卫计生委妇幼健康知识调查问卷项目

7 月底科普中心接受了卫计生委的一项

调查问卷项目,在2个月内对国内一些中小城市进行妇幼卫生健康进行调查。在时间紧、任务重的情况下,搜集1000多个最受关注的问题,并印刷了13 000份问卷分赴天津、石家庄等地与当地的妇产医院联系,发放问卷,经过一个多月的努力,一万多份纸质问卷全部回收,内容详,网民满意度高。调查取得了圆满成功。

### 三、图书编辑出版工作

#### (一)选题策划和组稿工作

1. 今年出版应试用书60种,包括执业医师考试47种,专业技术人员晋级考试和研究生入学考试图书13种,由于受到同业竞争的影响,退货量明显增大,总体超过20%。没有了市场优势使事情变得越来越艰难,出版社需探索出版发展的新方向。

2. 今年重点推出学术专著和实用手册《临床路径释义》(第二卷)、《围术期管理策略》《药理学研究的新技术与新方法》《热病》(第43版)、《协和内科住院医师手册》《北京协和医院变应原制剂应用指南》《风湿免疫疑难病例诊断》《泌尿外科学手册》《实用临床护理应急预案与流程》。上市前做好市场预热,网上介绍新书推荐和内容介绍,上市后受得了一致好评,并收到了较好的市场效果。具有较高学术水平的学术专著和医生实用手册,体现了我社坚持学术出版的特色。

3. 2013年我社共出版图书279种,包括学术专著、大专院校教材、各种专业类图书、科普和工具书,其中新书164种,重印111种;全年印刷总册数156.878万册;总字数8935万字;出版总码洋8199.34万元。

#### (二)出版基金

1. 《风湿免疫的视觉诊断》《实用尿道下裂手术》申报国家出版基金。

2. 《妇科恶性肿瘤的近距离放射治疗》《临床起搏、除颤和再同步治疗》申报科技部学术著作出版基金。

《中国气传真菌彩色图谱》获得学术著作出版基金资助7.62万元。

#### (三)"十二五"规划进展

1. 《中国人生理常数与健康状况调查报告》6本卷,单本专著《神经递质与神经疾患》,均按原计划进度完成,质量合格。

2. 单行本《国际疾病分类(ICD-10)应用指导手册》、3卷本大型专著《中国公共卫生》、10卷本科普丛书《大众科学用药丛书》及144卷本大型工具书《中华医学百科全书》正在进行中。

3. 补报国家"十二五"重点出版规划5种:《应对癌症专家谈》《药理学研究的新技术与新方法》《协和皮肤外科学》《百科名医系列丛书》《圆二色谱在手性药物立体化学研究中的应用》。

4. 《医学影像学》申报"十二五"职业教育规划教材。

5. 《流行病学》(第2版)、《职业卫生与职业医学》(第2版)入选教育部"十二五"出版规划。

### 四、图书发行

截至2013年11月20日,共发货84.8万册;发货码洋4669万元,退货16.3万册;全年回款实洋1611万。

### 五、期刊中心工作

1. 《癌症进展》2013年全年共接受投稿400余篇,6期杂志按时出刊,共发表文章133篇,基金文章25篇。

2. 《麻醉与镇痛》杂志全年共计发表81篇文章,2013年分别于5月和8月邀请《麻醉与镇痛》杂志的20名专家进行了两轮选稿,分别选出70余篇和60余篇,充实了备选文章库。

3. 《中国骨与关节外科》杂志全年共收到来稿311篇,已发文113章篇,基金文章48篇,退稿166篇。已出版杂志5期,第六期正在准备中。组织召开杂志定稿会5次,并于2013年5月底协助举办了第十届北京协和医院骨与关节外科技术发展论坛——脊柱专题暨《中国骨与关节外科》创刊五周年庆典，会议期间召开了第二届《中国骨与关节外科》第三次编辑委员会。

4.《中国生物医学工程学报》全年刊文110篇，其中论著78篇，综述13篇，研究简讯19篇。影响因子0.456，评价体系中保持了领先的地位。有4篇论文入选2012年度F5000论文（领跑者5000-中国精品科技期刊顶尖学术论文）。

### 六、音像电子社工作

1. 完成新版习题集考试光盘的修订工作。每年出版考试书配套光盘是音像社的重要工作。在认真咨询发行同志和图书编辑意见、并对几个主要兄弟出版社光盘的调研后，今年按照计划，有针对性的开展了两项工作：①针对2013年新的考试大纲，我们积极收集整理资料，及时补充新的内容，使新版习题集光盘既符合新大纲要求，习题与考点分布又更加均衡；②为数字化出版开始考试题的收集整理。

2. 配合教材编辑室完成全国成人高等医学教育系列教材专科21种习题光盘和全国成人高等医学教育系列教材本科的10种习题光盘制作与出版，配合考试编辑室完成6种考试光盘制作，完成医学教育13种DVD制作出版。

3. 为了适应数字化出版形势，给读者提供更好的数字化产品，积极收集整理相关的资料，目前已经整理的资料超过了300万字。

4. 完成《再现百年风云》——蒋汉澄画册的编辑工作。协和老前辈蒋汉澄画册的编辑工作存在年代跨度大、内容庞杂、照片信息不准确等问题。尽管困难重重，花费了大量时间，对每一张照片均仔细认真核地对史料，不仅力争做到准确无误，还要读之有味，努力成为读者喜欢的作品。

### 七、承办会议与培训项目

1. "第八届北京协和呼吸病学峰会"于2013年4月19日~22日在北京远望楼酒店召开。此次会议参会学员达到近千人，来参会的外籍专家教授是美国ACCP历届的主席、常委等。会后，厂家、学员、邀请的与会专家都对此次峰会给予了高度评价。

2. "第十届医学双语教学骨干教师高级研修班"于2013年7月在北京召开，双语培训班是我社受教育部委托开展的医学院校中青年骨干教师双语教学项目，该项目已举办十届，全国多家医院的老师每年固定来参加培训，对教学质量赞不绝口。受到教育部和卫生部的重视。该项目已经成为我社培训项目精品品牌。

**中国协和医科大学出版社2013年出版图书**

|  | 新书 | 重印书 | 合计 |
|---|---|---|---|
| 书种 | 194 | 116 | 310 |
| 专著 | 53 | 28 | 81 |
| 教材 | 95 | 34 | 129 |
| 科普 | 34 | 50 | 84 |
| 其他 | 12 | 4 | 16 |
| 总码洋（万元） | 5381.73 | 28166.61 | 8199.34 |
| 用纸（令） | 20744.1 | 11008.539 | 31752.64 |
| 总印数（万册） | 93.088 | 63.79 | 156.878 |

（王　玲　编　袁　钟　审）

联系电话：（010）65260378

# 大　　事　　记

# 一月

1月9日，曹雪涛院长会见澳大利亚国立健康与医学研究理事会 NHMRC 首席执行官 Warwick Anderson 教授和澳大利亚驻中国使馆公使衔参赞 Cathryn Hlavka 女士。

1月12~14日，召开2012年度继续教育工作研讨会。

1月18日下午，曹雪涛院长为卫生部病原系统生物学重点实验室揭牌并做重要讲话。

1月21日下午至22日上午，2013年院校工作会议在京召开。院校党政班子成员、各所院主要党政领导、办公室主任及院校机关副处以上管理干部等出席会议。

1月23日，院校召开2013年党建和反腐倡廉建设工作会。院校领导，各所院党政主要负责人，京津地区党委副书记、纪委书记、纪委副书记、党办主任、审计处（室）负责人、纪检监察干部以及院校机关副处以上干部参加会议。

# 二月

2月6日，四川省卫生厅张祖芸副厅长到中国医学科学院输血研究所调研指导工作，勉励研究所在推动地方输血医学卫生科技发展和支持血液安全管理方面做出更大贡献。

2月21日，北京市委、市政府召开了2012年度北京市科学技术奖励大会，院校有12项成果获奖。

2月25日，云南省人民政府、中国医学科学院阜外医院在京举行合作共建框架协议签约仪式。根据协议，双方将合作共建阜外云南心血管病医院。新医院实行理事会领导下的院长负责制，阜外医院将向新医院派驻技术、管理团队。

2月27日，牛津大学纳菲尔德医学部（Nuffield Department of Medicine，Oxford）负责国际合作的财务行政经理纳什（Darren Nash）一行来访医科院，与曹雪涛院长就加强医科院与牛津大学合作进行交流。探讨的重点是合作建立医科院-牛津大学转化医学免疫学合作中心。

2月28日，由北京生物技术和新医药产业促进中心与中国医学科学院药物研究院共同组织的"北京市 G20 企业与中国医学科学院科院药物研究院项目对接会"在药物研究所举行。

# 三月

3月1日，院校举行第四届五次教职代会暨第八届五次工代会。院校领导、本届工会会员代表、教职工代表及特邀代表、列席代表等300余人参加了会议。

3月8日，阜外心血管病医院 中国牛津国际医学研究中心与英国牛津大学 临床试验与流行病学研究中心（CTSU）在旧金山共同举办了"HPS2-THRIVE研究中国协作单位研究者结题会议"。

3月11日上午，在天津市委书记孙春兰的见证下，卫生部长陈竺与天津市长黄兴国在西直门宾馆签署了《卫生部 天津市人民政府共建中国医学科学院天津分院合作协议》。随后，中国医学科学院院长曹雪涛与天津市科委主任赵海山、静海县长冀国强签署了《关于合作建设中国医学科学院创新园区暨天津分院的项目合作战略框架协议书》。卫生部相关司局负责人，院校李立明书记和曾益新校长参加签字仪式。

3月12日下午，在卫生部长陈竺和江苏省长李学勇的见证下，中国医学科学院院长曹雪涛与江苏省卫生厅长王咏红、江苏省科技厅长徐南平在北京市东单三条协和礼堂签署了《中国医学科学院　江苏省卫生厅　江苏省科技厅关于共建共管中国医学科学院江苏分院的框架协议》。卫生部相关司局负责人和江苏省及南京、苏州、泰州市领导和部分全国人大代表出席。

3月12日上午，基础学院在九号院解剖实验室举办了向医学生授白衣及解剖实验课开课仪式。

3月13日，教育部印发《普通高等学校本科专业整理审核汇总表》，《汇总表》整理汇总了经教育部正式备案获批准的普通高等学校现设本科专业（含普通高等学校现设第二学士学位专业）。我校临床医学和护理学2个本科专业通过审核。

3月16日，国家癌症中心第三届学术年会在京召开。本次年会由中国医学科学院肿瘤医院院长赫捷教授和美国国立癌症中心主任 Harold Eliot Varmus 教授担任大会主席。共有来自16个单位400余名专家学者和学生参会。

3月18日，院校启动"中国医学科学院协和大师讲坛"系列讲座，首位主讲大师为美国 Harold Varmus 教授。

3月20日，院校举办首期卫生系统"审计知识大讲堂"培训活动。

3月25~26日，曹雪涛院长和李立明书记赴云南昆明商谈云南分院建设合作事宜，院校党政办、规划发展处及医学生物学研究所、药用植物研究所负责同志参加了调研和会谈。

3月27日，由中国医学科学院药物研究院主办，中国医学科学院药物研究所承办的"中国特色的创新药物产学研之路"研讨会在京举行。国家重大新药创制专项技术总师桑国卫院士、卫生部副部长刘谦、北京协和医学院校长曾益新院士出席并致辞。

3月29日，病原所作为传染病应急科技支撑的一线单位，接到国家卫生和计划生育委员会全面做好人感染 H7N9 禽流感病毒疫情应急科技支撑工作的指示，病原所迅速成立领导小组，启动应急预案。

# 四月

4月1日，教育部全国学生资助管理中心公布首届全国学生"国家资助 助我成长"主题征文活动优秀作品及优秀组织单位评审结果，共有210篇作品获奖，并评选出学生资助管理优秀组织奖45个。我院校倪建侨同学的"坦然受助，慨然发奋，盎然起航——一个医学生的故事和这背后的中国梦"获得征文二等奖，院校获得优秀组织奖。

4月2日，国家卫生和计划生育委员会李斌主任一行到协和医院调研。协和医院全体院领导及部分职能处室负责人参加调研活动。

4月2日下午，医科院院长曹雪涛院士和牛津大学校长 Andrew Hamilton 教授分别代表中国医学科学院与牛津大学纳菲尔德医学部（Nuffield Department of Medicine，Oxford University）签署合作备忘录。

4月4日下午，2007年诺贝尔生理学或医学奖获得者，英国卡迪夫大学教授、校长马丁·约翰·埃文斯爵士应邀访问中国医学科学院血液病医院并作学术报告。

4月9日，诺贝尔奖获得者美国 University of Texas Southwestern Medical Center in Dallas 宿主防御遗传中心主任 Bruce Butler 博士一行访问院校。Bruce Beutler 博士应邀在院校协和大师讲堂作了题为 "Analyzing immunity by forward genetics" 的讲座。

4月12日，中华医学会血液分会青年委员会主办，中国医学科学院血液病医院（血液学研究所）承办的2013年中国血液青年医师论坛在津召开。论坛为期两天，来自全国100多名代表参会。

4月12~14日，北京协和急诊医学国际高峰论坛在京举行。此次论坛注册会员达3000名，共20余分会场、100多场专题报告。来自美国、意大利、法国及中国台湾等国家和地区的专家，以及全国各大医院的急诊科、ICU、儿科、呼吸内科、麻醉科医生参加了此次论坛。

4月17日、20日，院校党校举办两期预备党员及入党积极分子培训班，京内各所院和院校机关预备党员和入党积极分子代表560余人参加培训。

4月21日，4.20雅安7.0级地震发生后，院校第一批由协和医院骨科林进、普外科刘跃武、重症医学科隆云及肿瘤医院胸外科刘向阳等4名专家组成的医疗专家组已抵达成都开展工作。

4月28日，2012~2013年度"极地医学联合实验室"学术委员会会议在基础所召开。来自军事医学科学院基础医学研究所、第三军医大学、北京协和医院、北京师范大学、北京积水潭医院和基础所的"极地医学联合实验室"学术委员会委员和专家学者20余人参加了会议。

4~6月，院校开展"我的梦·中国梦"主题教育系列活动。

# 五月

5月7日，中国医学科学院曹雪涛院长到阜外医院就医学科研国际合作工作专题调研并与国家重点实验室、卫生部重点实验室、牛津中心及医院相关职能处室的代表进行了座谈。阜外医院院长胡盛寿，党委书记、副院长李惠君，副院长杨跃进、王希振、顾东风及院校党政办公室、科技管理处、国际合作处、规划发展处等相关部门负责人参加了调研。

5月9日，李立明书记到病原所进行了H7N9禽流感病毒疫情应急科技支撑工作专题调研。病原所班子成员、主要职能部门负责人及参加应急支撑科技攻关的部分科研人员代表参加了调研座谈。

5月14日，由院校团委、学生工作部、研究生院、宣传部共同主办的北京协和医学院"我的梦·中国梦"主题演讲比赛在新科研楼八层报告厅举行。京内各所院青年、医学生、护理生、研究生共计19人参加了比赛。

5月15日，"中国医学科学院神经科学中心"成立暨揭牌仪式在东单三条礼堂举行。院校相关所院领导、专家，机关职能部门负责人和学生等近300人参加仪式。

5月15日，美国科学院院士、中国科学院上海生命科学研究院神经科学研究所所长蒲慕明博士访问院校，在东单三条协和礼堂做了精彩的学术讲座，并与医科院青年科学家创新联盟等科研人员进行了会谈，曹雪涛院长主持了演讲及会谈。

5月15日下午，由院校医院管理处和院校工会共同举办的院校"5·12"国际护士节纪念大会暨优秀护理论文报告会召开。院校所属6家医院的工会负责人、护理部负责人、护士代表，护理学院教师、学生代表共约200余人参加了本次会议。

5月15~17日，医药生物技术研究所承办的"中瑞抗生素及耐药性医学研讨会"（Attendance Sheet of China-Sweden Collaborative Workshop on Antibiotics）在京召开。

5月17日下午，院校第七届青年教师教学基本功比赛总结表彰会在教学科研楼举办。各所院工会和教学部门、青年教师代表参加会议。

5月17日下午，"北京协和医学院天津三所研究生教育研讨会"在血液学研究所召开。

5月23日上午，云南省举行"2012年度科学技术奖励大会"。在奖励大会上，院校医学生物学研究所4个科技项目获云南省2012年度科学技术奖。

5月23日晚，第六十六届世界卫生大会全体会议在日内瓦万国宫会议大厅举行，大会同时颁发2013年科威特国健康促进研究奖。肿瘤医院王贵齐博士获奖，世界卫生组织总干事陈冯富珍女士向其颁发了获奖证书和奖牌。

5月24日，中纪委驻国家卫生计生委纪检组李熙组长率领卫生计生委药政司郑宏司长、纪检组监察局李林康副局长等一行七人到阜外医院专题调研高值医用耗材采购工作。

5月20~21日，中国卫生法学会在北京召开卫生法学高端论坛及第四次会员代表大会，来自全国各地与卫生法相关领域的医疗机构、高校、卫生行政、卫生监督、国境检疫、军队武警卫生系统、立法、司法系统等部门的专家学者、律师、官员、医药行业企业家等近400人参加学术交流及换届大会。

5月25~26日，北京市教委举办了第二届北京市大学生科学研究与创业行动计划成果展示与经验交流会。我校临床医学专业2005级学生孙之星的论文《单切口经阴道无张力尿道中段悬吊带术TVT-Secur治疗女性压力性尿失禁前瞻性研究》入选了此次学术论坛。

5月27~31日，药物研究所和卫生部人才交流服务中心所属北京卫生人才培训中心联合举办药物研究所2013年中层行政管理干部培训班。药物研究所职能处室、辅助科室和相关企业正副负责人、主管等参加培训。

5月29日下午，院校2013年援藏医疗队座谈暨欢送会在京召开。本次援藏医疗队由来自协和医院、阜外医院、肿瘤医院的8名医务人员组成。

# 六月

6月3~4日，院校党委书记、常务副院校长李立明同志深入皮肤病医院（研究所），就所院发展现状、干部队伍建设等问题进行调研。

6月4日，波兰众议院议长科帕奇到阜外医院参观访问。全国人大外事局李小彬局长、胡文处长，阜外医院党委书记、副院长李惠君，中国牛津国际医学研究中心主任蒋立新，小儿外科中心副主任王旭、张浩医师等专家参加了会面。

6月10日，医科院曹雪涛院长应邀赴美国国立卫生院，参加国际生物医学研究机构领导人组织（Heads of International（Biomedical）Research Organizations-HIROs）的工作会议。

6月11日，医科院曹雪涛院长应邀赴美国华盛顿参加在NIH召开的全球慢病联盟（Global Alliance for Chronic Disease，GACD）年度理事会。

6月14~25日，院校党委在延安举办两期"党的群众路线教育"专题培训班，由院校领导带队的院校处级以上干部110余人参加培训。

6月18日，云南省副省长高峰、云南省卫生厅厅长张笑春、云南省卫生厅副厅长杜克琳、云南省卫生厅副厅长中医药管理局局长郑进等一行14人来院校考察交流并就相关的合作事宜进行商谈，院校曹雪涛院长及机关相关职能处室负责同志参加了会谈。

6月19日下午，国家卫生与计划生育委员会副主任刘谦到院校位于云南昆明的医学生物学研究所进行了实地考察和调研。国家卫生计生委科教司有关人员，云南省卫生厅张笑春厅长，院校党委书记李立明，医学生物学研究所领导班子成员参加了调研活动。

6月1~12日，健康报社举办"生命之托，希望之诺——医药卫生界30年'生命英雄'推选活动"。30位候选人获得"生命英雄"荣誉，阜外医院刘力生教授获此殊荣。

6月27日上午，院校第六届学术委员会换届大会暨第一次全体会议在东单三条礼堂召开。

6月27日上午，应院校邀请，全球顶级学术类杂志《Science》国际协作、运营与出版全球总监Bill Moran访问院校并做题为"全球范围内的科学职业生涯定位"的讲座。

# 七月

7月1日上午国家卫生和计划生育委员会副主任、党组副书记、国务院医改办主任（正部长级）孙志刚同志到院校进行空间发展规划调研。国家卫生计生委规划与信息司侯岩司长、齐贵新副司长及规划与信息司基建装备处、办公厅委主任办公室的有关同志参加了调研活动。

7月1日下午，院校党委召开大会纪念中国共产党成立92周年，院校领导，京津地区所院班子成员、纪委负责人、党办主任、人事处长、京内所院党支部书记、院校机关副处级以上干部、党支部书记、离休干部党支部书记和获奖的优秀纪检监察干部等共265人参加了大会。

7月4日，曹雪涛院长与院校相关处室负责人一行6人到信息所/图书馆（简称"所馆"）进行调研，所馆领导班子成员、中层干部、副高级以上人员及中青年业务骨干参加了活动。

7月4日下午，"'一路爱相伴'慢性髓性细胞白血病患者规范管理公益项目定点医院"揭牌仪式暨天津站宣讲活动在血液病医院举行。中国健康教育中心、卫生计生委新闻宣传中心监测与评估部主任李英华、血液病医院副所院长王建祥出席揭牌仪式并讲话。来自院内外的100多位慢性髓性细胞白血病患者及家属参会。

7月10日下午，国家卫生与计划生育委员会李斌主任到院校调研工作，卫生计生委办公厅、人事司、科教司的有关同志参加了调研活动。

7月12日上午，院校2013届毕业典礼在东单三条9号院举行。院校领导以及来自基础学院、临床学院、护理学院的教师代表等与协和2013届毕业生参加了典礼。

7月29日下午，财政部教科文司副司长宋秋玲率财政部教科文司科学处、综合处等有关部门同志到院校开展"党的群众路线教育实践活动"基层调研工作。院校领导班子成员、阜外医院、肿瘤医院、基础所和药物所的有关领导及一线科研人员、院校相关部门负责人参加了座谈会。

# 八月

8月1日下午，国家卫生计生委人事司金小桃司长率许立华专员、南春梅副司长、李长宁副司长及有关部门同志，到院校进行调研。院校领导曹雪涛、李立明、曾益新、林长胜、徐德成、詹启敏，院校有关处室负责人、京内所院领导，部分老专家、老领导等50余人参加了本次调研。本次调研活动包括工作汇报和"一对一"座谈两个部分。

# 九月

9月4日下午，院校召开"深入开展党的群众路线教育实践活动先进事迹报告会"。由协和医院沈铿、生技所司书毅和肿瘤医院魏文强等3位同志组成的报告团，向大会作先进事迹报告，院校京内各单位共计300余人参加了大会。与此同时，院校京外6个所院，全部设立了分会场，进行了网络视频直播。卫生计生委党的群众路线教育实践活动督导组成员王晓锋、孔竞，院校党委书记李立明、副院校长徐德成等领导出席了大会。院校党委副书记林长胜主持大会。

9月8~9日，院校党的群众路线教育实践活动领导小组召开第一阶段调研和开展情况汇报交流会。参加会议的有院校领导曹雪涛、李立明、林长胜、徐德成，卫计委第三督导组组长许立华、成员孔竞，各所院党委书记、党办主任，以及直属机关处室负责人等有关同志。

9月9日下午，院校在新教学科研楼八层报告厅举行2013年教师节庆祝暨表彰大会。院校领导曹雪涛、李立明、林长胜、徐德成出席大会，并为获得先进的83名个人、2个集体和29项成果颁奖。

9月10日下午，加拿大卡尔加里大学副校长Janaka Ruwanpura教授一行来院校访问并与曹雪涛院长进行了会谈，协和医院张抒扬副院长、院校教务处管远志处长和国合处孙集宽副处长等一同参加了会谈。

9月11日，院校举办青年职工座谈会，院校党委书记、常务副院校长李立明，党委副书记林长胜等出席会议，院校党政办公室（宣传部）、人力资源处（组织部）、机关党委、工会、行政基建处负责人参加会议。院校机关现有青年职工约80人，分布在5个党支部。机关党委组织来自5个职工党支部的30余名职工代表座谈。

9月5日上午，院校人力资源处代表院校到首都机场为院校2013~2014年度援疆干部送行。

9月22日下午，肖培根院士从业60周年暨建所30周年药植论坛在京举行。全国政协副秘书长常委、农工党中央副主席兼秘书长何维，原国家食品药品监督管理局副局长任德全，中医科学院院长张伯礼院士、院校曹雪涛院长、李立明书记、詹启敏副院校长等参加了论坛。

9月23日，院校召开第六届学术委员会第二次执委会全体会议。会议由曹雪涛院长主持。

9 月 24 日下午，美国芝加哥大学副校长 Ian Solomon 和芝大北京中心人员一行访问院校并与曾益新校长进行了会谈。

9 月 27 日上午，许倞主任率领科技部重大专项办公室业务一处、业务二处、监督评估处和综合处的有关同志来到院校，召开党的群众路线教育实践活动座谈会。院校曹雪涛院长、李立明书记，基础所、药物所、药生所、药植所、动研所、病原所的所长及主管科研的副所长、科研处长，参加重大专项课题的专家代表及院校科技管理处相关人员参加了座谈会。

# 十月

10 月 9 日，中国医学科学院组织召开"中国医学科学院生物医学大数据中心"组建项目专家论证会。

10 月 13 日，"服务百姓健康行动"大型义诊周活动全国统一启动，院校所属协和医院、阜外医院、肿瘤医院参加了此次大型义诊活动。

10 月 15 日，国家卫生计生委党组会议听取了中国医学科学院分院和北区建设工作汇报，委党组会对中国医学科学院北区建设工作提出了明确的目标要求。

10 月 18 日，我校召开 2013 年秋季运动会，李立明书记、林长胜副书记及各所院领导参加，参加本次运动会的运动员人数为 540 人。

10 月 24 日，院校党委常委会经讨论决定成立"中国医学科学院北区建设工程领导小组"，负责北区建设项目重大事项的领导和决策，领导小组下设"中国医学科学院北区建设工程办公室"。

10 月 28 日，北区工程办主任徐德成副院校长主持召开了北区建设工程办公室主任会，会议明确了北区建设工程办公室人员职责分工，部署了北区工程办近期的工作。会议决定北区工程办实行每周例会议事制度。

10 月 28 日，中国医学科学院、苏州市人民政府、苏州工业园区管委会共建中国医学科学院系统医学研究所协议在苏州签署。全国人大常委会陈竺副委员长、江苏省李学勇省长、国家卫生计生委徐科副主任、诺贝尔奖获得者 David Baltimore 教授应邀出席。国家卫生计生委、江苏省、苏州市、苏州工业园区、中国医学科学院有关人士及海内外专家学者近 100 人参加。

10 月 29 日，诺贝尔生理学或医学奖获得者、美国加州理工学院前院长戴维·巴尔的摩（David Baltimore）教授应邀访问院校。曹雪涛院长陪同巴尔的摩教授参观了院校，双方就院校在新时期如何面向全球寻求全新发展作了深入的探讨。

10 月 31 ～ 11 月 1 日，北区建设办公室徐德成副院校长带队分别到基础所、图书馆和药植所进行专题调研，听取各单位建设内容、功能布局、设计要求等汇报和座谈。

根据《中共国家卫生和计划生育委员会党组关于胡盛寿、李惠君同志任职的通知》（国卫党任发〔2013〕17 号），任命阜外医院胡盛寿同志为国家心血管病中心主持工作的副主任，李惠君同志为国家心血管病中心副主任。

根据《中共国家卫生和计划生育委员会党组关于赫捷、董碧莎同志任职的通知》（国卫党任发〔2013〕19 号），任命肿瘤医院赫捷同志为国家癌症中心主持工作的副主任，董碧莎同志为国家癌症中心副主任。

# 十一月

11月8日下午，英国医科院院长、University College of London 大学副校长 John Tooke 教授来访并与曹雪涛院长进行了会谈，科研处张学处长、国合处孙集宽副处长和基础所李利民副所长陪同会见。这是英国医科院首次来访院校。

11月11日，院校医学生物学研究所得到国家发改委批复，该所申报的"Sabin 株脊髓灰质炎灭活疫苗、手足口病灭活疫苗等儿童免疫规划系列疫苗产业化"项目获得国家发改委2013年蛋白类生物药和疫苗发展专项8000万元资助。

11月12日，院校召开第六届学术委员会第三次执委会。议题是听取院校内设研究中心（以下简称"中心"）情况汇报和"国家重大科技基础设施—转化医学研究设施（北京协和）项目"的论证。

11月13日下午，院校在新教学科研楼八楼报告厅召开领导班子对照检查材料通报会。

11月14日下午，院校举办协和大师讲堂，邀请1982年诺贝尔奖得主、诺贝尔生理学和医学奖评选会前任主席、瑞典斯德哥尔摩卡罗林斯卡医学院院长 Bengt I Samuelsson 教授作了主题为"通往诺贝尔奖之路"的报告。

11月18日上午，院校党委召开全体党员会议，传达十八届三中全会精神，院校党委书记李立明传达了十八届三中全会通过的《中共中央关于全面深化改革若干重大问题的决定》，为下一步在院校范围内开展全面学习做动员。

11月19日，院校党委召开党的群众路线教育实践活动专题民主生活会，聚焦为民务实清廉和反对"四风"，按照"照镜子、正衣冠、洗洗澡、治治病"的总要求，紧密联系思想和工作实际进行对照检查，以整风精神开展批评与自我批评，深刻剖析"四风"问题产生的根源，明确提出整改的思路和具体措施。

11月20日，中国医学科学院青年科学家创新联盟首届理事会第三次全体会议在阜外心血管病医院召开，曹雪涛院长、阜外心血管病医院胡盛寿院长、院校人力资源处（组织部）侯健处长、规划发展处池慧处长应邀出席。

11月22日下午，北京协和医学院首场2014年毕业生招聘会在新教学科研楼一层大厅举行，来自协和医院、阜外医院、肿瘤医院、中山大学附属肿瘤医院、天津医科大学总医院、广东省人民医院等京内外24家招聘单位参会，用人单位招聘负责人员60余名到场，本次招聘会提供的职位达3000余个，我校700余名毕业生到场。

11月23日，复旦大学医院管理研究所发布了"中国最佳医院排行榜"。院校6所医院均榜上有名，协和医院连续四年蝉联中国最佳医院综合排行榜榜首。在专科声誉排行榜覆盖的30个专科中，协和医院妇产科、普通外科、风湿免疫科和神经内科，肿瘤医院肿瘤科和胸外科，阜外医院心血管病和心外科，血液病医院血液学等9个专科名列榜首；整形医院的整形外科名列第二，皮肤病医院皮肤科名列第三。

11月23日，中国医学科学院神经科学中心第一届神经科学战略研讨会在京举行，神经科学中心主任鲁白教授主持会议，曹雪涛院长致辞，会议中心议题是分析国内外神经科学研究现状及发展趋势，整合医科院相关院所的优势资源，凝练具有国际战略水准和医学特色的神经科学中心发展愿景及主攻课题。

11 月 24 日，由院校公卫学院与院校医院管理处共同举办的"优秀医学院与医院卓越领导力论坛"在京举办。本次论坛主题为"改革、质量、发展"。论坛邀请了国家卫生计生委体制改革司司长梁万年、北京协和医学院校长曾益新、北京协和医院副院长于晓初及美国哈佛大学麻省总医院高级医疗总监 Elizabeth Mort、梅奥诊所医疗总监 Stephen Swensen 进行了主题演讲。

11 月 29 日，北京市爱国卫生运动委员会组织的控烟工作检查组来院校检查指导控烟工作。

# 十二月

12 月 5~6 日，由国家卫计委科教司和中国医学科学院联合主办、广西医科大学承办的第十一届全国医药卫生青年科技论坛在南宁召开。国家卫计委科教司张黎明副巡视员，广西壮族自治区教育厅、卫生厅和科技厅领导出席了开幕式。

12 月 12 日上午，国家卫生计生委孙志刚副主任在规划与信息司侯岩司长等的陪同下到信息所调研指导工作。所馆班子成员、部分科室负责人参加了活动。

12 月 17 日，由国家食品药品监督管理总局（以下简称总局）新药审评中心组织召开的 Sabin-IPV 灭活疫苗国际专家研讨会在北京召开。

12 月 19 日下午，国家卫生与计划生育委员会李斌主任、刘谦副主任一行到中国医学科学院北区建设工程进行现场调研，卫生计生委办公厅、财务司、规划司的有关同志参加了调研活动，曹雪涛院长、李立明书记、曾益新校长、徐德成副院校长陪同。

12 月 19 日，院校在东单三条礼堂与 Nature 出版集团联合举办麦克米兰（MacMillan）科技写作培训班。青年科学家联盟首届理事会理事、协和学者特聘教授、协和新星、长江学者特聘教授、国家杰出青年科学基金获得者、优秀青年科学基金获得者、青年千人计划入选者等共 80 余人应邀参加了培训。

12 月 19 日，2013 年中国科学院院士和中国工程院院士增选结果揭晓，我院校赫捷同志当选中国科学院院士，胡盛寿、林东昕两位同志当选中国工程院院士。

12 月 19 日下午，院校"生物医学伦理建设和实验室生物安全管理"工作会议在京召开。来自院校 18 个所院的主管科研的所院长、伦理委员会主任、实验室生物安全第一责任人和科研处长 70 余人参加了会议。

12 月 25 日和 27 日，由国家卫生计生委主任、党组书记李斌任组长，驻原卫生部纪检组副组长、监察局局长王大方任副组长的检查组，到院校和肿瘤医院，对惩治和预防腐败体系建设工作情况进行了检查。

12 月 25 日，院校召开 2014 年院士专家新春大会。曹雪涛院长主持并讲话，部分两院院士、长江学者、杰出青年基金获得者、千人计划长期项目入选者等 19 人出席了会议。

12 月 25 日，院校党委召开了统一战线情况通报会。

12 月 27 日下午，国家卫生计生委党组书记、主任李斌带队到肿瘤医院检查惩治预防腐败体系建设工作，并进行工作调研。院校领导班子成员、肿瘤医院领导班子成员、肿瘤医院党委委员和医护人员代表参加了会议。

12 月 27 日，院校机关召开了新年离退休老领导座谈会。

12 月 30 日，国家卫生与计划生育委员会李斌主任、刘谦副主任一行到中国医学科学院医学生物学研究所考察调研。国家卫生计生委办公厅、规划信息司相关领导、云南省人民政府高峰副省长、云南省卫生厅张笑春厅长、中国医学科学院曹雪涛院长、李立明书记参加了此次调研。

根据教育部《关于公布第三批国家级精品资源共享课立项项目名单及有关事项的通知》（教高司函〔2013〕132 号），我校"放射诊断学"及"妇产科学"两门课程入选国家级精品资源共享课立项项目。

陈 莉

# 病理学应试训练

陈　莉

周士东

冯一中　主编

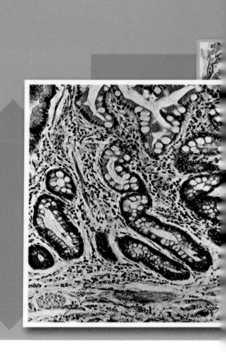

# 病理学应

## BINGLIXUE YINGS

中国协和医科大学出版社

中国协和医科大学

ISBN 978-7-81136-408-8

9 787811 364088 >

定　价：36.00元